科学出版社“十四五”普通高等教育本科规划教材

中药学系列教材

中药分析学

Analysis of Chinese Medicines

王淑美　曾元儿　主编

科学出版社

北京

内 容 简 介

本教材共分为十一章，系统介绍了中药分析学的理论、方法和相关技术，囊括了中药材、中药饮片、中药提取物、中药制剂及中药体内过程分析的相关知识，涵盖了中药材到饮片、生产过程到成品、检验到临床使用等全过程分析。本教材注重培养学生构建中药质量控制知识体系，掌握中药质量检验、标准制定、质量评价和控制的基本理论与方法，了解中药分析学的前沿技术和发展趋势。

本教材供中药学、药学及中医学等相关专业使用。

图书在版编目（CIP）数据

中药分析学／王淑美，曾元儿主编. —北京：科学出版社，2022.8

科学出版社"十四五"普通高等教育本科规划教材. 中药学系列教材

ISBN 978-7-03-072246-1

Ⅰ. ①中… Ⅱ. ①王… ②曾… Ⅲ. ①中药材－药物分析－高等学校－教材 Ⅳ. ①R284.1

中国版本图书馆 CIP 数据核字（2022）第 079006 号

责任编辑：周 倩 闵 捷／责任校对：谭宏宇
责任印制：黄晓鸣／封面设计：殷 靓

科学出版社 出版
北京东黄城根北街 16 号
邮政编码：100717
http：//www.sciencep.com

南京展望文化发展有限公司排版
广东虎彩云印刷有限公司印刷
科学出版社发行 各地新华书店经销

*

2022 年 8 月第 一 版 开本：889×1194 1/16
2024 年 1 月第二次印刷 印张：14 1/2
字数：370 000

定价：68.00 元

（如有印装质量问题，我社负责调换）

科学出版社"十四五"普通高等教育本科规划教材
中药学系列教材
顾问委员会

科学出版社“十四五”普通高等教育本科规划教材

中药学系列教材

专家指导委员会

何蓉蓉	暨南大学	汪　宁	安徽中医药大学
张　玲	安徽中医药大学	张　荣	广州中医药大学
张金莲	江西中医药大学	张学兰	山东中医药大学
张智华	湖北中医药大学	陈丽霞	沈阳药科大学
邵　晶	甘肃中医药大学	季旭明	浙江中医药大学
周　华	澳门科技大学	周小江	湖南中医药大学
周玖瑶	广州中医药大学	孟　江	广东药科大学
赵　敏	河南中医药大学	赵钟祥	广州中医药大学
禹志领	香港浸会大学	俞　捷	云南中医药大学
姜　海	黑龙江中医药大学	都广礼	上海中医药大学
桂双英	安徽中医药大学	贾晓斌	中国药科大学
贾景明	沈阳药科大学	夏　荃	广州中医药大学
夏永刚	黑龙江中医药大学	晁　志	南方医科大学
钱海兵	贵州中医药大学	徐文芬	贵州中医药大学
唐中华	东北林业大学	姬生国	广东药科大学
黄海波	广州中医药大学	寇俊萍	中国药科大学
董志颖	上海中医药大学	蒋桂华	成都中医药大学
韩　彬	广东药科大学	童巧珍	湖南中医药大学
曾元儿	广州中医药大学	熊　阳	浙江中医药大学

《中药分析学》
编委会

主　编

王淑美　曾元儿

副主编

俞　捷　徐文芬　王　瑞　邵　晶　杨　莉　张　玲

编　委

（按姓氏笔画排序）

万建波	澳门大学	马学琴	宁夏医科大学
王　瑞	山西中医药大学	王小平	陕西中医药大学
王术玲	广州中医药大学	王淑美	广东药科大学
巴寅颖	首都医科大学	平欲晖	江西中医药大学
田树革	新疆医科大学	冯心池	天津中医药大学
朱晓静	山东中医药大学	任　波	成都中医药大学
刘亚丽	南昌医学院	李林楠	上海中医药大学
杨　莉	上海中医药大学	杨兴鑫	云南中医药大学
杨燕云	辽宁中医药大学	宋丽军	广东医科大学
张　芳	上海中医药大学	张　芳	海南医学院
张　玲	安徽中医药大学	陈明刚	哈尔滨医科大学
邵　晶	甘肃中医药大学	周婷婷	海军军医大学
孟　鑫	黑龙江中医药大学	赵碧清	湖南中医药大学
胡亚楠	河南中医药大学	俞　捷	云南中医药大学
姜艳艳	北京中医药大学	徐文芬	贵州中医药大学
郭江涛	贵州中医药大学	曹纬国	重庆医科大学
曹雨诞	南京中医药大学	崔力剑	河北中医学院
梁　洁	广西中医药大学	葛跃伟	广东药科大学
蒋孟圆	云南民族大学	曾元儿	广州中医药大学

学术秘书

葛跃伟（兼）

序

教材建设是教学改革的重要组成部分，是提高高等院校教学质量的重要保证。中医药事业的不断发展，对中医药人才的培养质量、知识结构、专业能力、综合素质提出了新的更高的要求，改进和完善中医药类本科教材成为中医药事业发展的重要基础性工程。为进一步贯彻落实《教育部关于加快建设高水平本科教育全面提高人才培养能力的意见》（教高〔2018〕2号）、《教育部关于一流本科课程建设的实施意见》（教高〔2019〕8号）、《中共中央 国务院关于促进中医药传承创新发展的意见》（2019年）等文件精神，更好地服务于普通高等院校全面深化教育改革、加强一流本科专业和一流本科课程的高水平教材建设，由广州中医药大学和科学出版社上海分社共同策划、组织、启动了“科学出版社‘十四五’普通高等教育本科规划教材·中药学系列教材”，并成立了“科学出版社‘十四五’普通高等教育本科规划教材·中药学系列教材”专家指导委员会。

本系列教材第一期囊括《中药药理学》《中药炮制学》《中药分析学》《中药学》《方剂学》《中药化学》《中药药剂学》《中药鉴定学》《药用植物学》《中药资源学》十门中药学专业核心课程，采用了“以中医药院校为主导，跨校、跨区域合作，出版社协助”的模式，邀请了全国50多所院校中药学专业的330多名教学名师、优秀学科带头人及教学一线的老师共同参与。本系列教材坚持内容简单新颖、文字精练、图文并茂、经典实用的编写指导思想，对课程经典内容和学科最新进展进行合理的取舍，对文字叙述反复斟酌和提炼，根据实际需要安排图表，力争既能包含经典理论与知识，又能全面、准确、合理地反映本学科最新进展，使学生能较为系统地掌握中药学的理论知识。

本系列教材分纸质与数字内容两部分，具有以下创新：① 纸质内容中融入案例以引导教学，大部分教材还融入思维导图以帮助学生梳理知识架构。② 数字内容为每章配套授课课件，供老师教学使用；大部分还配有视频，以便学生随时、反复学习；建设数字题库，方便课后学习与教学考核；增加知识拓展以帮助学生开拓思维和视野。

本系列教材在组织过程中得到了由王琦院士、王广基院士、仝小林院士、刘良院士、肖伟院士、陈凯先院士、王伟教授、孔令义教授、谭仁祥教授及国医大师禤国维教授组成的顾问委员会的倾力指导；在教材的主编遴选、编委会的成立及审定稿等过程中，得到了全国各高等中医药院校的大力支持。在此致以衷心的感谢！

尽管所有编写人员竭心尽智，精益求精，但本系列教材仍有提升空间。敬请各位专家、老师、同学在使用本系列教材的过程中多提宝贵意见，以便我们在再版时进一步提高教材的质量，为广大师生提供更优质的教学资源。

刘中秋

2022年1月

前言

中药分析学是中药学类专业的核心课程之一。本教材根据中药学类专业人才培养需要,在“科学出版社‘十四五’普通高等教育本科规划教材”中药学系列教材顾问委员会、专家指导委员会的指导下编写而成。中药分析学是在中医药理论指导下,能充分体现中医药特色中药质量评价和质量控制理念的,在中药全产业链广泛应用的科学方法之一。随着现代分析技术的进步及中药产业需求的不断增长,中药分析学相关理论和技术不断提高,中药分析学也日臻完善。本教材系统介绍了中药分析学的理论、方法和相关技术,囊括了中药材、中药饮片、中药提取物、中药制剂及中药体内过程分析的相关知识,涵盖了中药材到饮片、生产过程到成品、检验到临床使用等全过程分析,为使用者今后工作打下坚实的基础。

本教材共分为十一章,第一章为绪论,介绍中药分析学的意义、任务和研究内容、特点与发展趋势,并对国内外药品标准进行了介绍;第二章为中药分析基本程序,介绍了取样、供试品制备及样品分析方法;第三章为中药的鉴别,对中药性状鉴别、显微鉴别、理化鉴别及生物鉴别的理论与方法进行了介绍;第四章为中药的检查,对中药杂质的来源与种类、一般限量检查法、内外源性有害物质检查法及生物检查法进行了介绍;第五章为中药的含量测定,对含量测定方法及其选定原则进行了介绍;第六章为中药指纹图谱与特征图谱,主要介绍了中药指纹图谱与特征图谱的概念、方法学考察及谱效关系研究等内容;第七章为中药中各类化学成分分析,对生物碱类成分、黄酮类成分、醌类成分、三萜皂苷类成分、挥发性成分、有机酸类成分、木脂素类成分、多糖类成分分析方法进行了介绍,并涵盖了动物药及矿物药的分析方法;第八章为中药各类制剂的分析,主要介绍了中药口服制剂、外用膏剂、栓剂、注射剂、眼用制剂和气雾剂等的分析方法;第九章为生物样品内中药成分分析,主要内容包括生物样品的制备方法及生物样品内中药成分分析方法;第十章为中药质量标准的制定,介绍了中药质量标准的主要内容和起草说明等内容;第十一章为中药分析其他方法,包括生物效应检测、质谱成像技术等现代中药质量评价方法和技术。

本教材强调以中医药基础理论为指导,弘扬中医药文化,突出优势与特色,注重引导学生形成基于中医药特色的药物分析理念,构建中药质量控制知识体系,掌握中药质量检验、标准制定、质量评价和质量控制的基本理论与方法,了解中药分析的前沿技术和发展趋势。本教材在编写过程中始终坚持以“立德树人”为根本任务,以“易学、易懂、易用”为编写原则,加强示例教学、数字化教学等多元模式的构建,强调知识与实践的结合,培养学生严谨求实的工作作风和开拓进取的创新精神。

本教材可供中药学、中药制药、中药资源与开发、中草药栽培与鉴定、药学、药物制剂、临床药学、制药工程等相关专业使用,也可作为药品质量监管机构、药品生产企业及药物研究机构等相关专业技术人员的参考用书。

本教材如存在错漏和不当之处,敬请广大读者在使用时提出宝贵意见和建议,以便及时改进和修订。

《中药分析学》编委会

2022年5月

目录

第八章 中药各类制剂的分析

第九章 生物样品内中药成分分析

第十章 中药质量标准的制定

第十一章 中药分析其他方法

第一章 绪 论

第一节 概 述

—•笔记栏•—

第一章微课

一、中药分析学的意义

中药分析学是以中医药理论为指导，综合利用现代分析理论、方法和技术，研究中药质量评价与控制的一门应用学科。中药分析的意义在于采用物理、化学、生物、信息等多学科技术和方法，研究中药原料药（药材、饮片及提取物）和中药制剂（单味制剂和复方制剂）在种植、采收加工、炮制、生产、临床使用等药品全生命周期内各阶段的质量控制方法，进而保障中药质量的安全性、有效性、稳定性和均一性。中药分析学是中药学科的重要组成部分，是中药学其他学科研究的“方法科学”和“眼睛科学”，同时，中药分析学是中药类专业的一门核心课程和专业课程。

二、中药分析学的任务和研究内容

中药分析学的任务是运用现代分析技术研究适合中药（药材、饮片、提取物及制剂）质量评价和质量控制的方法，测定有效物质，分析有毒有害成分，制定质量标准，分析药物体内过程，评价质量优劣，保证中药的有效性和安全性。

中药分析学的研究内容涉及中药质量评价及控制体系研究、体内中药分析研究、中药分析新技术和新方法研究、中药标准物质研究等范畴。

（一）中药质量评价及控制体系研究

以中医药理论为指导，从中医药整体观出发，利用现代分析技术和手段，研究中药的质量控制理论和方法，建立符合中药分析的客观评价体系和指标，以确保临床用药的安全有效。

1. 中药质量评价研究　围绕药品“可控、安全、有效”的基本属性，根据中药多成分、多靶点、整体协同作用的特性，应用现代分析技术，开展中药复杂体系质量控制的科学内涵研究，如多效标成分量比测定分析法、药效指纹图谱技术、生物活性检测方法等。

2. 中药质量标准研究　应用现代分析技术，建立科学合理的评价指标和方法，制定符合中医药特色的质量标准，充分体现中医药整体观，模糊与量化相结合，整体表征与局部指征相结合，保证建立的质量标准可以控制药品的有效性、安全性和质量均一性。如药品的定性鉴别研究、杂质及毒害成分限量检查研究、效标成分选择及定量研究等，建立从药材到成品全过程的质量控制技术标准。

3. 有毒有害成分研究　应用现代分析技术对中药中的毒害成分进行检测，研究适合毒害成分分析测定的样品处理方法，加强对中药毒害成分的监测和分析，并对中药中的农药残留和溶剂残留进行分析检测研究，建立适合中药中毒害成分、农药残留和溶剂残留等的分析方法，保证临床用药的安全性。

（二）体内中药分析研究

体内中药分析研究以中医药理论为指导，采用现代分离分析方法，研究中药进入体内成分的变化规律及内源性成分受药物干预后的变化，建立生物样品的分离富集方法及符合定量要求的检测技术，研究生物体内外源性成分和内源性成分的变化规律，为药品质量评价、合理用药、物质基础研究等提供依据。

1. 体内中药成分研究　基于生物样品基质复杂、待测药物浓度低，采用现代分离富集技

—•笔记栏•—

术，如固相微萃取、分子印记、微透析和电透析等技术，提高样品测定的灵敏度；采用液相色谱-质谱联用技术（LC-MS）、核磁共振（NMR）、免疫荧光分析等方法，测定生物样品中的中药成分，阐明体内中药的化学成分的变化规律，为阐释中药物质基础、丰富中药质量评价指标、指导临床合理用药、评价其药理药效提供依据。

2. 中药代谢组学研究　研究外源性物质作用于生物机体后产生的代谢组学变化。采用LC-MS、NMR等技术，对生物样品的代谢物质组进行分析测定，利用模式识别及数据挖掘技术，处理代谢组学与中药有效成分、病理生理变化之间的关联信息，阐释中药的物质基础及作用机理。

（三）中药分析新技术和新方法研究

针对中药及复方制剂化学成分多、作用机制复杂的特点，探索以多学科融合技术，采用多维、多层次的分析技术方法，包括基于微流控芯片发展多维、多层次的分析技术方法，实现中药复杂物质体系化学成分的快速、高效的分离分析；现代集成仿生学、传感化学和生物信息学发展“电子眼”“电子鼻”等数字化中药鉴别技术；基于现代生物传感技术发展毒性成分的快速检测技术和基于近红外的中药生产过程在线控制技术，为构建适合中药特点的质量评价技术平台奠定基础。

（四）中药标准物质研究

目前，中药分析和质量检测大多是检测样品中已知有效成分，所以制备符合中药质量评价要求的中药标准物质是摆在中药分析工作者面前的迫切任务。运用现代科技手段，研究符合中药分析要求的定性、定量用对照品，为中药质量评价提供支撑。

三、中药分析学的特点

（一）以中医药理论为指导原则，综合评价中药质量

中药有四气五味、性味归经之说，其在组成复方时则有君、臣、佐、使之分。君药针对主病或主证起主要治疗作用，其药力居方中之首，是组方中不可缺少的药物。臣药则可辅助君药治疗主病和主证，同时其往往可以针对兼病或兼证起治疗作用。佐药是指可治疗兼证或次要症状，消除或减缓君药、臣药毒烈之性的药物。使药则具有引药入经或调和药性的作用。在进行质量分析时，首先进行组方分析，按功能主治分出君、臣、佐、使药味，选择合适的化学成分为指标评价中药制剂的质量，力求找到合理的检测方法。否则抛开君药和臣药成分，只抓住佐药、使药的研究不能真正反映复方的质量。

（二）中药组成成分的复杂性

中药组成成分的复杂性包括中药化学成分的复杂性、有效成分的非单一性、杂质来源的多样性等，同时也包括组成制剂时所用辅料的广泛性。大多数中药均含有多个类型多样的化学成分，而由多个药味组成的中药化学成分更为复杂多样，含量高低往往也存在很大差别。化学成分的多样性也决定了其在不同的处方组成中可能由多种不同的成分发挥作用，从而形成有效成分的非单一性。同时，与化学药相比中药杂质的来源要复杂得多，如药材中非药用部位及未除净的泥沙、药材中所含的重金属及残留农药，包装、保管不当发生霉变、走油、泛糖、虫蛀等产生的杂质。在制备中成药时，往往需要加入辅料制成各种剂型，如蜂蜜、蜂蜡、糯米粉、植物油、铅丹等，中药制剂辅料使用广泛、种类繁多，也构成了中药组成成分的复杂性。

（三）中药质量的差异性和不稳定性

中药的生产过程包括从原药材、中药饮片到提取物、中间体，以及最终制剂生产的过程。从源头开始各个环节的差异性和不稳定性均会影响到中药最终的质量，因此在构建中药质量评价体系时均应充分考虑。

1. 中药材　中药材质量直接影响中药制剂的质量，药材的基源、产地、品种、采收季节、栽培方法、气候土壤等多个不稳定因素均可对中药质量产生影响，造成其差异性，从而影响中药制

—•笔记栏•—

剂的临床疗效。中药品种繁多，往往出现同名异物或同科不同种的情况，如葛根等。

2. 中药饮片　中药饮片是指中药材经过炮制后可直接用于中医临床或制剂生产使用的药品，是中药制剂的原料。中药材经加工炮制成饮片后，化学成分、性味、药理作用等方面都会发生一定的变化。炮制是否正确合理是保证中药质量与疗效的重要因素，炮制辅料、设备、工艺及过程的规范化，会影响中药制剂的质量与用药安全，炮制加工方法对有效成分含量的影响亦会显著影响中药制剂的质量。

3. 中药提取物　中药提取物系指从植、动物中制得的有效部位和有效成分，包括以水或醇为溶剂经提取制成的流浸膏、浸膏或干浸膏、含有一类或数类有效成分的有效部位和含量达到90%以上的单一有效成分。中药提取物质量不仅受到原药材质量的影响，同时还会受到中药提取、浓缩、干燥等生产过程以及储存、运输的影响。同一个提取物，用途不同时，也应充分考虑质量控制方法的差异。

4. 中药制剂　中药在加工制成制剂的过程中，有效成分的结构、含量都有可能会较大变化，类型多样、来源复杂的辅料加入也一起加大了质量分析的难度。同时，同一种中药提取物或中药制剂，由于不同生产厂家在生产工艺上，如浓缩方法、干燥方法等的不同，将会影响制剂中化学成分的含量。中药中的矿物药也是中药制剂的特色，分析时应考虑矿物药的所含化学成分类型及存在形式，以及中药制剂的剂型，采用炽灼法、酸水解法等适宜方法制备供试品液。

四、中药分析学的发展趋势

（一）基于中药化学成分分析的整体质量评价方法

中药化学成分复杂多样，每个单味药就是一个小复方，而由多味药组成的中药复方制剂化学成分更加复杂。此外，中药在炮制加工、复方配伍、制剂生产过程中由于化学成分间的相互作用，会使不同成分含量发生变化，或产生新的成分，更加剧了中药化学成分的复杂性。因此，如何全面分析中药材、中药饮片、中药提取物和中药复方制剂的化学成分，是阐明中药有效物质，建立科学、合理、有效的质量控制方法的前提。随着现代分析技术的进步，尤其是液相色谱法、气相色谱法、核磁共振谱法、紫外光谱法、红外光谱法、色谱-质谱联用技术等分析检测技术的普及，综合利用多种技术为分析中药化学成分提供了良好的解决方案。基于此，中药质量控制模式逐渐由单一指标性成分向以多指标综合检测、指纹图谱和特征图谱为代表的整体质量控制模式发生转变。例如，《中国药典》（2020 年版）一部新增天麻、石斛、金银花和蟾酥 4 味药材的特征图谱，新增银杏叶提取物的指纹图谱。然而，在中药整体质量评价中如何体现中药功效，如何量化中药功效和中药药性，如何理解中药功效和中药药性的关联性，以及如何体现功效成分的专属性，是建立和完善以临床为导向、符合临床实际和中医药特点的中药整体质量控制模式亟须解决的问题。

（二）基于中药成分体内代谢分析的药效物质研究方法

中药药效物质是阐明中药作用机制，保障中药安全有效的关键，是中药研究亟须解决的关键科学问题之一。长期以来，以活性为导向的中药化学成分分离是研究中药药效物质的主要模式。然而，独立化学成分研究忽视了中药化学成分间的协同整合作用，也忽视了生物体与中药所含成分的相互作用，与中医药整体观及多成分、多靶点整体作用特点不甚吻合。随着人们对中药在临床应用的认识不断深入，以中药化学成分在体内代谢动态变化过程为切入点的中药药效物质基础研究逐渐成为现阶段的热点。大多数中药经口服给药后，在体内经过吸收、分布、代谢、排泄等过程，最终发挥功效的可能是进入血液的原型成分或代谢产物，也可能是药物刺激机体产生的一系列内源性活性物质。近年来，随着血清药物化学、中药药代动力学等方法的应用，以及基因组学、蛋白组学、代谢组学等多种组学技术的产生和发展，为揭示中药药效物质和作用机制提供了新的研究方法。

—•笔记栏•—

（三）基于中药有害物质分析的安全性评价方法

世界卫生组织对药品的基本要求是"安全、有效和质量可控"，其中"安全"被放在首位。中药来源于天然的植物、动物和矿物，受生长环境影响，以及采集、加工、储存、运输等过程中人为因素的影响，造成中药有害元素、重金属、农药残留、黄曲霉毒素等有害物质超标，严重威胁中药临床应用的安全性。因此，加大中药重金属、农药残留等有害物质的检测力度，制定严格的限度标准，对于保证中药安全性具有重要作用。从《中国药典》（2000年版）一部首次收载有机氯农药残留量的检查方法，《中国药典》在中药安全性检查方面逐步完善，先后增加了有机磷类和拟除虫菊酯类农药的测定方法，加强了中药有害元素、有毒成分、有害物质的检测方法，针对注射剂还增加了异常毒性、降压物质、过敏反应、溶血与凝聚检查法、摩尔渗透压测定等。《中国药典》（2020年版）一部在原有基础上，进一步修订了"0212 药材与饮片检定通则"，规定植物类药材与饮片禁用农药33种不得检出，并在"2341 农药残留量测定法"中新增第五法"药材及饮片（植物类）中禁用农药多残留测定法"；修订"9302 中药有害残留物限量制定指导原则"，新增第五项"中药中重金属及有害元素一致性限量指导值（植物类）"。

（四）基于中药过程分析的全程质量控制体系

长期以来，药品质量控制以检验为主。随着对制药过程认识的不断深入，人们逐渐意识到单纯依靠产品的终端检验是不够的，还需加强对过程的管控。2004年，美国食品药品监督管理局（Food and Drug Administration，FDA）在其工业指南中，鼓励倡导制药企业在药品研发和生产过程中实施过程分析技术（process analysis technology，PAT），以增加对制药过程的理解，强化制药过程控制水平，保证药品的质量。传统的中药质量控制和分析主要是对中药原料、中间体和产品按照既定的质量标准进行分析检验，但由于中药原料来源、处方组成及生产工艺过程的特殊性，要保证中药产品质量的均一性和稳定性，有必要开展中药过程分析研究。中药过程分析即通过在线分析技术，对影响中药产品质量的关键物料属性、关键工艺参数、关键中间体质量属性等进行分析，获取有关产品质量的可靠性信息，提高对中药制药工艺环节的认识，进而保证产品的质量，推动中药生产过程质量控制由静态向动态，由模糊向精确，由终点向过程的转变，进而建立符合中药制药过程特点的全过程质量控制体系。现阶段全程质量控制体系的建立涵盖了样品的无损采集、分析单元设计、校正模型的开发与更新、化学计量学算法开发等方面的研究，但针对分析对象的复杂性、样品采集与处理的特殊性、分析方法的时效性，以及仪器结构对生产流程的可适用性等问题还需进行深入探索。

第二节 药品标准

药品是一种特殊的商品，关系到临床用药的安全和有效。为了确保药品质量，国家对药品有强制执行的质量标准，即国家药品标准。国家药品标准是药品研发、生产、检验、流通和管理的法定依据。我国现行的国家药品标准包括《中国药典》（2020年版）和局（部）颁药品标准。

一、国家药品标准

（一）《中国药典》

《中华人民共和国药典》简称《中国药典》，是依据《中华人民共和国药品管理法》，以提升药品质量、保障用药安全、服务药品监管为主要宗旨，由国家药典委员会组织制定和修订的药品法典。新版《中国药典》一经颁布实施，其所载同品种或相关内容的上版药典标准或原国家药品标准即停止使用。除特别注明版次外，本书中《中国药典》均指现行版。

1.《中国药典》历史及简介

1949年以来，我国先后出版了十一版《中国药典》，分别为1953年版、1963年版、1977年版、1985年版、1990年版、1995年版、2000年版、2005年版、2010年版、2015年版和2020年版。其

—•笔记栏•—

中,《中国药典》(1953 年版)只有一部,《中国药典》(1963 年版)至《中国药典》(2000 年版)分为一部和二部共两册出版,一部收载中药材及其制品、中药成方制剂和单味制剂,二部收载化学药品、生物制品等。《中国药典》(2005 年版)和《中国药典》(2010 年版)分为三部,将生物制品单独列为第三部。《中国药典》(2015 年版)和《中国药典》(2020 年版)将凡例、通则、药用辅料等独立成卷,组成《中国药典》四部。从 1985 年起,《中国药典》每五年修订一次,各版次药典简介如下:

(1)《中国药典》(1953 年版):该版药典为新中国的第一部药典,只有一部,共收载品种 531 种。其中,化学药品 215 种,植物药与油脂类 65 种,动物药 13 种,抗生素 2 种,生物制品 25 种,各类制剂 211 种。1957 年,出版了该部药典的增补本。

(2)《中国药典》(1963 年版):该版药典修订了第一版中未收载广大民众习用的中药的缺陷,将药典分为一、二两部,一部收载中药材 446 种和中药成方制剂 197 种,二部收载化学药品 667 种。

(3)《中国药典》(1977 年版):该版药典共收载品种 1 925 种,其中,一部收载 1 152 种,二部收载 773 种。

(4)《中国药典》(1985 年版):该版药典共收载品种 1 489 种。1987 年,出版了该版药典的增补本,对 172 种品种及 21 项附录进行了修订,并新增了 23 个品种。1988 年,第一部英文版《中国药典》(1985 年版)正式出版。

(5)《中国药典》(1990 年版):该版药典收载品种共计 1 751 种。药典附录内不再刊印品种的红外吸收图谱,将其收入《药品红外光谱集》另行出版。该版药典先后于 1992 年、1993 年出版了第一、第二增补本,英文版于 1993 年出版。

(6)《中国药典》(1995 年版):该版药典收载品种共计 2 375 种。第一、二增补本先后于 1997 年、1998 年出版,英文版于 1997 年出版。

(7)《中国药典》(2000 年版):该版药典收载品种共计 2 691 种,首次将药品标准分析方法验证要求等六项指导原则收载入二部附录中。第一、第二增补本先后于 2002 年、2004 年出版,英文版于 2002 年出版。

(8)《中国药典》(2005 年版):该版药典收载品种共计 3 217 种。该版药典除了对收载品种进行修订和调整外,对附录亦进行了较大幅度的调整,将一至三部共同采用的附录分别在各部中予以收载,并进行协调统一。该版药典对药品的安全性问题更加重视,一部中增加了有害元素测定法和中药注射剂安全性检查法应用指导原则。该版药典的增补本于 2009 年出版,英文版于 2005 年出版。

(9)《中国药典》(2010 年版):该版药典收载品种明显增加,共计收载 4 567 种。该版药典不再收载濒危野生药材,体现了对野生资源保护与中药可持续发展的理念。

(10)《中国药典》(2015 年版):该版药典共收载品种 5 608 种,首次将上版药典附录整合为通则,与药用辅料单独成卷作为第四部。

2.《中国药典》(2020 年版)简介

《中国药典》(2020 年版)收载品种 5 911 种,一部中药收载 2 711 种,二部化学药品收载 2 712 种,三部生物制品收载 153 种,四部收载通用技术要求 361 个以及药用辅料 335 种。

《中国药典》(2020 年版)在中药质量控制方面的主要特点表现为:

(1)全面提升中药安全性控制:修订了"0210 药材与饮片检定通则",规定植物类药材及饮片 33 种禁用农药不得检出。修订"9302 中药有害残留物限量制定指导原则",新增第五项"重金属及有害元素一致性限量指导值(植物类药材及饮片)",并在黄芪等 18 个品种正文中按新修订的重金属及有害元素限度进行规定。对容易发霉变质的延胡索(元胡)、蜂房等 5 个品种新增黄曲霉毒素限度要求,对薏苡仁品种在原有黄曲霉毒素限度基础上新增玉米赤霉烯酮限度要求。

—•笔记栏•—

（2）强化标准的专属性和整体性，进一步完善中药有效性控制：例如，现代药理学研究证明金银花中环烯醚萜苷类成分具有保肝利胆、抗炎镇痛、解热、抗病毒等作用，因此，增加了环烯醚萜苷类成分控制的特征图谱项目。

（3）完善饮片质量标准，突出中医药特色：针对中药炮制"生熟异治"的特点，完善饮片专属性质量控制。例如，针对酒女贞子炮制过程中特女贞苷转化为红景天苷的特点，将酒女贞子饮片的含量测定指标成分修订为红景天苷，反映质控与炮制的相关性，体现中药特色。

（4）以问题为导向提高标准的实用性与适用性：例如，针对半夏存在产地加工通过硫熏提高总有机酸含量的现象，经过系统的调研，将与半夏质量和疗效相关性不强的含量测定项目（总酸含量）删除，针对淫羊藿、陈皮等多来源药材，分别制定了含量测定成分及其限度，提高标准的实用性。

（二）局（部）颁药品标准

除《中国药典》外，我国还有中华人民共和国卫生部（现中华人民共和国卫生健康委员会）药品标准（简称部颁标准）和国家食品药品监督管理局［现国家药品监督管理局（以下简称国家药监局）］批准的新药标准（简称局颁标准）。部颁标准主要有《中药成方制剂》《化学药品及制剂》《新药转正标准》《卫生部药品标准》（中药材第一册、藏药分册、蒙药分册、维吾尔药分册）。局颁标准主要有《新药转正标准》《化学药品地方标准上升国家标准》《中成药地方标准上升国家标准》。

二、其他药品标准

（一）临床研究用药品质量标准

根据我国《药品注册管理办法》规定，新药研究中，临床研究用药品质量标准应在进行临床试验或试用之前预先得到批准。目的是为保证临床用药的安全和药品临床试验相关结果的可靠性，临床研究药品质量标准由新药研究单位制定，并由国家药监局批准，此标准是一个临时性的质量标准。

（二）药品注册标准

《药品注册管理办法》中规定药品注册标准是指国家食品药品监督管理局（现国家药监局）批准给申请人特定药品的标准，生产该药品的药品生产企业必须执行该注册标准。注册标准的本质是药品标准。其内容、形式与药品标准完全一样。

（三）行业药品标准

行业标准包括国家中医药管理局组织制定的标准及行业协会、商会、产业技术联盟按照市场需要制定发布的社会团体标准。中华中医药学会联合中国中药协会、中国民族医药学会和中国药膳研究会等发布了111项中医药团体标准。其中，中国中药协会发布了《中药学基本术语》《道地药材标准通则》《药用植物资源调查技术规范》《中药机器煎药规范》等37项标准。

（四）企业标准

企业标准是对企业范围内需要协调、统一的技术要求、管理要求和工作要求制定的标准。是在国家标准，行业标准基础上的选择或补充。已有国家标准的药品，企业可制定严于国家标准或行业标准的企业标准，在企业内部使用。

三、主要国外药典简介

（一）《美国药典》

美国政府所属的美国药典委员会于1820年成立，同年10月15日出版了第1版美国药典——《美国药典》（*U. S. Pharmacopoeia*，USP），同时有拉丁文版和英文版。最初编辑美国药典的目的主要是作为临床医生和药剂师的用药标准，同时也是为了对抗冒牌药物和掺假药物对市场和公众健康的危害。因此，最初的美国药典只给出了治疗药物的名称以及制剂的处方。从

—·笔记栏·—

1880年开始，USP开始收载药品的质量标准，在内容上就从单纯的处方变成药品的法定标准。1820~1942年，USP每10年出版1版，1942~2000年，每5年出版1版，从2002年开始每年出版1版。USP2022出版后即取代历版美国药典，法定生效时间为2022年5月1日。USP不仅是美国公认的药物标准，还是一些药物法规不健全的国家作为管理、评价、衡量药物的标准或标准之一。USP最具权威的工作就是药物命名。除了享有独占权的专利药自定商品名外，其他药物的名称均出自USP，包括通用名、化学名等。USP2022主要内容包括凡例、正文、附录、试剂、索引等。其中凡例、正文和附录中的一般检查和含量测定具有法律效力。

（二）《英国药典》

《英国药典》(*British Pharmacopoeia*, BP)是由英国药品与医疗保健产品监管局英国药品委员会(British Pharmacopoeia Commission)秘书处制定出版，是英国药剂和药用物质的官方标准文集，包括出口到英国的产品。BP最早出版于1864年，每年8月发布，并在次年1月1日起生效。BP以"BP+年份"形式命名，最新版本为BP2022，为2021年8月出版，2022年1月生效，共包含六卷。BP具体内容包括：总体注意事项(提供适用于所有正文的总体信息)；总体的各论要求(应用于所有剂型)；各论提供的各种强制性标准。第一卷和第二卷正文品种主要为医药原料药，而第三卷包含制剂通则和制剂标准。第四卷正文品种为草药、草药制剂和草药产品、医疗产品、血液制品、免疫制品、放射性药剂、手术材料和其他制剂等。第五卷为红外参考光谱、附录、增补内容和索引。第六卷正文为兽药的原料、制剂和疫苗标准。

（三）《欧洲药典》

《欧洲药典》(*European Pharmacopoeia*, EP)由欧洲药品质量管理局(European Directorate the Quality of Medicines, EDQM)起草和出版。第1版EP于1964年发行，现行版第10版于2020年1月生效，成为超过38个欧洲国家的药物标准。从2002年第4版EP开始，出版周期固定为每三年修订一版，每一版EP由三卷组成，发行8部增补本。EP包括2 420个专论，374个总则(包括通则，分析方法和约2 780个试剂说明)。为方便用户，每个专论和通则通过数据代码可直接访问相关的补充信息(知识数据库)。除人用和兽用疫苗、免疫制剂、放射性药物、天然药物等生物制品外，EP不收载制剂，均为原料药。人用原料药不仅数量多，覆盖面广，而且标准质量与水平也比较高，并在某些方面具有突出特点。如正文部分为法定标准，制剂通则项下的规定为指导性原则，制剂产品的质量需要符合各国药典或药品管理当局批准的质量标准要求。各论中有关物质检查，除广泛采用薄层色谱法(thin layer chromatography, TLC)、高效液相色谱法(high performance liquid chromatography, HPLC)和杂质对照品外，对有些原料药还附有可能产生的杂质名称和化学结构式，甚至有的品种还绘制出色谱图，可以全面直观地了解各种杂质，以利于对检出杂质的判断。在鉴别试验项下规定首选和次选项目，可以避免鉴别项目设置过多而造成人力物力的浪费。这些规定在其他国家药典中均少见或根本没有。

EP收载的附录，不仅包括各论中通用的检测方法，而且凡是与药品质量密切相关的项目和内容在附录中都有规定。在附录中除了采用通用的检测方法外，收载的先进技术也比较多，如原子吸收光谱法、原子发射光谱法、质谱法、核磁共振波谱法等，对色谱法还专门设立一项色谱分离技术附录。EP虽不收载制剂，但制定的制剂通则与制剂有关的检测方法很全面，并具有一定的特点。每个制剂通则总则中包含三项内容：定义(definition)、生产(production)和检查(test)。附录中与制剂有关的专项，根据不同内容和要求，分别在三项内容中作出规定，如药品包装容器列在定义项下；非灭菌制剂微生物限度检查、非包衣片的脆碎度及抗压力的测定等设在生产项下，某些规定虽作为指导原则，但明确制造者应保证其产品符合该项要求；其他直接测定药品质量的专项，如溶出度、含量均匀度等，则设在检查项下。

（四）《日本药局方》

《日本药局方》(*Japanese Pharmacopoeia*, JP)分为两部，共一册。第一部包括凡例、制剂总则(即制剂通则)、一般试验法和医药品各论(主要为化学药品、抗生素、放射性药品及制剂)；二部

—•笔记栏•—

收载通则、生药总则、制剂总则、一般实验方法(列出了各类测定方法,类同于《中国药典》附录的内容编排)、医药品各论(主要为生药、生物制品、调剂用附加剂等)、药品红外光谱集、一般信息等。制剂有气雾剂、液体制剂、溶液剂、浸膏、酏剂、胶囊剂、颗粒剂、丸剂和经皮吸收制剂等剂型索引置于最后,它包括日本名索引、英文名索引和拉丁名(只用于生药品种)索引三种。日本药局方"医药品各论"中药品的质量标准依次列出了:品名(包括日本名、英文名、拉丁名和日本别名)、结构式、分子式和分子量、来源或有机药物化学名、CAS 登录号、含量和效价规定、性状和物理常数、鉴别、检查、含量或效价测定、容器和贮藏、有效期等。第一部和第二部中均有红外光谱附图和紫外-可见吸收光谱图。

四、国际标准化组织(ISO)国际标准

国际标准化组织(International Organization for Standardization,ISO)是全球最大、最权威的非政府性标准化专门机构,拥有 164 个国家标准机构成员。成立于 1947 年 2 月 23 日,其中央秘书处设在瑞士日内瓦。ISO 通过其成员国召集专家进行知识交流,制定自愿的、基于共识的、与市场相关的国际标准,以支持创新发展,并为全球挑战提供解决方案。

针对中药材国际贸易额逐年递增,满足国际市场贸易需求的中药统一质量、安全、包装、运输和贮存标准缺失等问题,为了更好地促进中药的国际贸易协作,ISO 于 2009 年专门成立了ISO/中医药技术委员会(International Organization for Standardization/Technical Committees 249,ISO/TC 249),由上海中医药大学承担秘书处工作。主要工作范畴为"所有起源于古代中医药学的标准化并能共享同一套标准的传统医学体系标准化领域的工作,涵盖传统与现代继承发展的两大领域,具体负责中药原材料质量与安全、中药制成品质量与安全、医疗设备质量与安全及信息领域的标准化工作,也包括服务类标准,但仅限于设备和药品的安全使用及传递,不涉及临床或者产品的操作"。

目前,ISO/TC 249 已发布中医药类标准 67 项,在研 29 项。其中发布与中药相关标准 41 项,在研 20 项。主要涵盖单味中药材质量与安全标准、中药材及中药制成品质量与安全一般通则、检测方法及相关术语信息标准等。ISO 收载的中药材标准一般包括范围、规范性引用文件、术语与定义、描述、质量要求、取样、检测方法、检测报告、包装、储存及运输、标签等。其中质量要求项目主要包括鉴别(性状、显微、TLC)、检查(水分、总灰分与酸不溶性灰分等)、浸出物、含量测定及安全指标(重金属、农药残留、二氧化硫、黄曲霉毒素等),部分药材也对等级规格进行了规定。

第二章　中药分析基本程序

中药分析包括药品质量检验和分析研究等工作。药品质量检验的基本程序一般可分为取样、检验（供试品的制备、样品的分析）、原始记录和检验报告等。分析研究工作主要包括中药质量标准的制定与修订、质量综合分析与评价、分析方法研究等内容。本章主要介绍中药药品质量检验的基本程序。

第一节　取　　样

中药药品质量检验的首要环节是取样。为了确保分析数据、分析结果的准确性和可追溯性，药品质量控制与监管中的抽查、复查要求取样必须具有科学性、真实性和代表性，做到均匀、合理。取样方式和数量可根据分析目的和分析方法的不同而确定。

一、抽样

从预分析或待检整体中抽取一部分样品单位的过程称为抽样。抽样的目的是根据被抽取样品单位的分析研究结果，估计和推断全部样品特征，是科学实验、质量检验、社会调查普遍采用的一种经济有效的工作和研究方法。可分为固体样品取样和液体样品取样。

（一）固体样品取样方法

1. 抽取样品法　　当药品被包装为箱、袋且数量较大时，可随机从大批样品中抽取部分箱或袋，再从留取的箱或袋中用专用的取样工具从各个部位随机取出一定量样品，以备检验。

2. 圆锥四分法　　用适当的器皿将样品堆积成圆锥形，将圆锥的上部压平，从圆锥上部被压平的平面上十字状垂直向下切开，分成均等的四份，取出对角的两等份，混合均匀，如此重复操作，直至最后取得的样品量符合检验的要求。

（二）液体样品取样方法

1. 直接取样法　　液体样品各组分的分散均匀性较固体样品好，一般容易得到均匀的样品，检验误差也比固体小，通常摇匀后吸取即可。

2. 分层取样法　　混浊液和浓度大的溶液（糖浆剂等）均匀性较差，对这类样品取样时，可用吸管从容器中分层取样，然后将取出的样品混匀。

3. 摇匀取样法　　当样品中有沉淀时，要摇匀后再取样。

二、抽取样品数量

（一）药材和饮片

从同批药材和饮片包件中抽取供检验用样品的原则是：总包件数不足 5 件的，逐件取样；5~99 件的，随机抽 5 件取样；100~1 000 件的，按 5%的比例取样；超过 1 000 件的，超过部分按 1%的比例取样；贵重药材和饮片，不论包件多少均逐件取样。

每一包件的取样量：一般药材和饮片抽取 100~500 g，粉末状药材和饮片抽取 25~50 g，贵重药材和饮片抽取 5~10 g。

（二）制剂

一般为 3 倍全检量，贵重药品为 2 倍全检量，每个全检量至少 3 个最小包装。

—•笔记栏•—

三、留样时间

（一）抽验样品的留样时间

检验样品一般应留样，受理登记员负责按照样品贮存条件及品种分类选择相应的留样库。对于剧毒药品、放射性样品、大型医疗器械、菌毒种、细胞等特殊样品，或易腐败、霉变、挥发及开封后质量无保障等无法长期保存的样品，可不留样（但应在检品卡中注明）。留样样品应使用无色或白色透明材料袋封样，且正立码放，不得横放颠倒。四面包装皆可辨认样品标签，正面可辨留样封签。留样周期：一般检验不合格产品保存至效期；国内合格产品、医院制剂为 3 个月，中药材和药包材为 6 个月，其他为 12 个月。

（二）生产单位留样时间

原辅料（含胶囊壳）的留样包装形式与其到货时的市场包装相同或模拟市售包装。固体辅料的留样可密封在聚乙烯袋中并外用铝箔袋包装。液体样品必须依据其特性保存在合适的容器中。一般保存到最后一批使用的成品效期后 1 年。易挥发和危险的液体样品可不用留样。所有存放留样的容器必须贴有规定的标签，标签上应注明产品名称、批号、取样日期、贮藏条件、储藏期限等信息。成品的留样必须使用其商业包装。依据产品注册批准的贮藏条件储存在相应的区域，留样外箱上应有留样标签，并注明产品名称、批号、失效期及留样的保留时间等。一般留样数量为 3 倍全检量，保存期为效期后 1 年。印字包材和直接接触药品的初级包材可以附在相应的试验记录后面，与试验记录一起保存，保存时间与试验记录一致。

第二节　供试品的制备

中药成分复杂，在分析前，大都需要对样品进行提取、净化、富集等前处理，使其符合所选定分析方法的要求。供试品制备的原则是最大限度地保证被测组分不受干扰，以提高分析结果的准确度。

一、样品的粉碎

对于中药材、饮片和制剂等固体样品，应视情况进行粉碎，并通过规定筛目。粉碎的目的是：保证测定所取样品均匀性和代表性；使样品中的被测成分能更快，更完全提取出来。粉碎不易过细，以免在提取时黏结聚集、难于过滤；同时，亦要防止粉尘飞散或成分挥发造成损失。过筛时，通不过筛孔的部分不能随意丢弃，要反复粉碎或研磨，以保证其代表性。粉碎设备目前主要包括粉碎机、铜冲、研钵等，对于生物组织样品也可采用匀浆法破碎。

二、样品的提取

中药分析的提取方法众多，按提取原理可分溶剂提取法、水蒸气蒸馏法、升华法等。

（一）溶剂提取法

溶剂提取法系指根据被测组分的极性、溶解度的差异，选用适当的溶剂将其从样品中溶解、提取出来的方法。

1. 溶剂的选择　应遵循“相似相溶”的原则，选择溶剂应对被测成分溶解度大，而对杂质溶解度小；不能与被测成分或者共有成分发生化学反应；溶剂价廉易得，使用安全。溶剂提取法常用的溶剂有水、甲醇、乙醇、丙酮、三氯甲烷、乙酸乙酯、石油醚、乙醚等。

2. 常用提取方法

（1）浸渍法：浸渍法是将样品置于溶媒中浸泡一段时间分离出浸渍液。浸渍法分为冷浸法（室温）和温浸法（40~60℃），常用溶剂有甲醇、适当浓度的乙醇等。

1）冷浸法：是将溶剂加入样品粉末中，室温下（15~25℃）放置一定时间，组分因扩散而从样品粉末中浸出的提取方法。样品可以是药材、饮片及含有原饮片粉末的制剂，整个浸提过程是指溶媒溶解、分散其有效成分而变成浸出液的全部过程，影响浸提效果的因素有溶剂种类与性质、样品的性质与颗粒大小、溶剂用量、浸提时间等。

2）温浸法：温度较高，一般在40~60℃溶媒中浸渍，浸渍时间短，提取效率较高。由于温度较高，浸出液冷却后放置贮存常析出沉淀，一般需滤去沉淀后再浓缩。

浸渍法的优点：操作简便，适用于热不稳定的样品，且提取杂质少。缺点：比较耗时、费溶剂，提取效率低，用水作溶剂提取时，水提液易发霉变质，必要时需加防腐剂。

（2）回流提取法：回流提取法是将样品置于回流装置中，加入一定量的有机溶剂水浴加热回流提取。主要用于固体样品的提取。提取溶剂沸点不宜太高，一般每次提取时间为0.5~2 h。本法提取效率较高，但提取杂质较多，操作烦琐，对热不稳定或具有挥发性的成分不宜采用。

（3）连续回流提取法：连续回流提取法是将样品用滤纸包好后置索氏提取器中，利用挥发性溶剂，连续进行提取的方法，一般提取数小时可提取完全。本法提取效率高，溶剂用量少，无须过滤操作，但是受热不稳定或具有挥发性成分不宜采用。

（4）超声提取法：超声提取法是将样品置于适当的容器中，加入提取溶剂，放入超声振荡器中提取。由于超声波的助溶作用，超声提取速度较快，一般仅需数十分钟浸出，即可达到平衡。使用超声提取法在提取过程中溶剂会有一定量的损失，所以用作含量测定时，应于超声振荡前先称定重量，提取完毕后，放冷再称重，并补足减失的重量，滤过后，取滤液备用。本法提取时间短，提取效率高，操作简便，无须加热，适用于固体样品中待测组分的提取，是目前较常用的一种提取方法。

（5）微波辅助萃取法：微波辅助萃取法又称微波萃取法，是微波和传统的溶剂提取法相结合的一种提取方法，是将样品置于微波可透过的容器中，样品内的水分和极性成分，在微波场中大量吸收能量，内部产生热效应，使细胞结构破裂，内含成分快速溶出。本法具有以下特点：① 提取速度快，易于控温；② 溶剂用量少，污染小；③ 对提取物有较高的选择性，可根据吸收微波能力的大小选择不同的萃取溶剂；④ 可多个样品同时萃取。

（6）加速溶剂萃取法：加速溶剂萃取法又称压力溶剂萃取法，是在高温（50~200℃）和高压（10.3~20.6 MPa）的作用下，用有机溶剂萃取固体或半固体样品的前处理方法。本法是将样品放在密封容器中，通过升高压力来提高溶剂的沸点，使正常萃取程序能够在高于溶剂沸点的温度而溶剂保持液体状态下进行，进而提高萃取效率。与传统方法相比，本法的优点是有机溶剂用量少、快速和回收率高。

（二）水蒸气蒸馏法

水蒸气蒸馏法是将含有挥发性成分的样品与水共蒸馏，加热使挥发性成分随水蒸气蒸馏而出，经冷凝、分取挥发性成分的一种提取方法。适用于具有挥发性、能随水蒸气蒸馏而不被破坏、遇水稳定且难溶或不溶于水的成分的提取，是提取中药挥发油和挥发性成分如麻黄碱、槟榔碱、丹皮酚等的常用方法。

（三）升华法

升华法是利用某些成分具有升华性质（即固体物质加热直接变成气体，遇冷又凝结为固体的现象）的特点，使其与其他成分分离后进行测定的一种提取方法。如游离羟基蒽醌类化合物、咖啡因、斑蝥素、冰片等成分可用升华法提取。但是，在加热过程中，往往伴有热分解现象，产率较低，且不适宜大规模生产。

此外，超临界流体萃取、加压液体萃取，亚临界水萃取、半仿生提取、酶法提取和高压逆流提取等提取方法在中药成分提取中也有应用。

三、样品的净化与富集

样品测定前是否需要分离净化和分离净化到何种程度，取决于所用测定方法的专属性、分

•笔记栏•

离能力和检测系统耐受杂质的程度。净化的原则是尽可能地从提取液中除去干扰的杂质，而又不损失被测成分。分离净化方法主要依据被测成分和杂质的理化性质、存在形式、浓度范围上的差异，同时也要兼顾测定方法的要求。

（一）沉淀法

沉淀法是提取液中加入某些试剂与被测成分或杂质生成沉淀，保留溶液或分离沉淀以达到净化的目的。使用沉淀法时需注意：过量试剂若干扰被测组分的测定，则应设法除去；大量杂质以沉淀形式除去时，待测成分不应产生共沉淀或吸附而损失；被测成分生成沉淀时，其沉淀经分离后可重新溶解或直接用重量法测定。

（二）液-液萃取法

液-液萃取法是利用样品中各组分在两种互不相溶的溶剂中分配系数的不同而达到分离的方法。萃取效率的高低主要取决于分配系数（被萃取物质在萃取剂与原样品溶液两相之间的溶解度之比）、萃取次数、萃取过程中两相之间的接触情况等。当样品中组分较多时，可选用几种溶剂，由低极性到高极性分步进行萃取。本法的优点是设备简便，不足之处是操作较为烦琐，在出现乳化现象时容易影响定量分析结果。

（三）色谱法

色谱法是中药分析中较常用的样品净化方法，主要原理是根据被测分离物质与固定相和流动相相互作用不同而进行分离。包括柱色谱法、薄层色谱法（TLC）、纸色谱法和高速逆流色谱法等，其中以柱色谱法较为常用。柱色谱法中常用的填料有中性氧化铝、硅藻土、化学键合相硅胶（C_8、C_{18} 等）、聚酰胺、大孔吸附树脂、活性炭及离子交换树脂等。净化时将提取液加于柱顶，用适当溶剂洗脱，可以使组分保留于柱上，将杂质洗去，再用适当溶剂将组分洗下；也可将组分洗下而将杂质保留于柱上。如人参皂苷类成分可用大孔树脂纯化，先用水洗去糖类等水溶性杂质，再用 70% 乙醇洗脱人参皂苷类成分。

（四）盐析法

盐析法是在样品的水提取液中加入无机盐至一定浓度或达到饱和状态，使某些成分在水中的溶解度降低而有利于分离。常用作盐析的无机盐有 $NaCl$、Na_2SO_4 等。

（五）微萃取技术

微萃取技术可以分为固相微萃取技术（solid phase micro-extraction, SPME）和液相微萃取技术（liquid phase micro-extration, LPME）两种。

1. SPME　SPME 是一种集萃取、富集、进样功能于一体的样品前处理方法。其装置简单，即采用一个类似于气相色谱微量进样器的萃取装置，由一根涂布多聚物固定相的熔融石英纤维从液态或气态基质中萃取待测物，并直接与气相色谱或高效液相色谱仪联用，在进样口将萃取的组分解吸附后进行色谱分析。萃取模式可分为直接萃取、顶空萃取和膜保护萃取，还包括分散固相萃取法、分散微固相萃取法、磁性固相萃取法等新技术。

2. LPME　LPME 是根据液-液萃取的原理，用微量（一般只需几微升或十几微升）的有机溶剂实现对目标化合物富集、纯化的目的。LPME 是一种基于分析物在样品及小体积的有机溶剂之间平衡分配的过程。根据萃取形式的不同，可分为单滴微萃取、多孔中空纤维液相微萃取和分散液相微萃取。

四、样品的浓缩

样品经提取、净化后，如待测成分浓度低于分析方法的检测灵敏度，或者所使用的溶剂不符合分析方法的要求，无法直接测定，此时均需对样品溶液进行浓缩或者蒸干。常见的浓缩方法如下：

（一）水浴蒸发法

水浴蒸发法将中药提取液置于蒸发皿中，水浴蒸干，残渣加适宜溶剂溶解。本法适用于热稳定性好的非挥发性成分。中药分析的薄层色谱鉴别，在供试品溶液的制备中水浴蒸发最为常用，一般情况下水浴蒸干后残渣加适当溶剂 1 mL 使溶解，即得供试品溶液。

（二）自然挥散法

自然挥散法适用于小体积提取液，且溶剂的挥发性强，如乙醚提取液可以在室温下自然挥干。

（三）减压蒸发法

减压蒸发是在密闭的容器内，抽真空降低内部压力，使料液的沸点降低而进行蒸发的方法，又称减压浓缩法。本法具有温度低、浓缩速度快、溶剂可回收的优点，适用于热不稳定的样品。是残留分析中最常用的浓缩方法。

（四）气流吹蒸法

气流吹蒸法利用空气或者氮气流加速溶剂的蒸发，一般在加热条件下进行。常用的是氮气流吹蒸法，氮气可以防止被测成分的氧化。本法适用于少量液体，结构不稳定、易氧化成分。

（五）冷冻干燥法

冷冻干燥法是指将被干燥液体冷冻成固体，再在真空减压条件下利用冰的升华性，使物料低温脱水而达到干燥的方法。冰的升华过程是吸热过程，整个过程保持低温冻结状态，有利于保留一些生物样品（如蛋白质）的活性。本法适用于热不稳定的生物样品的干燥。

五、样品的消解

消解是将样品与酸、氧化剂、催化剂等共置于回流装置或密闭装置中，加热分解并破坏有机物的一种方法。当测定中药中的无机元素时，由于大量有机物的存在，会严重干扰测定，另外这些无机元素常以共价键的有机态存在，需要进行有机破坏转为可测的无机离子状态。常用的消解方法有湿法消化、干法消化、高压消解、微波消解等。

（一）湿法消化

该法也称酸消化法，用不同酸或混合酸与过氧化氢或其他氧化剂混合液，在加热状态下将含有大量有机物的样品中的待测组分转化为可测定形态的方法。根据所用试剂不同，常见的湿法消化方法如下：

1. 硝酸-高氯酸法　本法破坏能力强，反应较激烈，故进行破坏时，必须严密注意，切勿将容器中的溶液蒸干，以免发生爆炸。本法适用于血、尿、生物组织等生物样品以及含动植物类中药及其制剂的破坏，经破坏后所得无机金属离子均为高价态，但对含氮杂环类有机物破坏不够完全。

2. 硝酸-硫酸法　本法适用于大多数有机物质的破坏，无机金属离子均氧化成高价态。但对能与硫酸形成不溶性硫酸盐的金属离子的测定，不宜采用本法。

3. 硫酸-硫酸盐法　本法所用硫酸盐为硫酸钾或无水硫酸钠，加入硫酸盐的目的地为了提高硫酸的沸点，以加速样品破坏完全，同时防止硫酸在加热过程中过早地分解为 SO_3 而损失。破坏所得金属离子多为低价态，常用于含砷或锑的药物的破坏，破坏后得到三价砷或锑。

湿法消化所用的仪器一般为硅玻璃或硼玻璃制成的凯氏瓶（直火加热）或聚四氟乙烯消化罐（烘箱中加热）；所用试剂为优级纯，水为去离子水或高纯水，同时必须按相同条件进行空白试验校正。操作应在通风橱内进行。

（二）干法消化

干法消化是将有机物灼烧灰化以达到分解的目的。将适量样品置于瓷坩埚、镍坩埚或铂坩埚中，常加少量无水 Na_2CO_3 或轻质 MgO 等以助灰化，混匀后，先小火加热，使样品完全炭化，然后放入马弗炉中灼烧使完全灰化。本法不适用于含易挥发性金属（如汞、砷等）有机样品的破坏。

干法消化应注意以下几个问题：① 加热灼烧时，控制温度在 420℃以下，以免某些被测金属化合物挥发。② 要灰化完全，否则影响测定结果。如欲检查灰化是否完全，可将灰分放冷后，加入稍过量的稀盐酸-水（1∶3）或硝酸-水（1∶3）溶液，振摇。若呈色或有不溶有机物，可于水浴上将溶液蒸干，并用小火炭化后，再行灼烧。③ 为防止待测元素的挥发，可加入灰化辅助剂（硝酸镁）。

（三）高压消解

高压消解是一种在高温、高压下进行的湿法消解过程，即把样品和消解液（通常为混酸或混酸+氧化剂）置于合适的容器中，再将容器装在保护套中，在密闭情况下进行分解。本法优点是无须消耗大量酸，降低了空白值，将复杂基体完全溶解，避免挥发性待测元素的损失。

（四）微波消解

微波消解是利用微波的穿透性和激活反应能力加热密闭容器内的试剂和样品的方法。微波消解的消化罐完全密闭，罐内压力增加，反应温度提高，消化时间只需数十分钟。同时反应条件可控，制样精度高，且不需要催化剂和升温剂，对环境污染少，是样品消解的首选方法。

六、样品的衍生化

衍生化是一种利用化学变换把化合物转化成类似化学结构的物质。中药分析中有些成分极性大，挥发性低或对检测器不够灵敏，使用常规的含量测定方法难以有效测定，需要先将样品进行衍生化反应，生成适合检测器要求的衍生物后再测定。常用的衍生化有：适用于光谱分析或光谱检测器检测的紫外衍生化、荧光衍生化；适用于气相色谱法（gas chromatography，GC）的硅烷化、酰化及烷基化等。

通过衍生化可以提高样品检测的灵敏度，改善样品混合物的分离度。进行化学衍生反应应该满足如下要求：反应迅速、条件易于达到，能定量地完成；选择性好，生成的衍生物具有专属性，反应副产物及过量的衍生试剂无干扰；化学衍生试剂方便易得，通用性好。

第三节　样品的分析

样品的分析主要包括鉴别、检查、含量测定等，应按照药品质量标准项目内容的先后顺序依法进行。

一、鉴别

鉴别是指鉴别中药真实性的质量分析过程，即判别中药的真伪。包括性状鉴别、显微鉴别、理化鉴别、生物鉴别等。由于药品真伪是保证药品安全、有效的前提条件，所以鉴别是中药质量分析的首项工作。

（一）性状鉴别

性状鉴别是指对中药的形状、大小、色泽、表面、质地、断面、气和味等外观性状，用眼观、手摸、鼻闻、口尝、水试和火试等方法，鉴别其真伪。

（二）显微鉴别

显微鉴别是指用显微镜对中药的切片、粉末、解离组织或表面制片的显微特征进行鉴别的方法。显微鉴别中的横切面、表面观及粉末鉴别，均指经过一定方法制备后在显微镜下观察的特征。

（三）理化鉴别

理化鉴别是指利用中药所含化学成分的理化性质，通过物理、化学、光谱、色谱等方法来鉴别其真伪。中药因成分复杂，干扰物质多，一般理化鉴别、光谱鉴别方法很难符合专属性的要求，因此，除矿物药材及炮制品外，一般不采用。

薄层色谱法（TLC）在中药鉴别中应用最为广泛，TLC 具有专属性强、操作简便等优点，并具有分离和鉴别的双重作用。TLC 可用单一对照品或对照药材（一个或多个斑点）作对照，根据供试品与对照品或对照药材色谱特征的相似性判断鉴别结果，确认中药的真伪。指纹图谱、特征图谱也可作为鉴别的依据，通过测试供试品的色谱或光谱指纹图谱或特征图谱，与被检测药味的标准指纹图谱或参数进行对比，确定中药的真伪或质量优劣，以达到鉴别目的。此外，光谱法也可用于中药的鉴别，如紫外-可见吸收光谱法、荧光分析法、红外分光光度法、近红外分光光度法、X 射线衍射法等。

（四）生物鉴别

DNA 分子生物鉴别法是指通过直接分析遗传物质 DNA 的多态性来推断物种内在的遗传物质变异而实现鉴别的方法。与传统的中药鉴别方法相比，DNA 分子生物鉴别法具有准确度高、重现性好、样品用量少、特异性强等特点，且不受样品形态的限制，原药材、饮片、粉末乃至含有生药原粉的中药制剂均可应用，尤其适用于多来源以及商品情况复杂的药材品种鉴别。

二、检查

检查是指药品或药品在加工、生产和贮藏过程中可能含有并需要控制的物质或理化参数进行的检验方法，包括安全性、有效性、均一性和纯度四个方面。安全性检查是中药质量控制的重要环节之一，包括毒性成分、重金属及有害元素检查、农药残留量检查、二氧化硫残留量检查、有机溶剂残留量检查、黄曲霉素检查等。有效性检查有浸出物与总固体量测定、吸光度检查、片剂或胶囊的崩解时限检查等，这些项目与药物的疗效密切相关，但通过其他指标又不能有效控制。均一性检查主要检查制剂的均匀程度，如“重量差异”“含量均匀度”等。纯度检查，如中药中的水分、灰分、杂质等检查。

三、含量测定

含量测定是指用化学、物理或生物的方法，对中药所含有的有效成分、指标成分或类别成分的含量进行测定，以评价其内在质量和有效性的方法。在中药性状合格、鉴别无误、检查符合要求的基础上，定量测定某些化学成分以确定药物是否符合质量标准的规定，是评价中药质量优劣的重要手段。含量测定常用的方法可分为化学分析法、仪器分析法和生物学方法等。在建立含量测定方法时，应根据检验目的、待测样品等进行分析方法、分析条件的选择和方法验证。

第四节　原始记录和检验报告

一、原始记录

科研和药品检验工作都必须要有完整的原始记录。记录要真实、完整、清晰、具体。实验记录要用专用记录本，并编上页码，保持完整，不得缺页或漏页。宜用钢笔或中性笔等书写，不能用圆珠笔、铅笔等易褪色的笔书写（绘图可用铅笔），不得涂改（若写错，划上单线或双线，在其旁重写，并签名或签章）。实验记录应使用规范的专业术语，计量单位应采用国际标准计量单位，有效数字的取舍应符合实验要求和检测仪器精度。失败的实验也应详细记录在案，同时分析失败的原因。原始记录、原始图谱、照片要妥善保存。

记录内容一般包括供试药品名称、来源、批号、数量、规格、收到日期、报告日期、取样方法、外观性状、包装情况、检验目的、检验项目、检验方法及依据[指药典、局（部）颁标准等]、检验中观察到的现象、检验数据、检验结果、结论、实验者、审核者等。整个检验工作完成后，应将原始记录逐页编号，检验人签名后，由复核人对所采用标准的适用性、检验内容的完整性、计算过程和结果正确性进行复核并签名。复核后的记录，属于内容和计算错误的，由复核人负责；属于检验操作错误的，由检验人负责。

—•笔记栏•—

二、检验报告

检验报告是对中药质量进行检验后所出具的技术鉴定书，应符合明确、规范、严密、清晰的要求，即检验报告书的结论必须明确；格式和表达用语必须规范；内容必须忠实于实验结果；书写必须整洁，字迹清晰。

检验报告的主要内容一般包括：检品名称、批号、规格、数量、来源、取样方法和日期、外观性状、包装情况、检验目的、检验项目（鉴别、检查、含量测定等）、标准规定（标准中规定的检测结果或数据）、检验结果（实际检验结果或具体数据）、检验结论等内容。如果结果符合质量标准规定，则结论应注明所符合标准的类型，若未全检，仅对其检验项目作结论。若全检后有个别项目不符合规定，则结果不符合规定；若未全检，但主要项目不符合规定，则结果不符合规定。检验报告最后必须有检验人、复核人及有关负责人签名或签章。

记录和报告应妥善保管3年及以上，以便备查。

【小结】

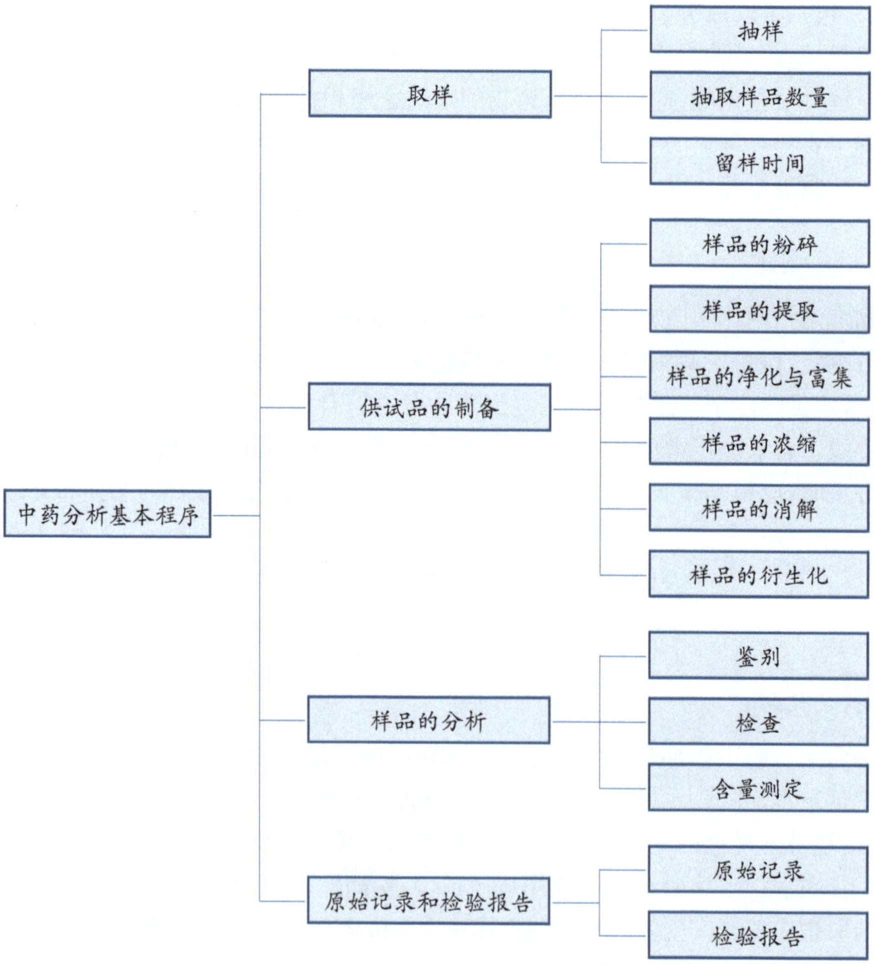

第二章习题

第三章　中药的鉴别

中药的鉴别是运用形态学、理化分析和现代分子生物学的原理和方法，检验中药的真伪与优劣。中药鉴别主要包括性状鉴别、显微鉴别、理化鉴别和生物鉴别等方法，各鉴别方法互相佐证。中药鉴别是评价中药真、伪、优、劣的首要任务，对保证用药的安全性与有效性具有重要的意义。只有在鉴别项合格的前提下，进行其他项目的分析才具有实际意义。

—•笔记栏•—

第三章微课

第一节　性状鉴别

性状鉴别是最常用的中药真伪鉴别方法，主要利用看、摸、闻、尝等感官的方法对完整的中药及其饮片的形状、形态、颜色、气味、质地等外观性状特征进行观察来鉴别中药的真伪。性状鉴别也称“直观鉴别法”，属于经验鉴别方法的范畴，具有操作简单、鉴别迅速、易行实用的特点，在中药鉴别中占有十分重要的地位。

一、性状鉴别的内容

药材和饮片的性状鉴别内容包括药材和饮片的形状、大小、颜色、表面（色泽与特征）、质地、断面（折断面或切断面）、气、味等特征。

中药提取物是指从中药材或饮片及其他药用植物中制得的挥发油和油脂、粗提物、有效部位和有效成分提取物等，其性状鉴别不仅包括颜色、形状、气味等外观特征，还包括溶解度、相对密度、馏程、熔点、凝点、折光率、比旋度等物理常数的测定。

中药制剂的性状是指去除包装后，成品的形状、大小、颜色、气味、表面特征、质地等。中药制剂的性状鉴别内容包括制剂的外观和内容物的形态、颜色、气味等特征。此外，制剂的某些物理常数也可作为性状鉴别的指标，如熔点、溶解度、相对密度、折光率等。

二、常用的性状描述

（一）药材和饮片的性状描述

药材经过栽培或迁移后，性状发生明显改变但质量仍符合药用要求的，要对栽培药材性状进行描述。饮片在加工过程中经过切制和加入不同辅料炮制，药材的形状、大小、颜色、气味可能发生改变，因此在对饮片鉴别时应结合药材的特征进行比对识别，如横切面、表面和气味等。

【例】　当归药材和饮片

当归药材：本品略呈圆柱形，下部有支根 3~5 条或更多，长 15~25 cm。表面浅棕色至棕褐色，具纵皱纹和横长皮孔样突起。根头（归头）直径 1.5~4.0 cm，具环纹，上端圆钝，或具数个明显突出的根茎痕，有紫色或黄绿色的茎和叶鞘的残基；主根（归身）表面凹凸不平；支根（归尾）直径 0.3~1.0 cm，上粗下细，多扭曲，有少数须根痕。质柔韧，断面黄白色或淡黄棕色，皮部厚，有裂隙和多数棕色点状分泌腔，木部色较淡，形成层环黄棕色。有浓郁的香气，味甘、辛、微苦。柴性大、干枯无油或断面呈绿褐色者不可供药用。

当归饮片：本品呈类圆形、椭圆形或不规则薄片。外表皮浅棕色至棕褐色。切面浅棕黄色或黄白色，平坦，有裂隙，中间有浅棕色的形成层环，并有多数棕色的油点，香气浓郁，味甘、辛、微苦。

灯盏细辛（灯盏花）

—•笔记栏•—

（二）提取物的性状描述

中药提取物中的挥发油和油脂是指压榨或提取制成的油状提取物；粗提物是指以水或醇为溶剂经提取制成的流浸膏、浸膏或浸膏粉；有效部位或组分提取物是指含有一类或数类成分的有效部位或组分，其含量应达到50%以上；有效成分提取物是指有效成分含量达到90%以上的提取物。

【例1】 八角茴香油

本品为无色或淡黄色的澄清液体；气味与八角茴香类似。冷时常发生浑浊或析出结晶，加温后又澄清。本品在90%乙醇中易溶，相对密度在25℃时应为0.975～0.988，凝点应不低于15℃，旋光度为-2°～+1°，折光率应为1.553～1.560。

【例2】 人参总皂苷

本品为黄白色或淡黄色的粉末；微臭，味苦；具吸湿性。本品在甲醇或乙醇中易溶，在水中溶解，在乙醚或石油醚中几乎不溶。

（三）制剂的性状描述

不同剂型的药物性状鉴别特征不同，一般按照《中国药典》制剂通则项下对应剂型的要求及质量标准相关内容进行鉴别。

1. 片剂　外观应完整光洁，色泽均匀，有适宜的硬度和耐磨性。

【例1】 三金片

本品为糖衣片或薄膜衣片，除去包衣后显棕色至黑褐色；味酸、涩、微苦。

【例2】 蛇胆陈皮片

本品为棕黄色至棕褐色的片或薄膜衣片，薄膜衣片除去包衣后显棕黄色至棕褐色；气微香，味甘、辛、微苦。

2. 丸剂　外观应圆整，大小、色泽应均匀，无粘连现象。蜡丸表面应光滑无裂纹，丸内不得有蜡点和颗粒。滴丸表面应无冷凝介质黏附。

【例1】 安宫牛黄丸

本品为黄橙色至红褐色的大蜜丸，或为包金衣的大蜜丸，除去金衣后显黄橙色至红褐色；气芳香浓郁，味微苦。

【例2】 华佗再造丸

本品为黑色的浓缩水蜜丸；气香，味苦。

3. 胶囊剂　应整洁，不得有黏结、变形、渗漏或囊壳破裂等现象，并应无异臭。

【例1】 桂附地黄胶囊

本品为硬胶囊，内容物为棕黄色至棕色的颗粒和粉末；气芳香，味微苦。

【例2】 茵栀黄软胶囊

本品为软胶囊，内容物为棕黄色至红棕色的油膏状物；气微香，味涩，微苦。

4. 颗粒剂　应干燥，颗粒均匀，色泽一致，无吸潮、软化、结块、潮解等现象。

【例1】 葛根汤颗粒

本品为棕色的颗粒；味甜、微苦。

【例2】 小建中颗粒

本品为浅棕色至棕黄色的颗粒；气香，味甜。

5. 栓剂　栓剂中的原料药物与基质应混合均匀，其外形应完整光滑，放入腔道后应无刺激性，应能融化、软化或溶化，并与分泌液混合，逐渐释放出药物，产生局部或全身作用；并应有适宜的硬度。

【例1】 消糜栓

本品为褐色至棕褐色的栓剂；气特异。

【例2】 银翘双解栓

本品为黄棕色子弹形栓剂。

6. 糖浆剂　应澄清。在贮存期间不得有发霉、酸败、产生气体或其他变质现象，允许有少批摇之易散的沉淀。

【例1】　杏苏止咳糖浆

本品为浅棕黄色至棕黄色的黏稠液体；气芳香，味甜。

【例2】　急支糖浆

本品为棕黑色的黏稠液体；味甜、微苦。

7. 贴膏剂　膏料应涂布均匀，膏面应光洁、色泽一致，贴膏剂应无脱膏、失黏现象；背衬面应平整、洁净、无漏膏现象。

【例1】　通络祛痛膏

本品为淡黄色至淡棕色的片状橡胶膏；气芳香。

【例2】　麝香跌打风湿膏

本品为黄白色至黄褐色的片状橡胶膏；气香。

8. 注射剂　溶液型注射剂应澄清。乳状液型注射剂应稳定，不得有相分离现象；静脉用乳状液型注射液中90%的乳滴粒径应在1 μm以下，不得有大于5 μm的乳滴。

【例1】　止喘灵注射液

本品为浅黄棕色的澄明液体。

【例2】　灯盏细辛注射液

本品为棕色的澄明液体。

三、物理常数的测定

物理常数通常包括相对密度、馏程、熔点、凝点、旋光度、折光率和pH等，在质量标准中常放在鉴别的性状项下，是鉴定药品质量的重要指标，其测定结果不仅可以反映药品的真伪，还可以反映药品的纯度。

【例1】　薄荷素油

本品为无色或淡黄色的澄清液体；有特殊清凉香气，味初辛、后凉。存放日久，色渐变深。

本品与乙醇、三氯甲烷或乙醚能任意混溶。相对密度应为0.888～0.908。旋光度应为$-17°\sim-24°$，折光率应为1.456～1.466。

【例2】　丹参酮提取物

本品为棕红色的粉末；有特殊气味，不具引湿性。本品易溶于三氯甲烷、二氯甲烷，溶解于丙酮，微溶于甲醇、乙醇、乙酸乙酯。

第二节　显微鉴别

中药的显微鉴别是指用显微镜等相关仪器对药材（饮片）切片、粉末、解离组织或中药制剂中饮片的组织、细胞、内含物等特征进行鉴别的方法。当药材或饮片的外形鉴别特征不明显、破碎呈粉末状或制剂中含饮片粉末时，可以采用显微鉴别。显微鉴别法操作简便、直观、耗费少，通常以墨线图、彩色图片配以简洁的说明，直观而生动地表现出样品的组织切面及粉末特征。近年来，随着荧光显微技术、X射线相衬显微技术和计算机图像技术的引入，使显微鉴别向更加科学、完善的方向发展。

一、显微鉴别的特点

显微鉴别是中药真实性鉴别的重要手段之一，具有快速、简便、准确、真实直观的特点。中药制剂通常由多味中药饮片制备而成，中药制剂的显微鉴别与单味药材或饮片相比更加复杂。由于在

—•笔记栏•—

选择中药复方制剂中的药味进行显微鉴别时，要考虑其在制剂中的专一性，单一药味粉末的主要特征有时不一定能作为鉴别依据，而某些较为次要的特征有时却起到重要鉴别作用。如杞菊地黄丸、六味地黄丸中牡丹皮的显微鉴别选择了草酸钙簇晶作为鉴别特征，而归芍地黄丸中牡丹皮的显微鉴别却选择了淡红色至微紫色的长方形木栓细胞作为鉴别特征，即在不同的中药制剂中，对同一药味的鉴别选取了不同的显微特征。因此在选取制剂各药味显微特征时要考虑两点：一是在该制剂中的专一性，二是尽可能将制剂外的药材排除。一般情况下，每种饮片选择1个专属性特征即可，如果该特征与其他饮片或赋形剂有交叉干扰，则应另选粉末特征或加一辅助特征进行鉴别。

中药制剂显微鉴别原则上应对处方中所有以粉末投料的药味逐一进行，选择容易观察（制片5张，可检出规定特征的应不少于3张，镜检出现概率达到60%）、与处方中其他药味无交叉干扰的显微特征作为鉴别依据。总之，进行中药制剂显微鉴别，首先应了解制剂处方及制法，明确相关原料的药用部位，然后才能根据原料药部位的组织、细胞及内含物显微特征来完成鉴别。

二、制片方法

中药材（饮片）根据各品种鉴别项的规定制片，制剂根据不同剂型适当处理后制片。

（一）药材（饮片）的显微制片方法

中药材的显微制片方法主要有横切片或纵切片制片、粉末制片、表面制片、解离组织制片、花粉粒与孢子制片及磨片制片等。对于根、根茎、藤茎、皮类等药材，一般制作横切片观察，必要时制作纵切片；叶类药材可制作横切片或表面片观察；花类药材一般制作表面片或取花粉粒制片观察；果实、种子类药材需制横切片或纵切片；木类药材需观察横切面、径向纵切面和切向纵切面三个面；坚硬的动物、矿物类药，可采用磨片法制片。观察粉末类药材或药材粉末特征时，制作粉末装片。

中药饮片的制片方法与中药材的制片方法相同，但炮制后的中药饮片，因不同药用部位的分离，植物药的部分组织已不完整，可结合其炮制方法综合进行分析。如根类药材巴戟天，根皮入药，炮制时需去除木质心，故镜检中不应有木质部位组织细胞存在。

（二）制剂的显微制片方法

中药制剂的显微制片方法须按不同剂型经过适当处理后装片观察，按粉末制片法制片（1~5片）。散剂、胶囊剂（内容物为颗粒状，应研细），可直接取适量粉末；片剂取2~3片，水丸、糊丸、水蜜丸、锭剂等（包衣者除去包衣），取数丸或1~2锭，分别置乳钵中研成粉末，取适量粉末；蜜丸应将药丸切开，从切面由外至中央挑取适量样品或用水脱蜜后，吸取沉淀物少量。

三、应用实例

人参养荣丸

【处方】 人参100 g，土白术100 g，茯苓75 g，炙甘草100 g，当归100 g，熟地黄75 g，白芍（麸炒）100 g，炙黄芪100 g，陈皮100 g，制远志50 g，肉桂100 g，五味子（酒蒸）75 g。

【制法】 以上十二味，粉碎成细粉，过筛，混匀。另取生姜50 g、大枣100 g，分次加水煎煮至味尽，滤过，滤液浓缩至相对密度为1.25（80℃）的清膏。每100 g粉末加炼蜜35~50 g与生姜、大枣液，泛丸，干燥，制成水蜜丸；或加炼蜜90~100 g与生姜、大枣液拌匀，制成大蜜丸，即得。

【显微鉴别】 取本品，置显微镜下观察。

（1）不规则分枝状团块无色，遇水合氯醛试液溶化；菌丝无色或淡棕色（茯苓）。

（2）草酸钙簇晶直径20~68 μm，棱角锐尖（人参）。

（3）石细胞类圆形或长方形，直径32~88 μm，壁一面菲薄（肉桂）。

（4）纤维成束或散离，壁厚，表面有纵裂纹，两端断裂成帚状或较平截（炙黄芪）。

—•笔记栏•—

(5) 纤维束周围薄壁细胞含草酸钙方晶，形成晶纤维（炙甘草）。

(6) 种皮石细胞呈淡黄色或淡黄棕色，表面观呈多角形，壁较厚，孔沟细密，胞腔含深棕色物（五味子）。

(7) 草酸钙簇晶直径 18～32 μm 存在于薄壁细胞中，常排列成行，或一个细胞中含有数个簇晶（白芍）。

(8) 薄壁细胞棕黄色至黑棕色，细胞多皱缩，内含棕色核状物（熟地黄）。

(9) 草酸钙针晶细小，长 10～32 μm，不规则地充塞于薄壁细胞中（土白术）。

(10) 薄壁细胞纺锤形，壁略厚，有极微细的斜向交错纹理（当归）。

(11) 草酸钙方晶成片存在于薄壁组织中（陈皮）。

(12) 木栓细胞表面观呈多角形、类方形或类长方形，垂周壁较薄，有纹孔，呈断续状（制远志）。

大黄䗪虫丸

【处方】 熟大黄 300 g，土鳖虫（炒）30 g，水蛭（制）60 g，虻虫（去翅足，炒）45 g，蛴螬（炒）45 g，干漆（煅）30 g，桃仁 120 g，炒苦杏仁 120 g，黄芩 60 g，地黄 300 g，白芍 120 g，甘草 90 g。

【制法】 以上十二味，粉碎成细粉，过筛，混匀。每 100 g 粉末用炼蜜 30～45 g 加适量的水泛丸，干燥，制成水蜜丸；或加炼蜜 80～100 g 制成小蜜丸或大蜜丸，即得。

【显微鉴别】 取本品，置显微镜下观察。

(1) 草酸钙簇晶大，直径 60～140 μm（大黄）。

(2) 草酸钙簇晶直径 18～32 μm，存在于薄壁细胞中，常排列成行，或一个细胞中含数个簇晶（白芍）。

(3) 薄壁组织灰棕色至黑棕色，细胞多皱缩，内含棕色核状物（地黄）。

(4) 韧皮纤维淡黄色，梭形，壁厚，孔沟细（黄芩）。

(5) 纤维束周围薄壁细胞含草酸钙方晶，形成晶纤维（甘草）。

(6) 体壁碎片黄色或棕红色，有圆形毛窝，直径 8～24 μm，可见长短不一的刚毛（土鳖虫）。

(7) 体壁碎片金黄色或黄棕色，毛窝呈双圈状，有时表面可见疣状或针尖状突起（虻虫）。

(8) 体壁碎片淡黄色，毛窝边缘为重叠圈状（蛴螬）。

补中益气丸

第三节　理化鉴别

一、化学反应法

利用中药中所含单一化学成分或成分群与适宜试药发生化学反应，根据所产生的现象，如特殊气味、颜色变化、生成沉淀等，来判断该药味或成分（群）的存在，以评价中药的真实性。利用化学反应法时，供试品的制备应根据中药的形态和目标成分或成分群的性质，采用合适的溶剂，将待鉴别的成分提取（或萃取）出来。

对于含有机成分的中药，利用中药中所含成分的特征反应对其进行鉴别。常用的显色反应：蒽醌类成分在碱性条件下的呈色反应；黄酮类成分的盐酸-镁粉反应；香豆素和内酯类成分具有内酯结构发生异羟肟酸铁反应；酚类成分与三氯化铁等酚类反应试剂产生颜色反应；皂苷类成分的醋酐-浓硫酸等颜色反应；氨基酸与茚三酮的颜色反应；糖的莫利希（Molisch）反应等。沉淀反应：如生物碱类与碘化铋钾试液的沉淀反应；鞣质与明胶的沉淀反应等。对于矿物药或含有矿物药的制剂，可根据所含有的阳离子或阴离子的性质，采用《中国药典》“一般鉴别试验”项下的方法进行鉴别。如芒硝的水溶液显钠盐与硫酸盐的鉴别反应。

化学反应法虽然简单易行，但由于化学反应只是某种或某类成分官能团的反应，相对于中

—•笔记栏•—

药多成分的复杂体系而言,无法准确说明化学反应鉴别的是哪一成分或是哪一药味。为了提高化学反应鉴别的专属性,应注意:① 专属性不强的化学反应要慎重使用;② 对样品进行前处理时,选择合理的提取净化方法,去除干扰成分,提高鉴别方法的专属性;③ 一定要采用阴性对照和阳性对照试验,并反复验证,防止出现假阳性和假阴性。

随着科学技术的发展,化学反应法由于专属性不强逐渐成为一种辅助鉴别手段,需要与其他鉴别方法相结合,以加强中药整体的鉴别能力。

【例 1】 草乌叶药材的鉴别

取本品粉末 5 g,加三氯甲烷 25 mL,摇匀,加碳酸钠试液 2 mL,振摇 30 min,滤过,取滤液加稀盐酸 4 mL,振摇,分取酸液,滤过,将滤液分置两支试管。一管中加碘化铋钾试液 2 滴,生成棕黄色沉淀;另一管中加硅钨酸试液 2 滴,生成灰白色沉淀。

本方法用于鉴别草乌叶中的生物碱类成分。

【例 2】 脑立清丸的鉴别

组成:脑立清丸由磁石、赭石、珍珠母、清半夏等十味药制成。

鉴别:取本品 0.6 g,研细,置具塞离心管中,加 6 mol/L 盐酸 4 mL,振摇,离心(转速为 3 000 r/min)5 min,取上清液 2 滴,加硫氰酸铵试液 2 滴,溶液即显血红色;另取上清液 0.5 mL,加亚铁氰化钾试液 1~2 滴,即生成蓝色沉淀;再加 25%氢氧化钠溶液 0.5~1 mL,沉淀变成棕色。

本方法是利用上清液中铁离子配位显色反应和沉淀反应来鉴别方中磁石和赭石。

二、显微化学法

显微化学法是将少量中药材料置于载玻片上,滴加适宜的化学试液处理,在显微镜下观察化学反应结果,判别中药中化学成分、细胞壁的化学组成和细胞内含物的性质。

(一) 鉴别化学成分

实验方法大致有三种:一是加热升华,取升华物进行显微鉴别或理化鉴别;二是直接在样品粉末或切片上滴加试剂,观察结晶或颜色反应;三是将提取液置载玻片上,滴加试液并观察产生的现象。此法简单、迅速,需用的样品和试剂量少。当中药供试品数量很少且某些化学反应较灵敏时,可选择使用显微化学法。

【例 1】 大黄的鉴别

取本品粉末少量,进行微量升华,可见菱状针晶或羽状结晶。

本方法先利用游离蒽醌可升华的性质,使其与其他共存组分分离,然后利用升华物结晶形状来鉴别大黄。

【例 2】 没药的鉴别

取本品粉末少量,加香草醛试液数滴,天然没药立即显红色,继而变为红紫色,胶质没药立即显紫红色,继而变为蓝紫色。

本方法鉴别没药所含的挥发性萜类成分。

【例 3】 花蕊石的鉴别

取本品细粉 0.2 g,置锥形瓶中。加稀盐酸 5 mL,取上层澄清液 1 滴,置载玻片上,加硫酸溶液(1→4)1 滴,静置片刻,显微镜下可以观察到针状结晶。

本方法鉴别花蕊石所含的碳酸钙。

(二) 鉴别细胞壁和细胞内含物的性质

1. 细胞壁性质的鉴别

(1) 木质化细胞壁:加间苯三酚试液,显红色或紫红色。

(2) 木栓化或角质化细胞壁:加苏丹Ⅲ试液,显橘红色至红色。

(3) 纤维素细胞壁:加氯化锌碘试液,显蓝色或紫色。

(4) 硅质化细胞壁:加硫酸无变化。

2. 细胞内含物性质的鉴别

(1) 淀粉粒：加碘试液显蓝色或紫色。加甘油醋酸试液，未糊化的淀粉粒显偏光现象；已糊化的无偏光现象。

(2) 糊粉粒：加碘试液，显棕色或黄棕色；加硝酸汞试液，显砖红色。

(3) 脂肪油、挥发油或树脂：加苏丹Ⅲ试液，显橘红色、红色或紫红色；加 90% 乙醇，脂肪油不溶解（蓖麻油及巴豆油例外），挥发油则溶解。

(4) 菊糖：加 10% α-萘酚乙醇溶液，再加硫酸，显紫红色并很快溶解。

(5) 黏液：加钌红试液，显红色。

(6) 草酸钙结晶：加稀醋酸不溶解，加稀盐酸溶解而无气泡发生；加硫酸溶液（1→2），逐渐溶解，片刻后析出针状硫酸钙结晶。

(7) 碳酸钙结晶：加稀盐酸溶解，同时有气泡发生。

(8) 硅质：加硫酸不溶解。

三、光谱法

光谱法是利用中药样品的光谱特征，鉴别中药真伪的分析方法。主要是荧光光谱法、紫外光谱法、红外光谱法、X 射线衍射法等。中药成分复杂，应将鉴别对象看作一个特定的整体，经适当的预处理后，测定中药复杂体系的光谱图，以图谱特征作为鉴别依据。这种方法反映了中药的整体综合信息特征，与单一成分鉴别相比更加科学化。

（一）荧光法

荧光法是利用中药中的某些化学成分（通常具有共轭双键体系或芳香环的分子，如黄酮、蒽醌、香豆素等）能在可见或紫外光下产生荧光的性质，用来鉴别中药的一种方法。荧光法具有简便、易行、灵敏度高的特点。鉴别时，可将样品用适当溶剂提取或分离纯化后，点于滤纸或试纸上，或将样品粉末直接置于滤纸上，置紫外灯下（365 nm 或 254 nm）检识荧光颜色。有些成分本身不具有荧光性，但加酸、碱处理或经其他化学方法处理后也可产生荧光供鉴别之用。

【例 1】　山麦冬的鉴别

取本品的薄片，置紫外灯（365 nm）下观察，显浅蓝色荧光。

【例 2】　地枫皮的鉴别

取本品粗粉 2 g，加三氯甲烷 5 mL，振摇，浸渍 30 min，滤过。取滤液点于滤纸上，干后置紫外灯（254 nm）下观察，显猩红色至淡猩红色荧光。

【例 3】　天王补心丸的鉴别

天王补心丸是由丹参、当归、石菖蒲、党参、茯苓、五味子、麦冬、天冬、地黄、玄参、制远志、炒酸枣仁、柏子仁、桔梗、甘草、朱砂制成。

鉴别：取本品 1 g，水蜜丸捣碎；小蜜丸或大蜜丸剪碎，平铺于坩埚中，上盖一长柄漏斗，徐徐加热，至粉末微焦时停止加热，放冷，取下漏斗，用水 5 mL 冲洗内壁，洗液置紫外灯（365 nm）下观察，显淡蓝绿色荧光（检出当归）。

（二）紫外-可见分光光度法

紫外-可见分光光度法是基于分子内电子跃迁产生的吸收光谱进行分析的一种常用的光谱法。中药中一般含有不饱和共轭结构的化学成分，或通过显色反应能够生成在紫外-可见光区有吸收的成分，可以产生特征吸收光谱，在一定条件下，紫外-可见吸收光谱的特征可作为中药鉴别的依据。该法具有简便、快速、易行等特点，但由于中药所含的化学成分复杂，多种成分吸收相互叠加产生干扰，同时紫外-可见吸收光谱不能够体现化合物的精细结构，因此鉴别的特征性和专属性较差，限制了其在中药鉴别中的应用。

【例 1】　西红花的鉴别

取本品，置硅胶干燥器中，减压干燥 24 h，研成细粉，精密称取 30 mg，置索氏提取器中，加甲

—•笔记栏•—

醇 70 mL，加热回流至提取液无色，放冷，提取液移至 100 mL 量瓶中（必要时滤过），用甲醇分次洗涤提取器，洗液并入同一量瓶中，加甲醇至刻度，摇匀。精密量取 5 mL，置 50 mL 量瓶中，加甲醇至刻度，摇匀，照紫外-可见分光光度法测定。分别在 458 nm 和 432 nm 的波长处测定吸光度，458 nm 与 432 nm 波长处的吸光度的比值应为 0.85～0.90。

【例 2】 保心片的鉴别

保心片由三七、丹参、川芎、山楂、制何首乌、何首乌制成。

鉴别：取本品 1 片，研细，加水 100 mL 搅拌使溶解，滤过，取滤液 1 mL，加水至 25 mL，摇匀。照紫外-可见分光光度法测定，在 283 nm 波长处有最大吸收。

（三）红外光谱法

红外光谱法是在 4 000～400 cm^{-1} 波数范围内测定物质的吸收光谱，用于物质的鉴别、检查或含量测定的方法。普遍的观点认为中药的红外光谱是其所含的各化学成分红外吸收的叠加，化学成分及其组成的差异将导致中药红外光谱的差异。如果中药中各化学成分及其组成相对稳定且样品处理方法一致时，其红外光谱也相对稳定且具有一定的特征性，故可用于中药的鉴别。红外光谱法具有取样量小、快速有效、操作简便等特点。《中国药典》（2020 年版）中采用红外光谱法鉴别石膏。

【例 1】 石膏的鉴别

取本品粉末适量，溴化钾压片法制备供试品，照红外分光光度法试验，供试品的红外吸收图谱应与二水硫酸钙对照品（$CaSO_4 \cdot 2H_2O$）具有相同的特征吸收峰，二水硫酸钙对照品（$CaSO_4 \cdot 2H_2O$）的红外光谱图见图 3－1 所示。

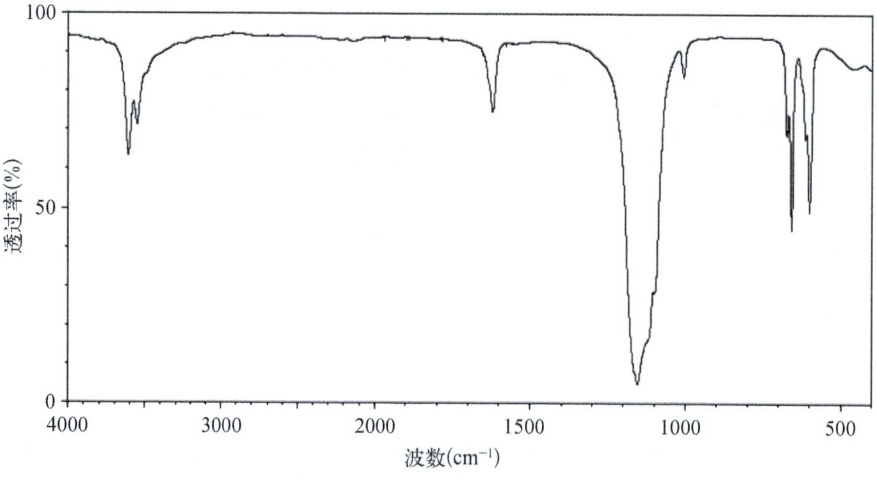

图 3－1 二水硫酸钙（$CaSO_4 \cdot 2H_2O$）红外光谱图（溴化钾压片法）

近年来，常利用近红外光谱结合聚类分析或判别分析法快速无损鉴别中药。近红外光谱法（near infrared spectro-metry，NIR）是在 0.76～2.5 μm 波长范围内测定物质的吸收光谱，并利用化学计量学的方法，对物质进行鉴别、检查或含量测定的方法，已成功应用于中药生产过程的质量控制，以及中药的产地判别等诸多方面。

【例 2】 枸杞子的近红外鉴别

取来源于宁夏中卫市中宁县、青海德令哈市怀图塔拉镇、甘肃白银市靖远县和甘肃酒泉市瓜州县枸杞子各 100 份，研细粉。取药材粉末适量，照 NIR 试验，不同产地枸杞子药材的代表性样品 NIR 图如图 3－2A 所示，4 个产地枸杞子的 NIR 数据相似度较高，难以从表观上进行指纹特征提取。采用判别分析（discriminant analysis）算法建模，对 4 种产地的枸杞子进行判别分析，可以看出 4 个产地的枸杞子明显成簇聚集，呈现出较为明显的区域分布特征，说明相同产地的枸杞子有一定的相似性，不同产地的枸杞子有明显的差异，从而实现了快速无损鉴别（图 3－2）。

—•笔记栏•—

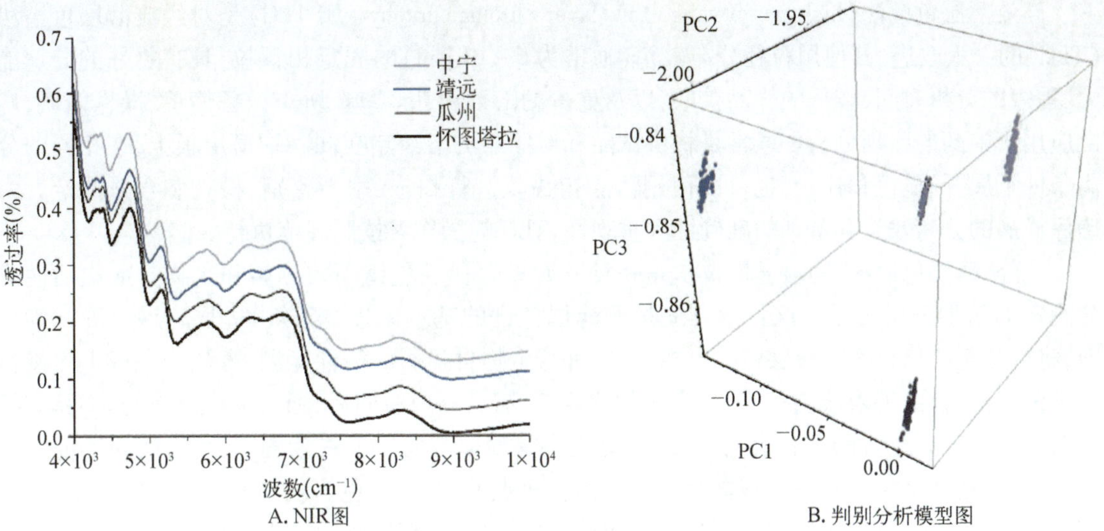

图 3-2 来源于 4 个不同产地的枸杞子的 NIR 鉴别

(四) X 射线衍射法

X 射线衍射法是一种利用单色 X 射线光束照射到被测样品上，检测样品的三维立体结构(含手性、晶型、结晶水或结晶溶剂)或成分(主成分及杂质成分、晶型种类及含量)的分析方法，分为单晶和粉末 X 射线衍射法两种，中药一般采用后者，即粉末 X 射线衍射法测定，衍射图谱信息包括衍射峰数量、衍射峰位置(2θ 值或 d 值)、衍射峰强度(相对强度，绝对强度)、衍射峰几何拓扑(不同衍射峰间的比例)等。X 射线衍射法用于中药的鉴别与红外光谱类似，是中药各成分衍射效应的叠加，成分的差异将导致中药衍射叠加效应的差异，故可用于中药的鉴别。X 射线衍射法获得的图谱较红外光谱法信息量更大且指纹性强，在中药鉴别方面的研究较多，是中药鉴别的有力工具。

四、色谱法

(一) 纸色谱法

纸色谱法又称纸层析法，是一种以层析滤纸为支持介质，依据分配色谱原理分离混合物的分析方法。纸色谱法中滤纸所含水分或其他组分作为固定相，另一种与之不相容的有机溶剂作为流动相。当作为流动相的溶剂通过毛细作用渗透到滤纸中且通过样品点时，分析物在两种溶剂中的相对溶解度存在差异，利用分配系数的不同，所溶解的化学物质在滤纸上具有不同的迁移速率，从而实现混合物的分离。

纸色谱法具有成本低廉、操作简单等特点，适合极性物质的分离，常用于分离鉴别色素、氨基酸、短肽、糖类、类固醇等化合物。但此法由于展开时间长、分离效果较差，滤纸易破损等因素，使用受到一定程度的限制，实际应用中部分已被薄层色谱法(TLC)取代。

(二) 薄层色谱法

薄层色谱法(thin layer chromatography, TLC)又称薄层层析法，是一种将固定相涂覆于玻璃板、铝箔或塑料等支持物，以合适的有机溶剂为流动相，对混合物进行分离的色谱鉴别方法。常用的薄层色谱固定相为硅胶、氧化铝和纤维素等，流动相可根据待分析物的性质选择不同的有机溶剂或混合溶剂。在固定相中，除硅胶等色谱填料外常添加适当的黏合剂和荧光剂，黏合剂可有效增强薄层板的强度和黏结牢度，使其表面更加光滑、平整，填料不易脱落和破损；荧光剂可使薄层板在特定的紫外波长下呈现荧光背景，便于观察和鉴别没有荧光信号的待分析样品斑点。TLC 操作步骤类似于纸色谱法，由点样、展开、显色、计算比移值、定性和定量数据分析等步骤组成。

—•笔记栏•—

高效薄层色谱法（high performance thin layer chromatography，HPTLC）是对经典薄层色谱法（TLC）的一大改进，其使用粒径分布较窄（通常为 5~10 μm）的固定相颗粒，具有更好的分辨能力、更短的分析时间、较低的样品扩散，以及更少的溶剂消耗。TLC 所需设备简单、操作简便，广泛应用于中药的鉴别分析。通常是将供试品和对照品的溶液点在同一块薄层板上，在相同的分离条件下展开、显色和比较，也可以使用薄层扫描仪进行扫描，用于鉴别、检查和含量测定。为确保样品的分离效果和鉴别的准确性和重现性，TLC 的操作需按照规范执行。

此外，薄层色谱-生物自显影技术是一种同时结合薄层色谱高效分离和生物自显影活性成分测定的新型分析技术。该技术首先按照薄层色谱的基本流程，经样本提取、点样、展开等步骤，将待分析的化合物在薄层板上分离；随后进行生物自显影的活性检测，方法为在板上喷洒特定细菌溶液、自由基溶液，或者酶和底物的混合液，孵育一段时间后，通过显色反应，其中具有特定活性（如酶抑制活性）的化合物处，因酶促反应受到抑制而出现白色斑点，而薄层板其他区域正常显色，通常呈深色背景。根据薄层板上白色斑点的大小、颜色深浅和所处位置等信息，即可实现对具活性化合物的快速测定和评价。该技术可用于具有抗菌活性，抗氧化及自由基清除活性，胆碱酯酶抑制活性、脂肪酶抑制活性、葡萄糖苷酶抑制活性等作用的天然产物的快速筛选。此外，薄层色谱-生物自显影技术结合薄层色谱扫描法可以对中药中活性成分进行定量分析，若与质谱技术联用可用于活性成分的快速鉴定。薄层色谱-生物自显影技术是一种能够实现复杂样品分离、表征，以及化合物活性筛选、评价的新技术，在中药分析等领域具有广泛的应用前景。

【例 1】 人参、西洋参和三七的薄层色谱鉴别

人参、西洋参和三七均为五加科人参属植物，主要药效成分为皂苷类化合物。当经提取制成制剂后，性状和显微鉴别较为困难，此时可用薄层色谱法进行鉴别。如人参含特征成分人参皂苷 Rf，西洋参含特征成分拟人参皂苷 F_{11}，三七含特征成分三七皂苷 R_1。

鉴别：分别称取人参、西洋参和三七粉末 0.2 g，置 50 mL 离心管中，加正丁醇 7 mL，超声处理（功率 250 W，频率 50 kHz）15 min。再加水 7 mL，超声处理（功率 250 W，频率 50 kHz）15 min。摇匀，离心（10 min，4 500 r/min），取上层溶液。过 0.45 μm 微孔滤膜，作为供试品溶液。另取人参皂苷 Rb_1、Rd、Re、Rf 和 Rg_1、拟人参皂苷 F_{11} 和三七皂苷 R_1 对照品，加甲醇分别制成 1 mg/mL 的溶液。吸取对照品溶液各 1 μL，人参、西洋参供试品溶液 8 μL 和三七供试品溶液 4 μL，分别点于同一硅胶 G 薄层板上，以三氯甲烷-无水乙醇-水（7∶5∶1）10℃以下放置的下层溶液为展开剂，展开。取出，晾干，用 10%硫酸乙醇溶液显色后紫外灯（365 nm）下检视。比较三者薄层色谱差别。

该方法所需设备简单、操作简便，能够很好地实现上述三种基原相近药材的鉴别（图 3-3）。

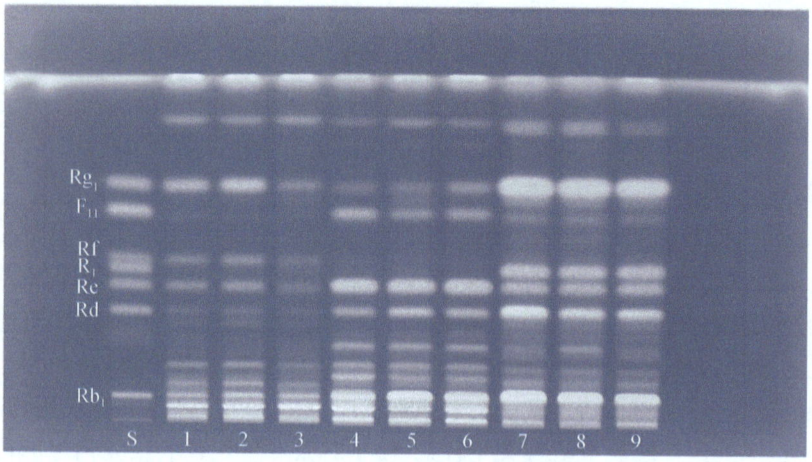

图 3-3 人参、西洋参和三七的薄层色谱鉴别图

S. 对照品；1~3. 人参；4~6. 西洋参；7~9. 三七

【例 2】　车前子和平车前子的薄层色谱鉴别

《中国药典》中车前子为车前科植物车前 *Plantago asiatica* L. 或平车前 *Plantago depressa* Willd. 的干燥成熟种子，而车前子和平车前子化学成分有所差异，可通过薄层色谱法加以区别，表征区分同一药材不同基原品种间的差异(图 3-4)。

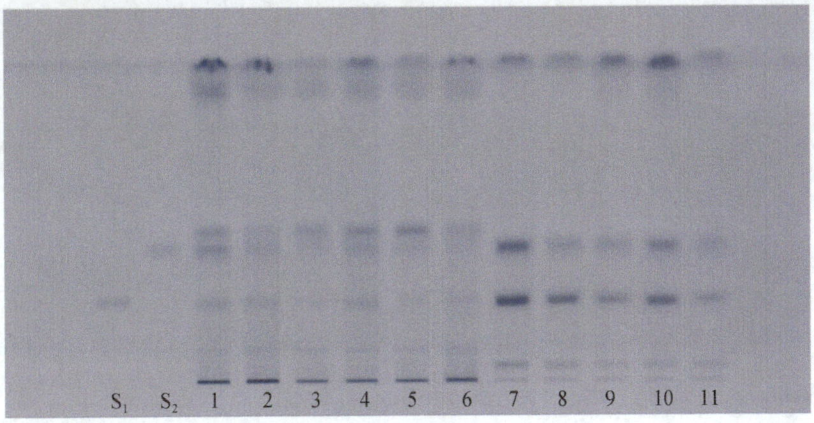

A. 显色前

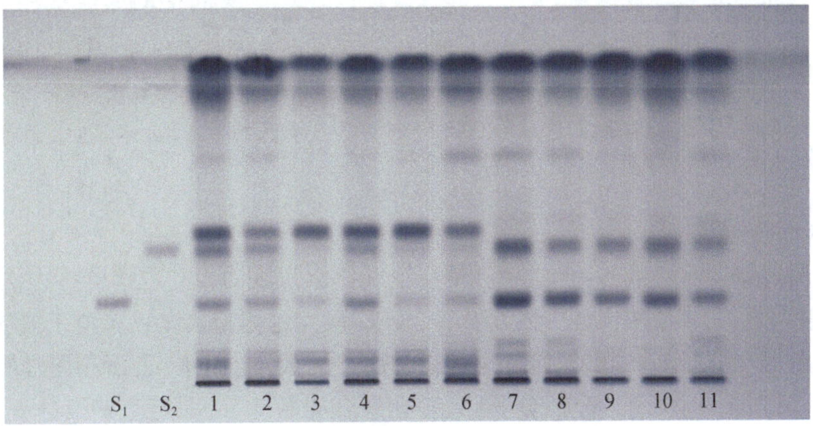

B. 喷0.5%香草醛硫酸溶液

图 3-4　车前子和平车前子的薄层色谱鉴别图

S_1. 京尼平苷酸；S_2. 毛蕊花糖苷；1~6. 平车前子；7~11. 车前子

鉴别：分别称取车前子和平车前子粉末 1 g，加甲醇 10 mL，超声处理 30 min。滤过，滤液蒸干，残渣加甲醇 2 mL 使溶解，作为供试品溶液。另取京尼平苷酸对照品、毛蕊花糖苷对照品，加甲醇分别制成每 1 mL 含 1 mg 的对照品溶液。取上述溶液各 5 μL，分别点于同一硅胶 GF_{254} 薄层板上，以乙酸乙酯-甲醇-甲酸-水(18∶2∶1.5∶1)为展开剂，展开。取出，晾干，置紫外灯(254 nm)下检视。喷以 0.5% 香草醛硫酸溶液，在 105℃ 加热至斑点显色清晰，置可见光下检视。

【例 3】　薄层色谱-生物自显影技术评价紫苏子的抗氧化活性

常规的薄层色谱图无法获得化学成分的活性信息，但薄层色谱-生物自显影图谱能够显示不同成分的活性差异，还有助于发现活性未知成分。

以紫苏子抗氧化活性评价为例，分别取不同产地紫苏子样品粉末 2 g，加甲醇 30 mL，超声处理 30 min，过滤，滤液蒸干，残渣加甲醇 1 mL 使溶解，作为供试品溶液。另取木犀草素与芹菜素对照品，分别加甲醇制成每 1 mL 含 0.4 mg 的溶液，作为对照品溶液。吸取上述样品溶液 3 μL，对照品溶液各 2.5 μL，分别点于同一硅胶 GF_{254} 薄层板上，以正己烷-甲苯-乙酸乙酯-甲酸(2∶5∶2.5∶0.5)为展开剂，展开，取出，晾干。相同条件下做两张薄层板备用。

将一张展开后的薄层板喷以 0.04%DPPH 乙醇溶液，于 40℃ 加热 30 min 后在可见光下检视

—·笔记栏·—

（图 3－5A），图中显黄色斑点为潜在的抗氧化活性成分；作为对照图谱；另一张薄层板喷以 1% 三氯化铝乙醇溶液，在紫外光（365 nm）下检视（图 3－5B）。上述结果表明，该方法能够同时实现复杂样品分离、表征，以及化合物活性筛选、评价。

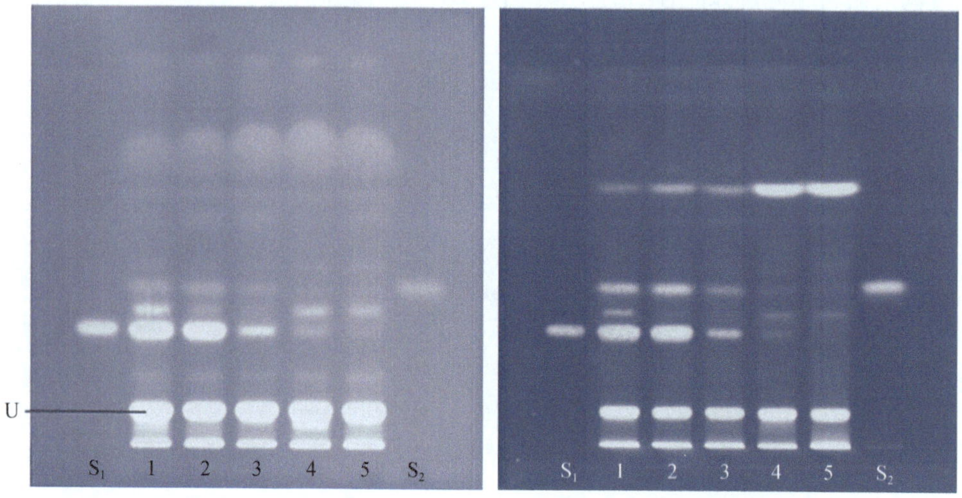

A. 薄层色谱-生物自显影　　B. 化学显色

图 3－5　紫苏子的薄层色谱-生物自显影图谱和化学显色图谱

S_1. 木犀草素；S_2. 芹菜素；U. 迷迭香酸；1～5. 紫苏子样品

资料来源：谷丽华，吴弢，张紫佳等，2006. 应用薄层色谱-生物自显影技术评价乌药等三种中药的抗氧化活性，药学学报，41(10)：956－962.

薄层色谱-质谱联用技术

（三）气相色谱法

气相色谱法（gas chromatography，GC）是利用气体作为流动相的色谱分析方法。在 GC 中，以载气作为流动相，通常使用惰性气体如氦气、氮气等，固定相则填充或涂覆于玻璃或金属制成的空心柱管内。气相色谱的固定相通常为在化学惰性的载体（担体）表面涂覆具有特定保留作用的固定液。常用的担体有硅藻土、分子筛、多孔聚合物微球等，固定液有聚硅氧烷、聚乙二醇等。气相色谱仪通常由载气源、进样装置、色谱柱、柱温箱、检测器和数据处理系统等部件组成。当待分析的混合样品在气化室被完全气化后，经由载气带入并通过色谱柱，根据不同组分在色谱柱中的保留时间不同，先后到达检测器，实现化合物的分离和检测。

GC 适用于含挥发性成分的样品分析，具有分离速度快、灵敏度高、分析结果精密度和稳定性好等优点。在相同的色谱条件下，分别将供试品和对照品溶液使用气相色谱仪进行分析，比对得到的色谱图，根据二者色谱峰的保留时间信息，可以对样品中的化合物进行鉴别。此外，GC 可与其他分析技术联用，实现不同的检测目的，如气相色谱-质谱联用技术（GC－MS）、气相色谱-红外光谱联用技术（GC－NIR）等。

【例】　紫苏叶挥发油的鉴别

称取紫苏叶药材粉末约 50 g，置 1 000 mL 圆底烧瓶中，加水 500 mL 浸泡，水蒸气蒸馏提取挥发油。取紫苏叶挥发油 10 μL，加二甲苯稀释至 1 mL，微孔滤膜过滤，进样分析。

气相色谱-质谱条件：HP－5 ms 石英毛细管柱（60 m×250 mm×0. 25 μm）。进样口温度：250℃，接口温度：250℃。载气：氦气，流速：1.0 mL/min，分流比：20∶1。进样量：1.0 μL。程序升温：初始温度 50℃保持 1 min，以 5℃/min 升至 250℃保持 5 min。质谱（MS）检测器和电子轰击（electron impaction，EI）离子源，能量为 70 eV。

紫苏叶挥发油鉴定结果见表 3－1，其组成可分为以紫苏醛为主的紫苏醛型（PA 型），以紫苏酮为主的紫苏酮型（PK 型）和以苯丙素成分为主的苯丙素型（PP 型）（图 3－6）。上述结果表明，气相色谱法是一种很好的表征中药材中多种挥发性成分的方法。

—• 笔记栏 •—

表 3-1　紫苏叶挥发油中部分化学成分鉴定结果

编　号	主 要 成 分	相对含量(%)		
		PA 型	PK 型	PP 型
1	*d*-柠檬烯	6.55	trace	—
2	*β*-芳樟醇	5.17	1.47	trace
3	1,4-二异丙基苯	1.09	trace	trace
4	紫苏酮	1.58	82.46	1.08
5	紫苏醛	34.68	trace	trace
6	1,3,5-三异丙基苯	6.44	trace	—
7	*β*-榄香烯	1.19	trace	trace
8	*β*-石竹烯	27.34	4.58	12.53
9	反式-*β*-法尼烯	—	—	2.22
10	α-法尼烯	4.04	4.71	5.18
11	吉马烯 *D*	3.63	—	—
12	γ-榄香烯	0.71	—	1.21
13	肉豆蔻醚	—	—	2.57
14	α-广藿香烯	2.8	3.08	3.33
15	芹菜脑	—	—	67.59
16	棕榈酸	—	—	1.31

注：trace 表示百分含量低于 1%；—表示未检测到。

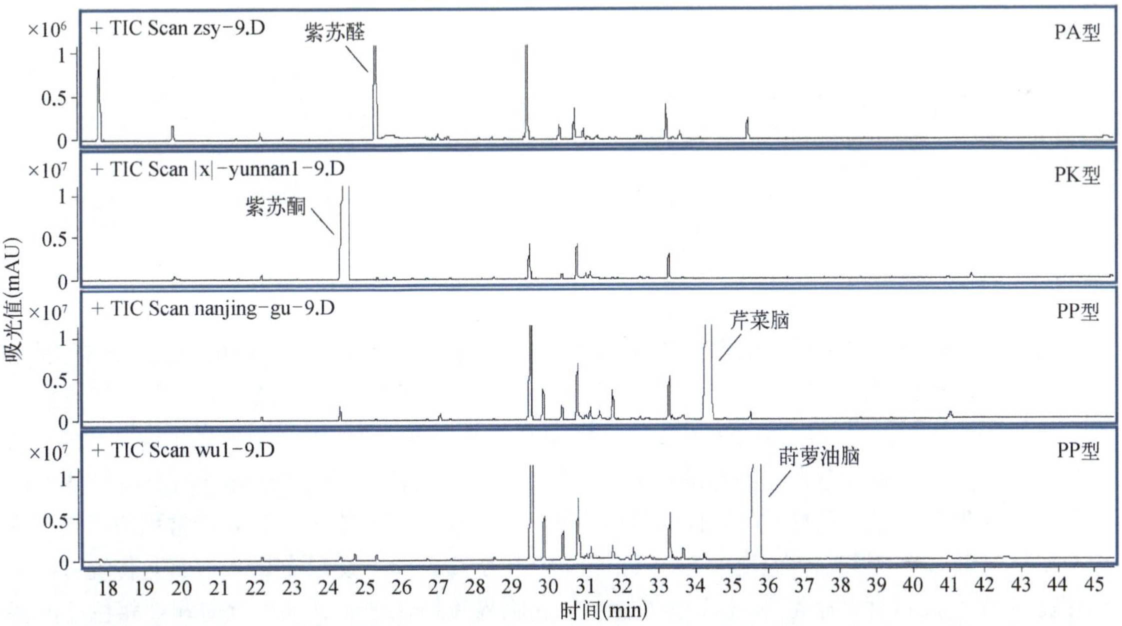

图 3-6　紫苏叶气相-质谱总离子色谱图

(四) 高效液相色谱法

高效液相色谱法(high performance liquid chromatography, HPLC)可用于中药的指纹图谱、特征图谱鉴别以及含量测定。此外，与气相色谱类似，高效液相色谱法也可以与其他分析技术联

—•笔记栏•—

用,最常见的为高效液相色谱-质谱联用技术。在相同的色谱条件下,通过比较供试品和对照品的色谱峰数目、形状和保留时间是否一致,从而对样品进行鉴别。

【例】 紫苏子和伪品的高效液相色谱法鉴别

取紫苏子药材与伪品油菜籽粉末约 0.5 g,精密称定,加 50 mL 80%乙醇,85℃回流提取 2 h,冷却,用 80%乙醇补足减失的重量,滤过,取续滤液作为供试品溶液。将紫苏子与伪品的提取液分别注入高效液相色谱仪,比较指纹图谱的差异。

色谱条件:色谱柱为 Agilent Zorbax SB C_{18}(4.6 mm×250 mm,5 μm)。流动相:乙腈(A)-0.1%甲酸水溶液(B)。梯度洗脱:0~10 min,15%~20%A;10~20 min,20%~30%A;20~30 min,30%~50%A。流速:1.0 mL/min。进样量:10 μL。检测波长:330 nm。柱温:25℃。

从高效液相色谱图中可见(图 3-7),伪品油菜籽中不含紫苏子中特征成分野黄芩苷(峰 1)、迷迭香酸(峰 2)和木犀草素(峰 3)。

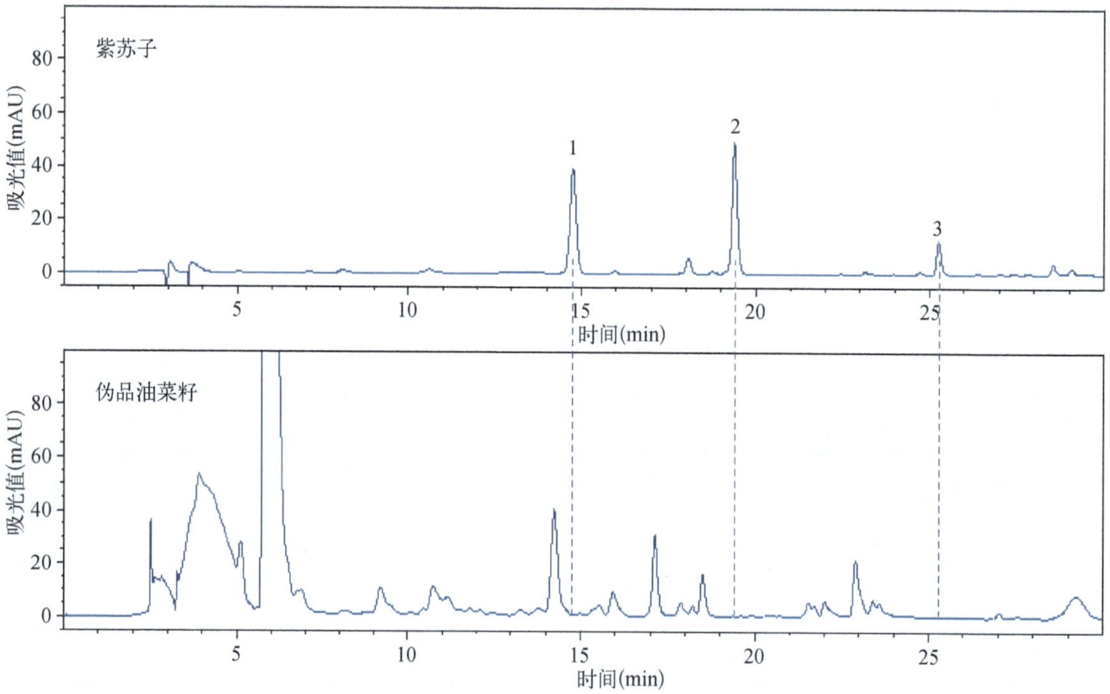

图 3-7 紫苏子与伪品油菜籽的高效液相色谱图

1. 野黄芩苷;2. 迷迭香酸;3. 木犀草素

(五)超临界流体色谱法

超临界流体色谱法是以超临界流体作为流动相的色谱分析方法。物质的气相、液相、固相三种状态广泛存在于自然界中。随着压力和温度的变化,三相之间存在着一定的平衡和转化关系。当某种物体的温度和压力同时超过其临界温度和临界压力时,液体与气体的分界消失,此时物体处于一种既非气态也非液态的状态,即成为超临界状态。超临界流体同时具有气体的性质如高扩散性,以及液体的性质如对样品的溶解能力,可应用于色谱分离过程。最常用的超临界流体介质为二氧化碳,因其临界温度为 31.1℃,临界压力为 72.9 atm,很容易实现,并且与传统有机溶剂相比,二氧化碳具有无毒无害、不易燃等特点。超临界流体色谱兼具气相色谱和液相色谱的特点,一方面流动相的扩散系数大、黏度小,分析物可以获得高效、快速的分离,另一方面流动相对许多类型的化合物有较好的溶解能力,能够分析具有热不稳定、难挥发、分子量大等性质的样品。

【例】 茯苓类药材超临界流体色谱法鉴别

不同茯苓类药材茯苓皮、赤茯苓、茯苓和茯神可以通过超临界流体色谱指纹图谱进行鉴别,通过比较色谱峰与混合对照品溶液的总体轮廓及峰高的不同进行区分(图 3-8)。

—•笔记栏•—

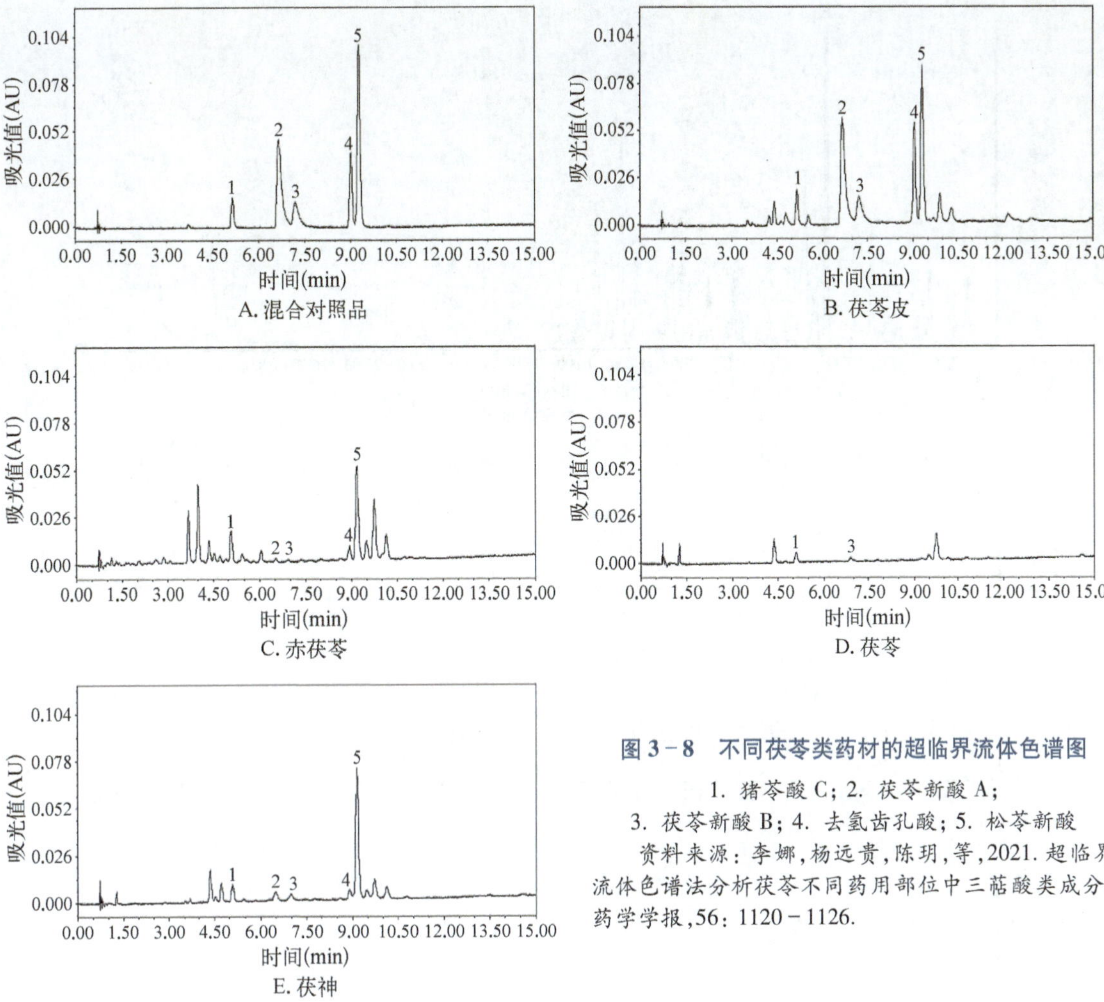

图 3-8 不同茯苓类药材的超临界流体色谱图

1. 猪苓酸 C；2. 茯苓新酸 A；
3. 茯苓新酸 B；4. 去氢齿孔酸；5. 松苓新酸

资料来源：李娜，杨远贵，陈玥，等，2021. 超临界流体色谱法分析茯苓不同药用部位中三萜酸类成分. 药学学报，56：1120-1126.

取茯苓皮粉末（过四号筛）0.5 g，精密称定，置 25 mL 具塞锥形瓶中，加甲醇 10 mL 超声处理 45 min，放冷，用甲醇补足减失的重量，摇匀，滤过，即得。取赤茯苓、茯苓和茯神粉末（过四号筛）0.5 g，精密称定，置 25 mL 具塞锥形瓶中，加甲醇 10 mL 超声提取 45 min，放冷，用甲醇补足减失的重量，滤过。取续滤液 5 mL，滤液蒸干，残渣加甲醇溶解，转移至 1 mL 量瓶中，加甲醇至刻度，摇匀，滤过，即得。吸取各供试品溶液与混合对照品溶液各 1 μL，注入超临界流体色谱仪，记录色谱图。

色谱条件：色谱柱：ACQUITY UPC^2 HSS C_{18} SB（2.1 mm×150 mm，1.7 μm）。流动相：A：二氧化碳；B：0.1%甲酸-甲醇溶液。线性梯度洗脱：0 min：94%A；10 min：90%A；15 min：87%A。流速：1.0 mL/min。检测波长：242 nm。进样量：1 μL。柱温：45℃。背压：1 800 psi。

（六）色谱-质谱联用技术

质谱是一种使待测化合物电离产生气态离子，根据电离物质的质荷比（质量与电荷的比值）对其进行分离和检测的技术。质谱仪由真空系统、离子源、质量分析器、检测器和数据处理系统等部件组成。质谱的分析过程需要在高真空的条件下进行，首先离子源使待测样品各组分电离，产生许多不同的气态的离子。这些离子进入质量分析器后，在电磁场的作用下，不同离子根据质荷比的差异得到分离，并到达检测器产生不同的信号。

色谱法和质谱方法的联用，可结合色谱技术高效分离和质谱技术高灵敏度、高选择性和结构解析的优势，得到生物、药物等复杂体系中各成分的化学组成和含量等信息。常见的色谱-质谱联用技术有气相色谱-质谱联用技术、液相色谱-质谱联用技术和毛细管电泳-质谱联用技术等。

毛细管电泳法

【例】 不同品种枸杞子的高效液相色谱-质谱鉴别

不同枸杞子品种宁夏枸杞、中华枸杞、黄果枸杞、黑果枸杞可以通过液质联用指纹图谱进行鉴别，通过比较色谱峰数目、种类及峰高的不同进行区分（图 3-9）。

—•笔记栏•—

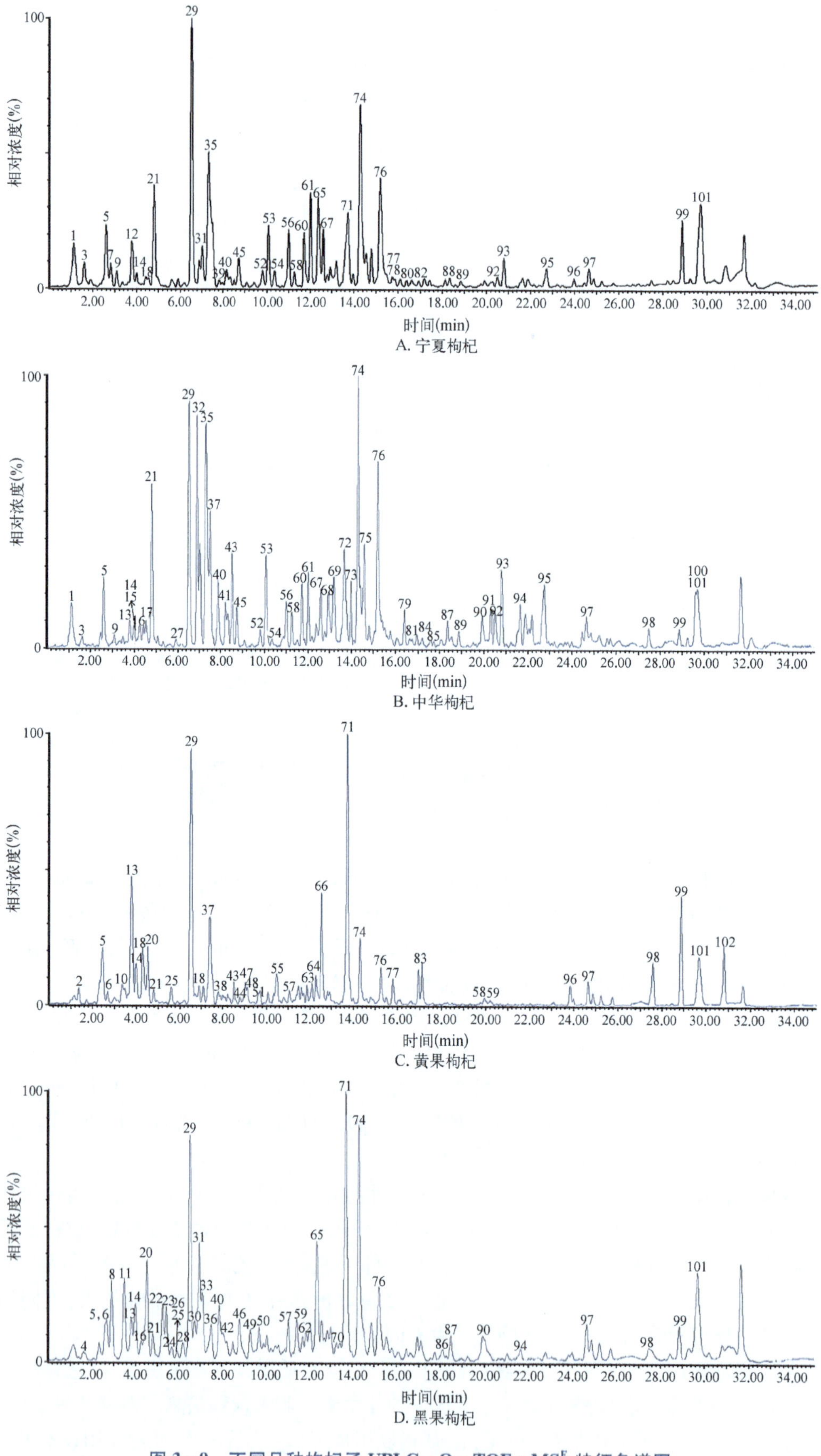

图 3-9 不同品种枸杞子 UPLC-Q-TOF-MS^{E} 特征色谱图

资料来源：Wen-jing Liu, Meng-qin Xia, Jing Bai, et al., 2021. Chemical Characterization and 5α-reductase Inhibitory Activity of Phenolic Compounds in Goji berries. Journal of Pharmaceutical and Biomedical Analysis, 201: 114119.

—•笔记栏•—

取枸杞子粗粉 50 g，加 300 mL 水加热回流提取 3 次，每次 1 h。冷却，过滤，合并三次的滤液，浓缩到适当体积，用乙酸乙酯萃取，将乙酸乙酯部位浓缩旋干。用甲醇配成浓度为 1 mg/mL 的溶液，离心，取上清液，即得供试品溶液。

色谱条件：色谱分离选用 Waters ACQUITY UPLC HSS C_{18}(2.1 mm×100 mm，1.8 μm)色谱柱。流动相：乙腈(A)－0.1%甲酸水溶液(B)。梯度洗脱：0～9 min，10%～24%A；9～14 min，24%～50%A；14～30 min，50%～90%A；30～35 min，90%～10%A；35～40 min，10%A。进样量：1 μL。流速：0.2 mL/min。柱温：40℃。

质谱条件：电喷雾电离源(ESI)，负离子模式进行扫描。离子源参数设置：氮气温度(gas temperature)，350℃；雾化器压力(nebulizer pressure)，40 psi；毛细管电压(capillary voltage)，2.5 kV；锥孔电压(sample cone)，20 V；萃取电压(extraction cone)，4.0 V；离子源温度(source temperature)，120℃；去溶剂气温度(desolvation temperature)，400℃；锥孔气(cone gas)流速：50 L/h；脱溶剂气(desolvation gas)流速：800 L/h。高分辨数据使用亮氨酸脑啡肽(leucine-enkephalin，2 ng/μL)作为校正化合物，校正离子峰：*m/z* 554.261 5，校正液流速：5 μL/min。所有操作及数据处理由 Mass Hunter(B.03.01 SP2)软件控制。

第四节 生物鉴别

一、DNA 条形码分子鉴定法

DNA 条形码分子鉴定法是利用基因组中一段公认的、相对较短的 DNA 序列来进行物种鉴定的一种分子生物学技术，是传统形态鉴别方法的有效补充，《中国药典》收载“中药材 DNA 条形码分子鉴定法指导原则”。

中药材 DNA 条形码分子鉴定法

中药材 DNA 条形码分子鉴定法通常是以核糖体 DNA 第二内部转录间隔区(ITS2)为主体条形码序列鉴定中药材的方法体系，其中植物类中药材选用 ITS2/ITS 为主体序列，以叶绿体 psbA－trnH 为辅助序列，动物类中药材采用细胞色素 C 氧化酶亚基 I(COI)为主体序列，ITS2 为辅助序列。DNA 条形码分子鉴定法在药材基原物种鉴定方面具有明显的优势，但目前还不适用于硫黄熏蒸品、混合物与炮制品的鉴定；此法用于鉴定药材的基原物种，不能确定药用部位；同一物种的不同样品间存在一定的变异范围，即种内变异阈值；不同物种，不同条形码序列均会影响种内变异范围；各基原物种的种内变异范围(种内遗传距离阈值)应在药材品种项下具体明确。

二、DNA 指纹图谱鉴定技术

DNA 指纹图谱鉴定技术是基于生物物种或个体的 DNA 特异性鉴别方法，原理为将生物体 DNA 模板进行 PCR 扩增，不同生物体得到的 DNA 片段的大小、数目不同，再将这种扩增产物进行琼脂糖凝胶电泳，电泳结果显示的 DNA 带型差异在紫外光下成像，从而得到 DNA 指纹图谱。DNA 指纹图谱鉴定技术具有高度的个体特异性。在分子水平上检测基因多态性，比形态、组织和化学水平上检测更能发现其变异的遗传标记，其鉴别结果更加准确可靠。目前常用的 DNA 指纹图谱鉴定技术有限制性核酸内切酶片段长度多态性(RFLP)技术、随机扩增多态性 DNA (RAPD)技术、扩增片段长度多态性 DNA(AFLP)技术、任意引物 PCR(AP－PCR)技术、简单重复序列间区(ISSR)技术和序列特异扩增(SCAR)技术等。

DNA 指纹图谱鉴定技术在鉴定中药材真伪及中药材道地性方面应用较多。在鉴别易混淆品种、珍稀品种和名贵药材等时，由于其取样量小、鉴定结果准确、灵敏性高等特点越来越受到人们的重视，而成为中药材鉴定的重要研究手段。

笔记栏

第三章习题

【小结】

- 中药的鉴别
  - 性状鉴别
    - 性状鉴别的内容
    - 常用的性状描述
      - 药材和饮片的性状描述
      - 提取物的性状描述
      - 制剂的性状描述
    - 物理常数的测定
  - 显微鉴别
    - 显微鉴别的特点
    - 制片方法
      - 药材(饮片)的显微制片方法
      - 制剂的显微制片方法
  - 理化鉴别
    - 化学反应法
    - 显微化学法
      - 鉴别化学成分
      - 鉴别细胞壁和细胞内含物的性质
    - 光谱法
      - 荧光法
      - 紫外-可见分光光度法
      - 红外光谱法
      - X 射线衍射法
    - 色谱法
      - 纸色谱法
      - 薄层色谱法(TLC)
      - 气相色谱法(GC)
      - 高效液相色谱法(HPLC)
      - 超临界流体色谱法
      - 色谱-质谱联用技术
  - 生物鉴别
    - DNA 条形码分子鉴定法
    - DNA 指纹图谱鉴定技术

第四章　中药的检查

中药的检查是对药材和饮片的纯净程度、可溶性物质、有害或有毒物质进行的限量检查，包括水分、灰分、杂质、毒性成分、重金属及有害元素、二氧化硫残留、农药残留、黄曲霉毒素等。中药的检查不仅是保证中药纯度的要求，也是保证中药安全有效的需要。

—•笔记栏•—

第四章微课

第一节　概　　述

一、杂质的来源与种类

（一）杂质的来源

杂质是指药物中存在的无治疗作用的、影响药物稳定性和疗效的，甚至对人体健康有害的物质。中药多来源于自然界，与化学药品相比，中药杂质具有来源广、种类多的特点。中药杂质主要来源于以下两个方面。

1. 中药生产过程中引入的杂质　　中药材受产地水质、土壤、大气环境等生长因素的影响，以及种植过程中农药和化肥滥用可能产生重金属、农药残留等有害物质；药材采收、加工炮制过程中可能混入非药用部位及砂石、泥土等杂质；中药生产过程中各种有机溶剂、试剂残留，仪器设备磨损等也会引入杂质。

2. 中药贮藏过程中引入的杂质　　中药成分复杂，受外界条件（日光、空气、温度、湿度等）影响或微生物作用下，若贮藏或运输过程保管不当，可能造成药品分解、聚合、霉变、酸败甚至鼠咬、虫蛀等现象，导致引入杂质。

（二）杂质的种类

中药杂质种类繁多，按杂质的理化性质，杂质可以分为无机杂质和有机杂质。通常将杂质检查分为一般杂质检查和有害物质检查。

一般杂质主要指在自然界中分布比较广泛，在多种中药材的采收、加工以及中药制剂的生产和贮藏过程中容易引入的杂质，如泥沙、水分、氯化物、铁盐、灰分、酸败度等。《中国药典》规定了药材和饮片中混存的杂质系指下列各类物质，即药材来源与规定相同，但其性状或药用部位规定不符的物质；药材来源与规定不同的物质；药材中混存的无机杂质，如砂石、泥块、尘土等。

中药有害物质分为内源性有害物质和外源性有害物质。内源性有害物质是指中药本身含有的具有毒副作用的化学成分，如中药中含有的乌头碱、马兜铃酸、银杏酸等毒性成分。外源性有害物质主要指从外部环境中引入的有害残留物或污染物，包括重金属及有害元素、农药残留、黄曲霉毒素、二氧化硫残留等。有害物质检查是控制中药质量、确保用药安全性的一项重要内容。

二、杂质的限量检查

（一）杂质的限量

中药中的杂质不要求将其完全除掉，在确保药物的疗效、安全、稳定和质量可控的前提下，通常只进行限量检查。杂质的限量是指药物中所含杂质的最大允许量。杂质限量通常用百分之几、百万分之几（parts per million，ppm）或 mg/kg 来表示。

—•笔记栏•—

$$杂质的限量 = \frac{杂质最大允许量}{供试品量} \times 100\%$$

控制药物中所含杂质量在限量标准内，则药品质量合格，可以保证临床用药安全有效。因此，需要制定科学合理的限量检查方法和限量标准。

（二）杂质限量的检查方法

1. 对照法　对照法系指取最大限量的待检杂质对照品（或标准品）配成对照品溶液，与一定量供试品配成的供试品溶液，在相同条件下试验，比较反应结果，确定杂质含量是否超过限量规定。采用本法时，应注意平行原则，以确保对照品和供试品的反应结果具有可比性。由于供试品（S）中所含杂质的最大允许量是通过与一定量杂质对照品溶液比较而得，在数值上可通过杂质对照溶液的浓度（C）和体积（V）的乘积表示，故杂质限量（L）的计算公式可表示为：

$$杂质限量(L) = \frac{对照溶液的体积(V) \times 对照溶液的浓度(C)}{供试品量(S)} \times 100\%$$

【例】　石膏中重金属检查

取本品 8 g，加冰醋酸 4 mL 与水 96 mL，煮沸 10 min，放冷，加水至原体积，滤过。取滤液 25 mL，依法检查［《中国药典》（2020 年版）通则 0821 第一法］，含重金属不得过 10 mg/kg。应取标准铅溶液（每 1 mL 相当于 10 μg 的 Pb）量为：

$$V = \frac{L \times S}{C} = \frac{10\ \text{mg/kg} \times 8\ \text{g} \times \dfrac{25\ \text{mL}}{4\ \text{mL} + 96\ \text{mL}}}{10\ \mu\text{g/mL}} = 2.0\ \text{mL}$$

2. 灵敏度法　灵敏度法系指在供试品溶液中加入试剂，在一定条件下反应，观察是否有阳性结果出现。本法是通过一定检测条件下的反应灵敏度来控制杂质限量，以判断杂质是否超限。如《中国药典》（2020 年版）桉油中水茴香烃的检查：取本品 2.5 mL，加石油醚（60~90℃）12.5 mL，摇匀，加亚硝酸钠溶液（5→8）5 mL，再缓缓加入冰醋酸 5 mL，搅匀，10 min 内不得析出结晶。

3. 比较法　比较法系指通过测定待检品的某些特征参数，与规定的限量比较，以判定其是否超限。如《中国药典》（2020 年版）薄荷素油检查酸值应不大于 1.5（通则 0713）。

4. 含量测定法　含量测定法系指用规定的方法测定杂质的含量，与规定的限量比较，以判断杂质是否超限。如中药中农药残留量的测定。

（三）有害残留物限量的制定

《中国药典》（2020 年版）“中药有害残留物限量制定指导原则”中提供了中药中有害残留物最大限量制定的有关理论依据，最大限量理论值计算方法和有关影响限量制定的因素。

有害残留物限量制定是以毒理学数据为基础，结合残留物的暴露情况和人类日常膳食摄入情况，进行分析评估的结果。有害残留物的毒性程度是限量控制考虑的首要因素。残留物的动物毒理学实验数据，中药使用剂量及频率，人类经膳食日常摄入量是推导有害残留物最大限量理论值计算公式的主要依据。通过以下公式计算得到的结果是基于毒理学评估的有害残留物最大限量的理论计算值，在有害残留物最大限量制定过程中，还应结合其他影响因素进行综合评价后，确定最终限量标准。

1. 农药残留量　建立农药残留量限量标准时，可按照下列公式计算其最大限量理论值：

$$L = \frac{A \times W}{M \times 100} \times \frac{AT}{EF \times ED} \times \frac{1}{t}$$

式中，L 为最大限量理论值（mg/kg）；A 为每日允许摄入量（mg/kg bw）；W 为人体平均体重（kg），一般按 63 kg 计；M 为中药材（饮片）每日人均可服用的最大剂量（kg）；AT 为平均寿命天数，一般为365天/年×70年;*EF*为中药材或饮片服用频率(天/年);*ED*为一生的服用中药的暴露年限;*t*为中药材及饮片经煎煮或提取后,农药的转移率(%);100为安全因子,表示每日由中药材及其制品中摄取的农药残留量不大于日总暴露量(包括食物和饮用水)的1%。

2. 重金属及有害元素　建立重金属及有害元素限量标准时,可按照下列公式计算其最大限量理论值:

$$L = \frac{A \times W}{M \times 10} \times \frac{AT}{EF \times ED} \times \frac{1}{t}$$

式中,*L*为最大限量理论值(mg/kg);*A*为每日允许摄入量(mg/kg bw);*W*为人体平均体重(kg),一般按63 kg计;*M*为中药材(饮片)每日人均可服用的最大剂量(kg);*AT*为平均寿命天数,一般为365天/年×70年;*EF*为中药材或饮片服用频率(天/年);*ED*为一生的服用中药的暴露年限;*t*为中药材及饮片经煎煮或提取后,重金属元素的转移率(%);10为安全因子,表示每日由中药材及其制品中摄取的重金属量不大于日总暴露量(包括食物和饮用水)的10%。

3. 黄曲霉毒素　由于黄曲霉毒素毒性强,目前国际上不建议设定黄曲霉毒素的安全耐受量和无毒作用剂量,也无最大限量理论值计算公式,限量越低越好。黄曲霉毒素限量标准的制定,应根据具体品种和具体污染状况,参考相关品种国外药典和各国、各国际组织相关限量标准等规定,尽可能地将其限量控制在最低范围内,以降低安全风险。通常要求规定黄曲霉毒素B_1、黄曲霉毒素B_2、黄曲霉毒素G_1、黄曲霉毒素G_2总和的限量标准。

有害残留物的限量制定,除应用上述计算公式得到最大限量理论值外,还应考虑残留物的毒性程度、暴露水平、残留水平及生产方式等因素的影响。限量制定过程中,一般可通过确定健康指导值、计算最大限量的理论值、综合分析并在风险评估的基础上修订理论值等步骤,最终确定有害残留物的最大限量。

第二节　一般限量检查法

一、氯化物检查法

(一)测定方法

称取供试品适量,加水溶解使成25 mL(溶液如显碱性,可滴加硝酸使成中性),再加稀硝酸10 mL;溶液如不澄清,应滤过;置50 mL纳氏比色管中,加水使成约40 mL,摇匀,即得供试品溶液。另取一定量的标准氯化钠溶液,置50 mL纳氏比色管中,加稀硝酸10 mL,加水使成40 mL,摇匀,即得对照溶液。于供试品溶液与对照溶液中分别加入硝酸银试液1.0 mL,用水稀释使成50 mL,摇匀,在暗处放置5 min,同置黑色背景上,从纳氏比色管上方向下观察、比较。

原理:氯化物与硝酸银试液作用,生成氯化银的白色浑浊液,在相同条件下,与一定量标准氯化钠溶液生成的氯化银浑浊液比较,检查供试品中氯化物是否符合限量规定。如果供试品管浊度不大于对照管的浊度,则合格;否则,判为不合格。

$$Cl^- + Ag^+ \longrightarrow AgCl\downarrow$$

(二)注意事项

(1)标准氯化钠溶液为氯化钠水溶液,其浓度为10 μg/mL Cl^-。

(2)供试品溶液如果有颜色,检查前可采用内消色法消除干扰。即取供试品溶液两份,分别置50 mL纳氏比色管中,一份加硝酸银试液1.0 mL,摇匀,放置10 min,如显浑浊,可反复滤过,至滤液完全澄清,再加规定量的标准氯化钠溶液与水适量使成50 mL,摇匀,在暗处放置5 min,作为对照溶液;另一份中加硝酸银试液1.0 mL与水适量使成50 mL,摇匀,在暗处放置

—•笔记栏•—

5 min，按上述方法与对照溶液比较，即得。

（3）供试品溶液如果不澄清，可用滤纸滤过，滤纸中如含有氯化物，可预先用含有硝酸的水溶液洗净后使用。

二、铁盐检查法

（一）测定方法

称取适量供试品，加水溶解使成 25 mL，移置 50 mL 纳氏比色管中，加稀盐酸 4 mL 与过硫酸铵 50 mg，用水稀释使成 35 mL 后，加 30%硫氰酸铵溶液 3 mL，再加水适量稀释成 50 mL，摇匀；如显色，立即与标准铁溶液一定量制成的对照溶液（取该品种项下规定量的标准铁溶液，置 50 mL 纳氏比色管中，加水使成 25 mL，加稀盐酸 4 mL 与过硫酸铵 50 mg，用水稀释使成 35 mL，加 30%硫氰酸铵溶液 3 mL，再加水适量稀释成 50 mL，摇匀）在白色背景下，观察、比较。

原理：在酸性溶液中，硫氰酸盐与三价铁生成可溶性红色硫氰酸铁的配位离子，比较供试品溶液与标准铁对照溶液在同一条件下所显硫氰酸铁颜色的深浅，检查供试品中铁盐的限量是否符合规定。

$$Fe^{3+} + 6SCN^- \xrightarrow{H^+} [Fe(SCN)_6]^{3-}$$

（二）注意事项

（1）标准铁溶液为硫酸铁铵$[FeNH_4(SO_4)_2 \cdot 12H_2O]$的水溶液，浓度为 10 μg/mL Fe。配制标准铁储备液时加入硫酸，可防止硫酸铁铵水解，易于保存。

（2）如供试品溶液与对照溶液色调不一致，可分别移至分液漏斗中，各加正丁醇 20 mL 提取，待分层后，将正丁醇层移置 50 mL 纳氏比色管中，再用正丁醇稀释至 25 mL，比较，即得。

三、干燥失重测定法

药品的干燥失重系指药品在规定的条件下，经干燥至恒重后所减失的重量占取样量的百分数。减失的重量主要为水分及其他挥发性物质。干燥失重测定常用方法主要有常压恒温干燥法、减压干燥法与恒温减压干燥法、干燥剂干燥法。

（一）测定方法

1. 常压恒温干燥法　适用于受热较稳定，不易挥发、氧化、分解或变质的中药的测定。

取供试品，混合均匀（如为较大的结晶，应先迅速捣碎使成 2 mm 以下的小粒），取约 1 g 或各品种项下规定的重量，置于与供试品相同条件下干燥至恒重的扁形称量瓶中，精密称定，除另有规定外，在 105℃ 干燥至恒重。按以下公式计算供试品的干燥失重。

$$干燥失重(\%) = \frac{减失的重量}{取样量} \times 100$$

2. 减压干燥法与恒温减压干燥法　适用于常压下高温加热易分解变质、水分难挥发或熔点低的药品检查。在减压条件下，有利于水分的挥发，缩短干燥时间，提高干燥效率。

减压干燥法通常将供试品置于真空干燥器中，室温条件下进行干燥；恒温减压干燥法通常将供试品置于恒温减压干燥器中，温度应按各品种项下的规定设置，通常为 60℃。除另有规定外，两种减压干燥法的压力应控制在 2.67 kPa（20 mmHg），干燥至恒重。

3. 干燥剂　适用于能升华、受热易分解的药品检查。将供试品置于盛有干燥剂的密闭容器内，干燥剂吸收供试品中的水分，干燥至恒重。

（二）注意事项

（1）供试品干燥时，应平铺在扁形称量瓶中，厚度不可超过 5 mm，如为疏松物质，厚度不可超过 10 mm。

—•笔记栏•—

(2) 供试品放入烘箱或干燥器进行干燥时，应将瓶盖取下，置于称量瓶旁，或将瓶盖半开进行干燥；取出时，须将称量瓶盖好。置烘箱内干燥的供试品，应在干燥后取出置干燥器内放冷至室温，然后称定重量。

(3) 供试品如未达到规定的干燥温度即融化时，除另有规定外，应先将供试品在低于熔化温度 5~10℃ 的温度下干燥至大部分水分除去后，再按规定条件干燥。

(4) 干燥器中常用的干燥剂为五氧化二磷、无水氯化钙或硅胶；恒温减压干燥器中常用的干燥剂为五氧化二磷。应及时更换干燥剂，使其保持在有效状态。

四、水分测定法

水分包括结合水和吸附水。中药中水分的测定方法有四种，包括烘干法、减压干燥法、甲苯法和气相色谱法。

(一) 测定方法

1. 烘干法　适用于不含或少含挥发性成分的药品。

测定法：取供试品 2~5 g，平铺于干燥至恒重的扁形称量瓶中，厚度不超过 5 mm，疏松供试品不超过 10 mm，精密称定，开启瓶盖在 100~105℃ 干燥 5 h，将瓶盖盖好，移置干燥器中，放冷 30 min，精密称定，再在上述温度干燥 1 h，放冷，称重，至连续两次称重的差异不超过 5 mg 为止。根据减失的重量，计算供试品中含水量(%)。

2. 减压干燥法　适用于含有挥发性成分的贵重药品。

测定法：先取直径 12 cm 左右的培养皿，加入新鲜五氧化二磷干燥剂适量，铺成 0.5~1 cm 的厚度，放入直径 30 cm 的减压干燥器中。取供试品 2~4 g，混合均匀，分别取 0.5~1 g，置已在供试品相同条件下干燥并称重的称量瓶中，精密称定，打开瓶盖，放入上述减压干燥器中，抽气减压至 2.67 kPa(20 mmHg)以下，并持续抽气 0.5 h，室温放置 24 h。在减压干燥器出口连接无水氯化钙干燥管，打开活塞，待内外压一致，关闭活塞，打开干燥器，盖上瓶盖，取出称量瓶迅速精密称定重量，计算供试品中的含水量(%)。

3. 甲苯法　适用于含挥发性成分的药品。

仪器装置如图 4-1。A 为 500 mL 的短颈圆底烧瓶；B 为水分测定管；C 为直形冷凝管，外管长 40 cm。

测定法：取供试品适量(相当于含水量 1~4 mL)，精密称定，置 A 瓶中，加甲苯约 200 mL，必要时加入干燥、洁净的无釉小瓷片数片或玻璃珠数粒，连接仪器，自冷凝管顶端加入甲苯，至充满 B 管的狭细部分。将 A 瓶置电热套中或用其他适宜方法缓缓加热，待甲苯开始沸腾时，调节温度，使每秒馏出 2 滴。待水分完全馏出，即测定管刻度部分的水量不再增加时，将冷凝管内部先用甲苯冲洗，再用饱蘸甲苯的长刷或其他适宜方法，将管壁上附着的甲苯推下，继续蒸馏 5 min，放冷至室温，拆卸装置，如有水黏附在 B 管的管壁上，可用蘸甲苯的铜丝推下，放置使水分与甲苯完全分离(可加亚甲蓝粉末少量，使水染成蓝色，以便分离观察)。检读水量，并计算成供试品的含水量(%)。

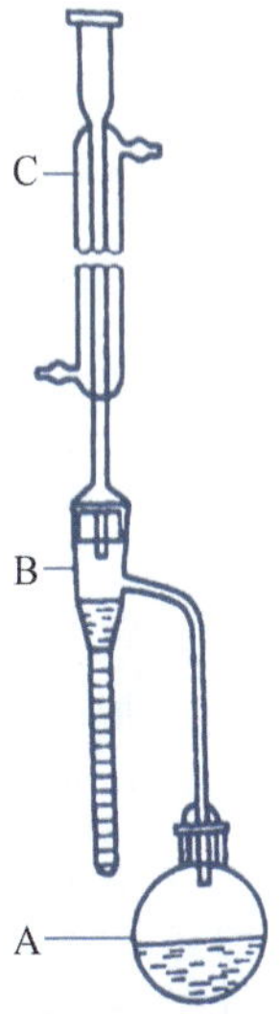

图 4-1　甲苯法测定水分装置

4. 气相色谱法　适用于各种类型药品中水分的准确测定。

(1) 色谱条件与系统适用性试验：用直径为 0.18~0.25 mm 的二乙烯苯-乙基乙烯苯型高分子多孔小球作为载体，或采用极性与之相适应的毛细管柱，柱温为 140~150℃，热导检测器检测。注入无水乙醇，照气相色谱法测定，应符合下列要求：① 理论塔板数按水峰计算应大于 1 000，理论塔板数按乙醇峰计算应大于 150；② 水和乙醇两峰的分离度应大于 2；③ 用无水乙醇进样 5 次，水峰面积的相对标准偏差(*RSD*)不得大于 3.0%。

—•笔记栏•—

（2）对照溶液的制备：取纯化水约0.2 g，精密称定，置25 mL量瓶中，加无水乙醇至刻度，摇匀，即得。

（3）供试品溶液的制备：取供试品适量（含水量约0.2 g），剪碎或研细，精密称定，置具塞锥形瓶中，精密加入无水乙醇50 mL，密塞，混匀，超声处理20 min，放置12 h，再超声处理20 min，密塞放置，待澄清后倾取上清液，即得。

（4）测定法：取无水乙醇、对照溶液及供试品溶液各1~5 μL，注入气相色谱仪，测定，即得。

（二）注意事项

（1）测定用的供试品，一般先破碎成直径不超过3 mm的颗粒或碎片；直径和长度在3 mm以下的花类、种子和果实类药材可不破碎。减压干燥法需通过二号筛。

（2）甲苯法中，全部仪器应清洁，并置烘箱中烘干。测定用的甲苯须先加水少量充分振摇后放置，将水层分离弃去，经蒸馏后使用。

（3）气相色谱法应注意以下几点：① 配制对照品溶液与供试品溶液时须用新开启的同一瓶无水乙醇。② 用外标法计算供试品中的含水量，计算时应扣除无水乙醇中的含水量。

对照溶液中实际加入的水的峰面积=对照溶液中总水峰面积-K×对照溶液中乙醇峰面积；供试品中水的峰面积=供试品溶液中总水峰面积-K×供试品溶液中乙醇峰面积。

$$K=\frac{\text{无水乙醇中水峰面积}}{\text{无水乙醇中乙醇峰面积}}$$

五、炽灼残渣检查法

药物中的有机物经炽灼炭化，或经加热使挥发性无机物分解后，高温炽灼至完全灰化，有机质被分解破坏，转变为挥发性物质逸出，残留的非挥发性无机杂质（多为金属的氧化物或无机盐类）成为硫酸盐，称为炽灼残渣，也称硫酸灰分。

（一）测定方法

取供试品1.0~2.0 g或各品种项下规定的重量，置已炽灼至恒重的坩埚中，精密称定，缓缓炽灼至完全炭化，放冷；除另有规定外，加硫酸0.5~1 mL使湿润，低温加热至硫酸蒸气除尽后，在700~800℃炽灼使完全灰化，移置干燥器内，放冷，精密称定后，再在700~800℃炽灼至恒重，即得。

$$\text{炽灼残渣}(\%)=\frac{\text{残渣及坩埚重}-\text{空坩埚重}}{\text{供试品重}}\times 100$$

（二）注意事项

（1）取样量可根据炽灼残渣限量来决定，取样量过多，炭化及灰化时间长；取样量少，炽灼残渣量少，称量误差大。由于炽灼残渣限量一般在0.1%~0.2%，所以取样量一般为1~2 g。

（2）加热时，须先用小火加热，避免供试品溅出坩埚外，直接用大火加热坩埚底部，供试品全部受热可引起暴沸或燃烧。

（3）如需将残渣留作重金属检查，则炽灼温度必须控制在500~600℃。

六、灰分测定法

总灰分是指中药经高温炽灼至灰化所得到的残留物，亦称为“生理灰分”。中药的总灰分不仅包括药物本身所含的无机盐（主要是草酸钙），还包括泥土、砂石等外来掺杂物。规定中药的总灰分限度，主要是为了控制中药中泥土、砂石的量，同时还反映中药中生理灰分的量，对于保证中药的品质和纯净程度，具有一定的意义。

酸不溶性灰分是指总灰分加盐酸处理，得到不溶于盐酸的灰分。由于钙盐等无机物可溶于盐酸，而泥土、砂石等硅酸盐类化合物不溶于盐酸，因此酸不溶性灰分对于那些生理灰分差异较大的中药，更能准确地反映其纯净程度。凡易夹杂泥沙或总灰分高的中药（总灰分大于10%，酸不溶性灰分大于2%），除检查总灰分外还应检查酸不溶性灰分。如《中国药典》（2020年版）规定三七总灰分不得过6.0%，酸不溶性灰分不得过3.0%；山银花总灰分不得过10.0%，酸不溶性灰分不得过3.0%。

（一）测定方法

1. 总灰分测定法　取供试品2~3 g（如需测定酸不溶性灰分，可取供试品3~5 g），置炽灼至恒重的坩埚中，称定重量（准确至0.01 g），缓缓炽热，注意避免燃烧，至完全炭化时，逐渐升高温度至500~600℃，使完全灰化并至恒重。根据残渣重量，计算供试品中总灰分的含量（%）。

2. 酸不溶性灰分测定法　取上项所得的灰分，在坩埚中小心加入稀盐酸约10 mL，用表面皿覆盖坩埚，置水浴上加热10 min，表面皿用热水5 mL冲洗，洗液并入坩埚中，用无灰滤纸滤过，坩埚内的残渣用水洗于滤纸上，并洗涤至洗液不显氯化物反应为止。滤渣连同滤纸移至同一坩埚中，干燥，炽灼至恒重。根据残渣重量，计算供试品中含酸不溶性灰分的含量（%）。

（二）注意事项

（1）测定前先将供试品粉碎，使能通过二号筛，混合均匀后测定。

（2）如供试品不易灰化，可将坩埚放冷，加热水或10%硝酸铵溶液2 mL，使残渣湿润，然后置水浴上蒸干，得到的残渣再按上面所说的方法炽灼至坩埚内容物完全灰化。

七、甲醇量检查法

酒剂、酊剂等在生产制备过程中用到蒸馏酒或乙醇，由于酒或乙醇中常含有甲醇，使得这些制剂需要进行甲醇量检查。《中国药典》（2020年版）规定用气相色谱法测定酒剂或酊剂等含乙醇制剂中甲醇的含量，根据所用色谱柱类型又可分为第一法（毛细管柱法）和第二法（填充柱法）。

（一）测定方法

1. 第一法（毛细管柱法）

（1）色谱条件与系统适用性试验：采用（6%）氰丙基苯基-（94%）二甲基聚硅氧烷为固定液的毛细管柱；起始温度为40℃，维持2 min，以3℃/min的速率升温至65℃，再以25℃/min的速率升温至200℃，维持10 min；进样口温度200℃，检测器（FID）温度220℃；采用合适的比例分流进样；顶空进样平衡温度为85℃，平衡时间为20 min。理论塔板数按甲醇峰计算应不低于10 000，甲醇峰与其他色谱峰的分离度应大于1.5。

（2）测定法：取供试液作为供试品溶液。精密量取甲醇1 mL，置100 mL量瓶中，加水稀释至刻度，摇匀，精密量取5 mL，置100 mL量瓶中，加水稀释至刻度，摇匀，作为对照品溶液。分别精密量取对照品溶液与供试品溶液各3 mL，置10 mL顶空进样瓶中，密封，顶空进样。按外标法以峰面积计算。

2. 第二法（填充柱法）

（1）色谱条件与系统适用性试验：用直径为0.18~0.25 mm的二乙烯苯-乙基乙烯苯型高分子多孔小球作为载体；柱温125℃。理论塔板数按甲醇峰计算应不低于1 500；甲醇峰、乙醇峰与内标物质各相邻色谱峰之间的分离度应符合规定。

（2）校正因子测定：精密量取正丙醇1 mL，置100 mL量瓶中，用水溶解并稀释至刻度，摇匀，作为内标溶液。另精密量取甲醇1 mL，置100 mL量瓶中，用水稀释至刻度，摇匀，精密量取10 mL，置100 mL量瓶中，精密加入内标溶液10 mL，用水稀释至刻度，摇匀，取1 μL注入气相色谱仪，连续进样3~5次，测定峰面积，计算校正因子。

（3）测定法：精密量取内标溶液1 mL，置10 mL量瓶中，加供试品溶液至刻度，摇匀，作为供试品溶液，取1 μL注入气相色谱仪，测定，计算。

（二）注意事项

（1）除另有规定外，供试品溶液含甲醇量不得过0.05%（mL/mL）。

—•笔记栏•—

（2）毛细管柱气相色谱法采用外标法测定甲醇含量，分辨率高、操作简单，目前较为常用。填充柱气相色谱法采用内标法进行测定，如果内标物质峰相应的位置出现杂质峰，可改用外标法测定。

（3）选择大口径、厚液膜色谱柱，规格为 30 m×0.53 mm×3.00 μm。

八、酸败度测定法

酸败是指油脂或含油脂的种子类药材和饮片，在贮藏过程中发生复杂的化学变化，生成游离脂肪酸、过氧化物和低分子醛类、酮类等产物，出现特异臭味，影响药材和饮片的感观和质量。酸败度测定法通过测定酸值、羰基值和过氧化值，以检查药材和饮片中油脂的酸败度。

（一）测定方法

1. 油脂提取　除另有规定外，取供试品 30~50 g（根据供试品含油脂量而定），研碎成粗粉，置索氏提取器中，加正己烷 100~150 mL（根据供试品取样量而定），置水浴上加热回流 2 h，放冷，用 3 号垂熔玻璃漏斗滤过，滤液置水浴上减压回收溶剂至尽，所得残留物即为油脂。

2. 酸败度测定

（1）酸值测定：取油脂，除另有规定外，按表 4－1 中规定的重量，精密称取供试品，置 250 mL 锥形瓶中，加乙醇-乙醚（1∶1）混合液［临用前加酚酞指示液 1.0 mL，用氢氧化钠滴定液（0.1 mol/L）调至微显粉红色］50 mL，振摇使完全溶解（如不易溶解，可缓慢加热回流使溶解），用氢氧化钠滴定液（0.1 mol/L）滴定，至粉红色持续 30 s 不褪。以消耗氢氧化钠滴定液（0.1 mol/L）的容积（mL）为 A，供试品的重量（g）为 W，按下式计算酸值。

$$供试品的酸值 = (A \times 5.61)/W$$

表 4－1　供试品酸值取样量对照表

酸　值	称重(g)	酸　值	称重(g)
0.5	10	100	1
1	5	200	0.5
10	4	300	0.4
50	2		

（2）羰基值测定：除另有规定外，取油脂 0.025~0.5 g，精密称定，置 25 mL 量瓶中，加甲苯适量溶解并稀释至刻度，摇匀。精密量取 5 mL，置 25 mL 具塞刻度试管中，加 4.3%三氯醋酸的甲苯溶液 3 mL 及 0.05% 2,4－二硝基苯肼的甲苯溶液 5 mL，混匀，置 60℃水浴加热 30 min，取出冷却，沿管壁缓缓加入 4%氢氧化钾的乙醇溶液 10 mL，加乙醇至 25 mL，密塞，剧烈振摇 1 min，放置 10 min，以相应试剂作空白，照紫外-可见分光光度法在 453 nm 波长处测定吸光度，按下式计算：

$$供试品的羰基值 = \frac{A \times 5}{854 \times W} \times 1\,000$$

式中，A 为吸光度；W 为油脂的重量（g）；854 为各种羰基化合物的 2,4－二硝基苯肼衍生物的摩尔吸收系数平均值。

（3）过氧化值测定：除另有规定外，取油脂 2~3 g，精密称定，置 250 mL 的干燥碘瓶中，加三氯甲烷-冰醋酸（1∶1）混合溶液 30 mL，使溶解。精密加新制碘化钾饱和溶液 1 mL，密塞，轻轻振摇 30 s，在暗处放置 3 min，加水 100 mL，用硫代硫酸钠滴定液（0.01 mol/L）滴定至溶液呈浅黄色时，加淀粉指示液 1 mL，继续滴定至蓝色消失；同时做空白试验，按下式计算：

$$供试品的过氧化值 = \frac{(A - B) \times 0.001\,269}{W} \times 100$$

式中，A 为油脂消耗硫代硫酸钠滴定液的体积(mL)；B 为空白试验消耗硫代硫酸钠滴定液的体积(mL)；W 为油脂的重量(g)；0.001 269 为硫代硫酸钠滴定液(0.01 mol/L)1 mL 相当于碘的重量(g)。

(二) 注意事项

(1) 酸值系指中和脂肪、脂肪油或其他类似物质 1 g 中含有的游离脂肪酸所需要氢氧化钾的重量(mg)，但在测定时可采用氢氧化钠滴定液(0.1 mol/L)进行滴定。测定酸值在 10 以下的油脂时，可用 10 mL 的半微量滴定管。

(2) 羰基值系指每 1 kg 油脂中含羰基化合物的毫摩尔数，测定时以相应试剂作空白。

(3) 过氧化值系指油脂中过氧化物与碘化钾作用，生成游离碘的百分数，测定时应同时做空白试验。

第三节　外源性有害物质检查法

一、重金属检查法

重金属系指在规定实验条件下能与硫代乙酰胺或硫化钠作用显色的金属杂质，如铅、镉、砷、汞、铜、银等。重金属元素在体内通过与酶蛋白结合，使蛋白质变性而危害人体健康。《中国药典》(2020 年版)中采用硫代乙酰胺或硫化钠显色反应比色法进行重金属总量的检查。

在药品生产中遇到铅的机会较多，且铅在体内易蓄积中毒，故检查时以铅为代表。

(一) 硫代乙酰胺法

硫代乙酰胺法是指在弱酸性(pH 为 3.5)条件下，硫代乙酰胺发生水解，产生硫化氢，可与重金属离子反应生成有色硫化物的均匀混悬液，与一定量标准铅溶液在相同条件下产生的颜色进行比较，判定供试品中重金属是否符合限量规定。

$$CH_3CSNH_2 + H_2O \xrightarrow{pH3.5} CH_3CONH_2 + H_2S\uparrow$$

$$Pb^{2+} + H_2S \longrightarrow PbS\downarrow + 2H^+$$

《中国药典》中重金属检查的第一法和第二法均依据重金属与硫代乙酰胺作用显色的原理进行对照法限量检查。第一法，硫代乙酰胺法，适用于供试品可不经有机破坏即可在酸性溶液中显色的药物。第二法，炽灼后的硫代乙酰胺法，适用于含芳环、杂环以及难溶于水、稀酸和乙醇的药物，供试品需先炽灼破坏后，再照硫代乙酰胺法检查。

1. 第一法

(1) 检查方法：除另有规定外，取 25 mL 纳氏比色管三支，甲管中加标准铅溶液一定量与醋酸盐缓冲液(pH3.5)2 mL 后，加水或各品种项下规定的溶剂稀释成 25 mL，乙管中加入按各品种项下规定的方法制成的供试品溶液 25 mL，丙管中加入与乙管相同重量的供试品，加配制供试品溶液的溶剂适量使溶解，再加与甲管相同量的标准铅溶液与醋酸盐缓冲液(pH 3.5)2 mL 后，用溶剂稀释成 25 mL；若供试品溶液带颜色，可在甲管中滴加少量的稀焦糖溶液或其他无干扰的有色溶液，使之与乙管、丙管一致；再在甲、乙、丙三管中分别加硫代乙酰胺试液各 2 mL，摇匀，放置 2 min，同置白纸上，自上向下透视，当丙管中显出的颜色不浅于甲管时，乙管中显示的颜色与甲管比较，不得更深。如丙管中显出的颜色浅于甲管，应取样按第二法重新检查。

(2) 注意事项

1) 标准铅溶液的制备：称取硝酸铅 0.159 9 g，置 1 000 mL 量瓶中，加硝酸 5 mL 与水 50 mL 溶解后，用水稀释至刻度，摇匀，作为贮备液。精密量取贮备液 10 mL，置 100 mL 量瓶中，加水稀

—•笔记栏•—

释至刻度,摇匀,即得(每1 mL相当于10 μg的Pb)。本液仅供当日使用。配制与贮存用的玻璃容器均不得含铅。

2）本法以每25 mL溶液中含10~20 μg的Pb(相当于标准铅溶液1~2 mL),重金属与硫代乙酰胺作用显黄褐色最适宜目视比色观察。

3）重金属与硫代乙酰胺试液显色的最佳pH是3.5,采用醋酸盐缓冲液(pH3.5)调节溶液的酸度。

4）如在甲管中滴加稀焦糖溶液或其他无干扰的有色溶液,仍不能使颜色一致时,应取样按第二法检查。

5）供试品中如含高铁盐,在弱酸性溶液中会进一步氧化硫化氢析出硫,影响重金属检查,可在甲、乙、丙三管中分别加入相同量的维生素C 0.5~1.0 g,将高铁离子还原为亚铁离子,再依法检查。

6）盐酸等其他试剂可能夹杂重金属,配制供试品溶液时,如使用的盐酸超过1.0 mL,氨试液超过2 mL,或加入其他试剂进行处理者,除另有规定外,甲管应取同样量试剂置瓷皿中蒸干后,加醋酸盐缓冲液(pH3.5)2 mL与水15 mL,微热溶解后,再依法检查。

2. 第二法

（1）检查方法：除另有规定外,取各品种项下规定量的供试品,按炽灼残渣检查法[《中国药典》(2020年版)通则0841]进行炽灼处理,然后取遗留的残渣;或直接取炽灼残渣项下遗留的残渣;如供试品为溶液,则取各品种项下规定量的溶液,蒸发至干,再按上述方法处理后取遗留的残渣;加硝酸0.5 mL,蒸干,至氧化氮蒸气除尽后(或取供试品一定量,缓缓炽灼至完全炭化,放冷,加硫酸0.5~1 mL,使恰湿润,用低温加热至硫酸除尽后,加硝酸0.5 mL,蒸干,至氧化氮蒸气除尽后,放冷,在500~600℃炽灼使完全灰化),放冷,加盐酸2 mL,置水浴上蒸干后加水15 mL,滴加氨试液至对酚酞指示液显微粉红色,再加醋酸盐缓冲液(pH3.5)2 mL,微热溶解后,移置纳氏比色管中,加水稀释成25 mL,作为乙管;另取配制供试品溶液的试剂,置瓷皿中蒸干后,加醋酸盐缓冲液(pH3.5)2 mL与水15 mL,微热溶解后,移置纳氏比色管中,加标准铅溶液一定量,再用水稀释成25 mL,作为甲管;再在甲、乙两管中分别加硫代乙酰胺试液各2 mL,摇匀,放置2 min,同置白纸上,自上向下透视,乙管中显出的颜色与甲管比较,不得更深。

（2）注意事项

1）炽灼温度越高,重金属损失越大,本法应控制炽灼温度在500~600℃,使有机物完全炭化。

2）炽灼残渣中需加硝酸加热处理,使有机物分解破坏完全。必须将硝酸蒸干,除尽氧化氮,否则亚硝酸可氧化硫化氢析出硫,影响比色。

（二）硫化钠法(第三法)

硫化钠法是指在碱性条件下,硫化钠与重金属离子作用生成不溶性硫化物,与一定量标准铅溶液在相同条件下产生的颜色进行比较检查。

$$Pb^{2+} + S^{2-} \longrightarrow PbS\downarrow$$

《中国药典》中重金属检查的第三法即硫化钠法,本法适用于供试品能溶于碱而不溶于稀酸或在稀酸中生成沉淀的药物中重金属检查。

（1）检查方法：除另有规定外,取供试品适量,加氢氧化钠试液5 mL与水20 mL溶解后,置纳氏比色管中,加硫化钠试液5滴,摇匀,与一定量的标准铅溶液同样处理后的颜色比较,不得更深。

（2）注意事项：硫化钠试液对玻璃有腐蚀作用,且久置会产生絮状物,应临用时配制。

二、砷盐检查法

砷盐是剧毒物质,中药中的砷盐多由除草剂、杀虫剂和化学肥料等引入。《中国药典》(2020年版)中收载的砷盐检查法有古蔡氏法和二乙基二硫代氨基甲酸银法。

—•笔记栏•—

（一）古蔡氏法

1. 原理　金属锌和酸作用，产生新生态的氢，与供试品中微量砷盐反应，生成挥发性砷化氢，砷化氢再与溴化汞试纸作用生成黄色至棕色砷斑。通过比较供试品与标准砷溶液在同一条件下所形成的砷斑颜色，检查供试品中砷盐是否符合限量规定。

$$As^{3+} + 3Zn + 3H^+ \longrightarrow 3Zn^{2+} + AsH_3\uparrow$$

$$AsO_3^{3-} + 3Zn + 9H^+ \longrightarrow 3Zn^{2+} + 3H_2O + AsH_3\uparrow$$

$$AsH_3 + 3HgBr_2 \longrightarrow 3HBr + As(HgBr)_3 \quad (黄色)$$

$$AsH_3 + 2As(HgBr)_3 \longrightarrow 3AsH(HgBr)_2 \quad (棕色)$$

$$AsH_3 + As(HgBr)_3 \longrightarrow 3HBr + As_2Hg_3 \quad (棕黑色)$$

五价砷在酸性溶液中也能被金属锌还原为砷化氢，但生成砷化氢的速度较三价砷慢。因此先在反应液中加入碘化钾、酸性氯化亚锡作为还原剂，将五价砷还原为三价砷，然后三价砷与氢反应生成砷化氢，以确保反应结果的准确性。碘化钾被氧化生成的碘可被氯化亚锡还原，维持反应过程中有碘化钾还原剂的存在。

$$AsO_4^{3-} + 2I^- + 2H^+ \longrightarrow AsO_3^{3-} + I_2 + H_2O$$

$$AsO_4^{3-} + Sn^{2+} + 2H^+ \longrightarrow AsO_3^{3-} + Sn^{4+} + H_2O$$

$$I_2 + Sn^{2+} \longrightarrow 2I^- + Sn^{4+}$$

溶液中的碘离子还能与反应中产生的锌离子形成络合物，使生成砷化氢的反应不断进行。

$$4I^- + Zn^{2+} \longrightarrow [ZnI_4]^{2-}$$

氯化亚锡与碘化钾的存在，可抑制锑化氢的生成，防止因锑化氢与溴化汞试纸作用生成锑斑干扰测定，在试验条件下 100 μg 锑的存在不干扰测定。氯化亚锡还可在锌粒表面形成锌锡齐（锌锡的合金），起去极化作用，使锌粒与盐酸作用缓和，从而使氢气均匀而连续地发生，有利于砷斑的形成，增加反应的灵敏度和准确度。

$$Sn^{2+} + Zn \longrightarrow Sn + Zn^{2+}$$

2. 检查方法　仪器装置如图 4-2。A 为 100 mL 标准磨口锥形瓶；B 为中空的标准磨口塞，上连导气管 C（外径 8.0 mm，内径 6.0 mm），全长约 180 mm；D 为具孔的有机玻璃旋塞，其上部为圆形平面，中央有一圆孔，孔径与导气管 C 的内径一致，其下部孔径与导气管 C 的外径相适应，将导气管 C 的顶端套入旋塞下部孔内，并使管壁与旋塞的圆孔相吻合，黏合固定；E 为中央具有圆孔（孔径 6.0 mm）的有机玻璃旋塞盖，与 D 紧密吻合。

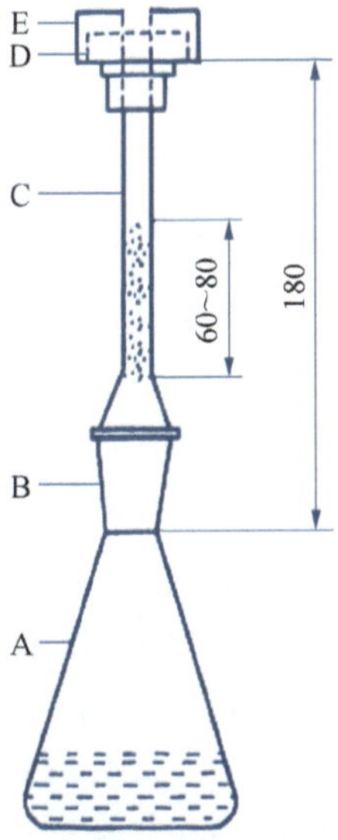

图 4-2　古蔡氏法测砷装置

（1）标准砷斑的制备：精密量取标准砷溶液 2 mL，置 A 瓶中，加盐酸 5 mL 与水 21 mL，再加碘化钾试液 5 mL 与酸性氯化亚锡试液 5 滴，在室温放置 10 min 后，加锌粒 2 g，立即将照上法装妥的导气管 C 密塞于 A 瓶上，并将 A 瓶置 25~40℃ 水浴中，反应 45 min，取出溴化汞试纸，即得。

若供试品需经有机破坏后再行检砷，则应取标准砷溶液代替供试品，照该品种项下规定的方法同法处理后，依法制备标准砷斑。

（2）检查法：取按各品种项下规定方法制成的供试品溶液，置 A 瓶中，照标准砷斑的制备，自"再加碘化钾试液 5 mL"起，依法操作。将生成的砷斑与标准砷斑比较，不得更深。

3. 注意事项

（1）本法反应灵敏度为 1 μg（以 As 计算），2~10 μg As 所形成的砷斑清晰，便于观察。《中国药典》规定标准砷斑制备时应精密量取 2 mL 标准砷溶液（相当于 2 μg As）。

(2) 反应溶液的酸度相当于 2 mol/L 的盐酸溶液。含碘化钾浓度为 2.5%，氯化亚锡浓度为 0.3%。一般情况下，碘化钾试液贮存不得超过 10 日，酸性氯化亚锡不得超过 3 个月。

(3) 锌粒应选用 2 mm 左右粒径(能通过一号筛)的无砷锌粒，如使用的锌粒较大，可酌情增加用量，反应时间亦应延长为 1 h。

(4) 溴化汞试纸一般宜新鲜制备，须选用定量滤纸浸入乙醇制溴化汞试液中，1 h 后取出，在暗处干燥即得。

(5) 醋酸铅棉花的作用：供试品和锌粒中可能含有少量硫化物，在酸性溶液中产生的 H_2S 气体会干扰检查，可用醋酸铅棉花吸收除去 H_2S。

$$H_2S + Pb(CH_3COO)_2 \longrightarrow PbS\downarrow + 2CH_3COOH$$

制作醋酸铅棉花：取脱脂棉 1.0 g，浸入醋酸铅试液与水的等容混合液 12 mL 中，湿透后，挤压除去过多的溶液，并使之疏松，在 100℃ 以下干燥后，贮于玻璃塞瓶中备用。装入导气管的醋酸铅棉花用量和装管高度应适当且保持干燥状态。

(6) 中药及中药制剂中的砷大多与药物结合为金属有机化合物，需先经有机破坏，使砷析出后方可依法检查砷盐。有机破坏可选用碱破坏法、酸破坏法及直接炭化法等。《中国药典》中多采用氢氧化钙破坏法，即在供试品中加入氢氧化钙，先小火炭化，再在 500~600℃ 炽灼至灰化，使砷转变为非挥发性的亚砷酸钙，再依法检查。

(二) 二乙基二硫代氨基甲酸银法(Ag-DDC 法)

1. 原理　金属锌与酸作用，产生新生态的氢，与供试品中的亚砷酸盐反应，生成挥发性的砷化氢，用二乙基二硫代氨基甲酸银试液吸收，使 Ag-DDC 中的银还原生成红色胶态银。将供试品与标准砷溶液在同一条件下生成红色胶态银的颜色进行比较，或在 510 nm 处测吸光度比较，检查供试品中砷盐的限量，也可用于微量砷盐的含量测定。

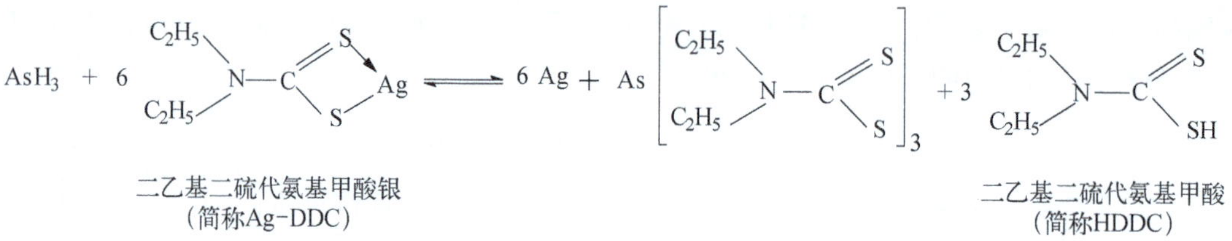

2. 检查方法　仪器装置如图 4-3。A 为 100 mL 标准磨口锥形瓶；B 为中空的标准磨口塞，上连导气管 C(一端的外径为 8 mm，内径为 6 mm；另一端长为 180 mm，外径为 4 mm，内径为 1.6 mm，尖端内径为 1 mm)；D 为平底玻璃管(长为 180 mm，内径为 10 mm，于 5.0 mL 处有一刻度)。测试时，于导气管 C 中装入醋酸铅棉花 60 mg(装管高度为约 80 mm)，并于 D 管中精密加入 Ag-DDC 试液 5 mL。

标准砷对照液的制备：精密量取标准砷溶液 2 mL，置 A 瓶中，加盐酸 5 mL 与水 21 mL，再加碘化钾试液 5 mL 与酸性氯化亚锡试液 5 滴，在室温放置 10 min 后，加锌粒 2 g，立即将导气管 C 与 A 瓶密塞，使生成的砷化氢气体导入 D 管中，并将 A 瓶置 25~40℃ 水浴中反应 45 min，取出 D 管，添加三氯甲烷至刻度，混匀，即得。

若供试品需经有机破坏后再行检砷，则应取标准砷溶液代替供试品，照各品种项下规定的方法同法处理后，依法制备标准砷对照液。

检查法：取照各品种项下规定方法制成的供试品溶液，置 A 瓶中，照标准砷对照液的制备，自"再加碘化钾试液 5 mL"起，依法操作。将所得溶液与标准砷对照液同置白色背景上，从 D 管上方向下观察、比较，所得溶液的颜色不得比标准砷对照液更深。必要时，可将所得溶液转移至 1 cm 吸收池中，照紫外-可见分光光度法在 510 nm 波长处以 Ag-DDC 试液作空白，测定吸光度，与标准砷对照液按同法测得的吸光度比较，即得。

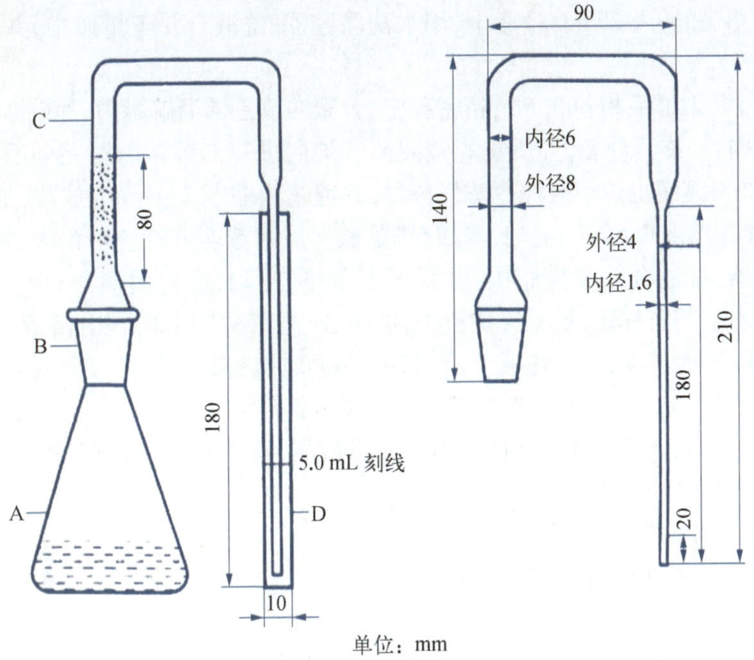

图 4-3　Ag-DDC 法测砷装置

3. 注意事项

（1）本法需加入一定量的有机碱中和反应生成的二乙基二硫代氨基甲酸，《中国药典》规定配制成含 1.8%三乙胺的 0.25%二乙基二硫代氨基甲酸银的三氯甲烷溶液检测，显色稳定性较好，灵敏度较高，且试剂低毒无臭。

（2）本法在 25~40℃水浴中反应 45 min 为宜。在此温度下，反应过程中有部分三氯甲烷挥发损失，比色前应添加三氯甲烷至 5.0 mL，摇匀后再进行比色测定。

三、铅、镉、汞、砷、铜测定法

为控制中药材中铅、镉、汞、砷、铜的含量，《中国药典》制定了严格的限量指导值，规定药材及饮片（植物类）中铅不得过 5 mg/kg，镉不得过 1 mg/kg，砷不得过 2 mg/kg，汞不得过 0.2 mg/kg，铜不得过 20 mg/kg。目前中药中铅、镉、汞、铜、砷常用的测定方法有原子吸收分光光度法、电感耦合等离子体质谱法等。

（一）原子吸收分光光度法

1. 原理　原子吸收分光光度法的测量对象是呈原子状态的金属元素和部分非金属元素，基于测量蒸气中原子对特征电磁辐射的吸收强度进行定量测定。

2. 样品前处理

（1）铅：A 法，取样品粗粉 0.5 g，精密称定，置聚四氟乙烯消解罐内，加硝酸 3~5 mL，混匀，浸泡过夜，盖好内盖，旋紧外套，置适宜的微波消解炉内，进行消解。消解完全后，取消解内罐置电热板上缓缓加热至红棕色蒸气挥尽，并继续缓缓浓缩至 2~3 mL，放冷，用水转入 25 mL 量瓶中，并稀释至刻度，摇匀，待测。B 法，取样品粗粉 1 g，精密称定，置凯氏烧瓶中，加硝酸-高氯酸（4∶1）混合溶液 5~10 mL，混匀，瓶口加一小漏斗，浸泡过夜。置电热板上加热消解，保持微沸，若变棕黑色，再加硝酸-高氯酸（4∶1）混合溶液适量，持续加热至溶液澄明后升高温度，继续加热至冒浓烟，直至白烟散尽，消解液呈无色透明或略带黄色，放冷，转入 50 mL 量瓶中，用 2%硝酸溶液洗涤容器，洗液合并于量瓶中，并稀释至刻度，摇匀，待测。C 法，取样品粗粉 0.5 g，精密称定，置瓷坩埚中，于电热板上先低温炭化至无烟，移入高温炉中，于 500℃灰化 5~6 h（若个别灰化不完全，加硝酸适量，于电热板上低温加热，反复多次直至灰化完全），取出冷却，加 10%硝

—·笔记栏·—

酸溶液 5 mL 使溶解，转入 25 mL 量瓶中，用水洗涤容器，洗液合并于量瓶中，并稀释至刻度，摇匀，待测。

（2）汞：A 法，取样品粗粉 0.5 g，精密称定，置聚四氟乙烯消解罐内，加硝酸 3~5 mL，混匀，浸泡过夜，盖好内盖，旋紧外套，置适宜的微波消解炉内进行消解。消解完全后，取消解内罐置电热板上，于 120℃缓缓加热至红棕色蒸气挥尽，并继续浓缩至 2~3 mL，放冷，加 20%硫酸溶液 2 mL、5%高锰酸钾溶液 0.5 mL，摇匀，滴加 5%盐酸羟胺溶液至紫红色恰消失，转入 10 mL 量瓶中，用水洗涤容器，洗液合并于量瓶中，并稀释至刻度，摇匀，必要时离心，取上清液，待测。B 法，取样品粗粉 1 g，精密称定，置凯氏烧瓶中，加硝酸-高氯酸（4∶1）混合溶液 5~10 mL，混匀，瓶口加一小漏斗，浸泡过夜，置电热板上，于 120~140℃加热消解 4~8 h（必要时延长消解时间，至消解完全），放冷，加 20%硫酸溶液 5 mL、5%高锰酸钾溶液 0.5 mL，摇匀，滴加 5%盐酸羟胺溶液至紫红色恰消失，转入 25 mL 量瓶中，用水洗涤容器，洗液合并于量瓶中，并稀释至刻度，摇匀，必要时离心，取上清液，待测。

（3）镉和铜：前处理方法同铅。

（4）砷：前处理方法同铅 A 或 B 法。

3. 测定条件

（1）铅的测定（石墨炉法）：检测波长 283.3 nm，干燥温度 100~120℃，持续 20 s；灰化温度 400~750℃，持续 20~25 s；原子化温度 1 700~2 100℃，持续 4~5 s。

（2）汞的测定（冷蒸气吸收法）：采用适宜的氢化物发生装置，以含 0.5%硼氢化钠和 0.1%氢氧化钠的溶液（临用前配制）作为还原剂，盐酸溶液（1→100）为载液，氮气为载气，检测波长为 253.6 nm。

（3）镉的测定（石墨炉法）：检测波长 228.8 nm，干燥温度 100~120℃，持续 20 s；灰化温度 300~500℃，持续 20~25 s；原子化温度 1 500~1 900℃，持续 4~5 s。

（4）铜的测定（火焰法）：检测波长为 324.7 nm，采用空气-乙炔火焰。

（5）砷的测定（氢化物法）：采用适宜的氢化物发生装置，以含 1%硼氢化钠和 0.3%氢氧化钠溶液（临用前配制）作为还原剂，盐酸溶液（1→100）为载液，氮气为载气，检测波长为 193.7 nm。

4. 注意事项　测定过程中需注意背景以及其他原因等对测定的干扰。仪器某些工作条件（如波长、狭缝、原子化条件等）的变化可影响灵敏度、稳定程度和干扰情况。在火焰法原子吸收测定中可采用选择适宜的测定谱线和狭缝、改变火焰温度、加入络合剂或释放剂、采用标准加入法等方法消除干扰；在石墨炉原子吸收测定中可采用选择适宜的背景校正系统、加入适宜的基体改进剂等方法消除干扰。

（二）电感耦合等离子体质谱法

1. 原理　样品由载气（氩气）引入雾化系统，经雾化后，以气溶胶的形式进入等离子体中心区，在高温和惰性气体中被去溶剂化、汽化解离和电离，转化成带电离子，经离子采集系统进入质谱仪的质量分析器，质量分析器根据质荷比进行分离，根据质谱峰强度测定样品中相应元素的含量。

2. 样品前处理　取样品于 60℃干燥 2 h，粉碎成粗粉，取约 0.5 g，精密称定，置耐压耐高温微波消解罐中，加硝酸 5~10 mL（如果反应剧烈，放置至反应停止）。密闭并按各微波消解仪的相应要求及一定的消解程序进行消解。消解完全后，消解液冷却至 60℃以下，取出消解罐，放冷，将消解液转入 50 mL 量瓶中，用少量水洗涤消解罐 3 次，洗液合并于量瓶中，加入金单元素标准溶液（1 μg/mL）200 μL，用水稀释至刻度，摇匀，待测（如有少量沉淀，必要时可离心分取上清液）。

3. 测定条件　测定时选取的同位素为 ^{63}Cu、^{75}As、^{114}Cd、^{202}Hg 和 ^{208}Pb，其中 ^{63}Cu、^{75}As 以 ^{72}Ge 作为内标，^{114}Cd 以 ^{115}In 作为内标，^{202}Hg、^{208}Pb 以 ^{209}Bi 作为内标，并根据不同仪器的要求选用适宜校正方程对测定的元素进行校正。

—•笔记栏•—

4. 注意事项 除单独检测外，电感耦合等离子体质谱法还可与高效液相色谱法联用，在线检测铅、镉、汞、砷、铜等元素的形态与价态。样品中不同形态及其价态元素通过高效液相色谱进行分离，随流动相引入电感耦合等离子体质谱系统进行检测，根据保留时间的差别确定元素分析次序；电感耦合等离子体质谱检测待测元素的信号变化，根据色谱图的保留时间确定样品中是否含有某种元素，以色谱峰面积或峰高确定样品中相应元素的含量。

四、农药残留量测定法

农药残留指施用农药后残存于生物体、农副产品和环境中的微量农药原体、有毒代谢物、降解物和杂质的总称。为全面提升安全性控制水平，保障人民用药安全，《中国药典》(2020 年版)收载了有机氯类农药、有机磷类农药、拟除虫菊酯类农药和农药多残留量测定法，正式列出药材及饮片(植物类)33 种禁用农药不得超过定量限。

(一) 有机氯类农药残留量测定法

有机氯类农药主要指以苯或环戊二烯为原料合成的一种含氯农药，被认为是内分泌干扰物，可增加癌症风险并诱发肝脏疾病。有机氯类农药化学性质稳定、降解速度慢，极易通过食物链在生物体内蓄积，最常用的检测技术是气相色谱法和气相色谱-串联质谱法两种成熟稳定的中药农残检测手段。

1. 原理 样品经提取净化后，利用气相色谱良好的分离能力，实现农药残留的有效分离，再通过电子捕获检测器采集农药的检测信号，进行定性定量分析。

2. 样品前处理 取药材或饮片粉碎成粉末(过三号筛)，取约 2 g，精密称定，置于 100 mL 具塞锥形瓶中，加水 20 mL 浸泡过夜，精密加丙酮 40 mL，称定重量，超声处理 30 min，放冷，再称定重量，用丙酮补足减失的重量，再加氯化钠约 6 g，精密加二氯甲烷 30 mL，称定重量，超声 15 min，再称定重量，用二氯甲烷补足减失的重量，静置使分层。将有机相迅速转入装有适量无水硫酸钠的 100 mL 具塞锥形瓶中，放置 4 h。精确量取 35 mL，于 40℃水浴上减压浓缩至近干，加少量石油醚(60~90℃)如前反复操作至二氯甲烷及丙酮除净。用石油醚(60~90℃)溶解并转移至 10 mL 具塞刻度离心管中，加石油醚(60~90℃)精密稀释至 5 mL，小心加入硫酸 1 mL，振摇 1 min，离心(3 000 r/min)10 min，精密量取上清液 2 mL，置具刻度的浓缩瓶中，连接旋转蒸发器，40℃下(或用氮气)将溶液浓缩至适量，精密稀释至 1 mL，待测。

3. 色谱条件 以(14%-氰丙基-苯基)甲基聚硅氧烷或(5%苯基)甲基聚硅氧烷为固定液的弹性石英毛细管柱(30 m×0. 32 mm×0. 25 μm)，^{63}Ni－ECD 电子捕获检测器。进样口温度：230℃，检测器温度：300℃，不分流进样。程序升温：初始 100℃，10℃/min 升至 220℃，再以 8℃/min 升至 250℃，保持 10 min。理论塔板数按 α－BHC 计算应不低于 $1×10^6$，两个相邻色谱峰的分离度应大于 1.5。

4. 注意事项

(1) 中药制剂中有机氯类农药的测定，取供试品，研成细粉(蜜丸切碎，液体直接量取)，精密称取适量(相当于药材 2 g)，按样品前处理方法制备供试品溶液。

(2) 当供试品中有农药检出时，可在验证柱中确认检出的结果，再进行定量。必要时，可用气相色谱-质谱法进行确证。

(3) 加样回收率应在 70%~120%之间。

(二) 有机磷类农药残留量测定法

有机磷农药多为含有磷酰(P═O)或硫代磷酰基(P═S)的磷酸酯类或硫代磷酸酯类，对血液和神经系统中的胆碱酯酶有抑制作用，导致胆碱能神经元过度活跃。此外，神经和肝脏疾病、膀胱癌、白血病以及心血管疾病都与接触这些物质有关。长期低剂量接触有机磷农药，会抑制乙酰胆碱酯酶活性，导致神经传导功能紊乱，引发神经系统方面的毒性。

目前检测该类农药残留常用的检测手段是气相色谱法和气相色谱-质谱联用技术(GC－

—•笔记栏•—

《中国药典》（2020 年版）中列出的药材及饮片（植物类）33 种禁用农药目录

MS)，但气相色谱条件与有机氯类农残略有差别，如常用弹性石英毛细管柱的固定液一般为（5%苯基）甲基聚硅氧烷或 50%苯基-50%二甲基聚硅氧烷；检测器为火焰光度检测器、氮磷检测器；程序升温的温度范围一般为 120~270℃ 等。

（三）拟除虫菊酯类农药残留量测定法

拟除虫菊酯类农药是以天然除虫菊酯化学结构为基础，模拟制成的一类仿生合成杀虫剂，对害虫具有速效击倒能力。拟除虫菊酯类农药可通过消化系统、呼吸系统或皮肤吸收等途径进入人体，干扰神经传导过程，从而引起中毒。对这类农药残留的检测常采用气相色谱法，检测条件类似有机氯类农药残留，如弹性石英毛细管柱的固定液一般使用（5%苯基）甲基聚硅氧烷；检测器为 ^{63}Ni 放射源的电子捕获检测器。柱温范围一般为 160~290℃ 等。

（四）农药多残留量测定法

农药多残留量的测定采用气相色谱-串联质谱法和高效液相色谱-串联质谱法。样品经提取净化后，利用气相色谱法和高效液相色谱法良好的分离能力，实现农药残留的有效分离，再通过三重四极杆串联质谱的多重反应监测扫描模式实现残留农药的定性定量测定。

五、二氧化硫残留量测定法

由于采用硫黄熏蒸后中药材能起到防虫蛀、防发霉以及漂白外观的作用，导致中药材中可能会产生二氧化硫残留而危害人体健康。《中国药典》（2020 年版）规定毛山药和光山药的二氧化硫残留量不得过 400 mg/kg；山药片不得过 10 mg/kg。测定二氧化硫残留量的方法主要有以下三种。

（一）酸碱滴定法

1. 原理　将中药材以蒸馏法进行处理，样品中的亚硫酸盐系列物质加酸处理转化为二氧化硫后，随氮气流带入到含有过氧化氢的吸收瓶中，过氧化氢将其氧化为硫酸根离子，采用酸碱滴定法测定，计算药材及饮片中的二氧化硫残留量。

2. 检查方法

（1）仪器装置：如图 4-4 所示。A 为 1 000 mL 两颈圆底烧瓶；B 为竖式回流冷凝管；C 为（带刻度）分液漏斗；D 为连接氮气流入口；E 为二氧化硫气体导出口。另配磁力搅拌器、电热套、氮气源及气体流量计。

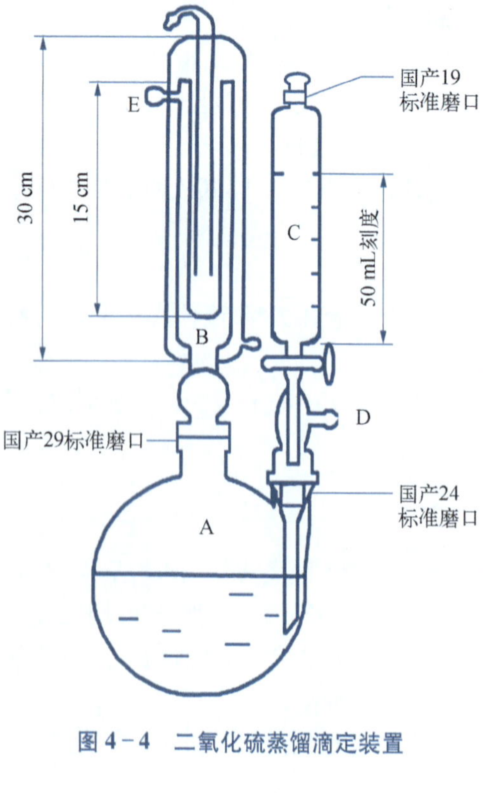

图 4-4　二氧化硫蒸馏滴定装置

（2）测定法：取药材或饮片细粉约 10 g（如二氧化硫残留量较高，超过 1 000 mg/kg，可适当减少取样量，但不应少于 5 g），精密称定，置两颈圆底烧瓶中，加水 300~400 mL。打开回流冷凝管开关给水，将冷凝管的上端 E 口处连接一橡胶导气管置于 100 mL 锥形瓶底部。锥形瓶内加入 3%过氧化氢溶液 50 mL 作为吸收液（橡胶导气管的末端应在吸收液液面以下）。使用前，在吸收液中加入 3 滴甲基红乙醇指示剂（2.5 mg/mL），并用 0.01 mol/L 氢氧化钠滴定液滴定至黄色（即终点；如果超过终点，则应舍弃该吸收溶液）。开通氮气，使用流量计调节气体流量至约 0.2 L/min；打开分液漏斗 C 的活塞，使盐酸溶液（6 mol/L）10 mL 流入蒸馏瓶，立即加热两颈烧瓶内的溶液至沸，并保持微沸；烧瓶内的水沸腾 1.5 h 后，停止加热。吸收液放冷后，置于磁力搅拌器上不断搅拌，用氢氧化钠滴定液（0.01 mol/L）滴定，至黄色持续时间 20 s 不褪，并将滴定的结果用空白试验校正。照下式计算：

$$\text{供试品中二氧化硫残留量}(\mu g/g)=\frac{(A-B)\times c\times 0.032\times 10^6}{W}$$

式中,A 为供试品溶液消耗氢氧化钠滴定液的体积(mL);B 为空白消耗氢氧化钠滴定液的体积(mL);c 为氢氧化钠滴定液摩尔浓度(mol/L);0.032 为 1 mL 氢氧化钠滴定液(1 mol/L)相当的二氧化硫的质量(g);W 为供试品的重量(g)。

(二)气相色谱法

将中药材以蒸馏法进行处理,样品中的亚硫酸盐系列物质加酸处理转化为二氧化硫后,通过顶空进样系统注入气相色谱仪,检测二氧化硫的含量。采用 GS－GasPro 键合硅胶多孔层开口管色谱柱或等效柱,热导检测器检测。

(三)离子色谱法

将中药材以水蒸气蒸馏法进行处理,样品中的亚硫酸盐系列物质加酸处理后转化为二氧化硫,随水蒸气蒸馏,并被过氧化氢吸收,将其氧化为硫酸根离子,采用离子色谱法测定 SO_4^{2-},并计算二氧化硫残留量。以烷醇季铵为功能基的乙基乙烯基苯-二乙烯基苯聚合物树脂作为填料的阴离子交换柱,阴离子抑制器和电导检测器检测。

六、真菌毒素测定法

真菌毒素是由真菌产生的有毒代谢产物,在适宜的温度和湿度下中药材容易引发霉变,从而产生多种对人体有毒害作用的真菌毒素。真菌毒素通过食入等方式进入人体,产生肝毒性、肾毒性甚至致癌等作用。因此,真菌毒素作为外源性有害物质之一,在中药及相关制品的质量控制中,是必须要监测和管控的一项内容。《中国药典》(2020 年版)四部 2351 通则和 9305 指导原则中真菌毒素检测品种达几十种,2351 通则也按照真菌毒素种类分别制定了相应的供试品前处理方法及净化步骤,增添了多种真菌毒素测定法。

(一)黄曲霉毒素测定法

黄曲霉毒素是由真菌黄曲霉和寄生曲霉产生的一组有强烈生物毒性的次生代谢产物,包括 B_1、B_2、G_1、G_2、M_1 和 M_2 等,其中黄曲霉素 B_1 的毒性及致癌性最强。中药材如发生霉变,易导致黄曲霉毒素的污染。由于黄曲霉毒素的强毒性,目前国际上不建议设定黄曲霉毒素的安全耐受量和无毒作用剂量,限量越低越好。《中国药典》(2020 年版)收载黄曲霉毒素的检测方法有三种:液相色谱法、液相色谱-串联质谱法和酶联免疫法。

1. 液相色谱法

(1)原理:样品提取净化后,经液相色谱分离和柱后衍生,再用荧光检测器测定黄曲霉毒素的含量。

(2)样品前处理:取样品粉末约 15 g(过二号筛),精密称定,置于均质瓶中,加入 3 g 氯化钠,精密加入 70%甲醇溶液 75 mL,高速搅拌 2 min(搅拌速度大于 11 000 r/min),离心 5 min(离心速度为 4 000 r/min),精密量取上清液 15 mL,置 50 mL 量瓶中,用水稀释至刻度,摇匀,离心 10 min(离心速度为 4 000 r/min),精密量取上清液 20 mL,通过免疫亲和柱,流速 3 mL/min,用水 20 mL 洗脱(必要时可以先用淋洗缓冲液 10 mL 洗脱,再用水 10 mL 洗脱),弃去洗脱液,使空气进入柱子,将水挤出柱子,再用适量甲醇洗脱,收集洗脱液,置 2 mL 量瓶中,加甲醇稀释至刻度,摇匀,用微孔滤膜(0.22 μm)滤过,取续滤液。

(3)色谱条件:采用十八烷基硅烷键合硅胶为固定相的色谱柱,以甲醇-乙腈-水(40∶18∶42)为流动相,经柱后衍生,荧光检测。① 碘衍生法:衍生溶液为 0.05%的碘溶液(取碘 0.5 g,加入甲醇 100 mL 使溶解,用水稀释至 1 000 mL 制成),衍生化泵流速 0.3 mL/min,衍生化温度 70℃;② 光化学衍生法:光化学衍生器(254 nm);以荧光检测器检测,激发波长 $\lambda_{ex}=360$ nm(或 365 nm),发射波长 $\lambda_{em}=450$ nm。两个相邻色谱峰的分离度应大于 1.5。

—•笔记栏•—

(4) 注意事项：

1) 黄曲霉毒素 B_1 和 G_1 检出限 0.5 μg/kg，定量限为 1 μg/kg；黄曲霉毒素 B_2 和 G_2 检出限为 0.2 μg/kg，定量限为 0.4 μg/kg。

2) 上述方法中淋洗缓冲液的制备：称取 8.0 g 氯化钠、1.2 g 磷酸氢二钠、0.2 g 磷酸二氢钾、0.2 g 氯化钾，加水 990 mL 使溶解，用盐酸调节 pH 至 7.0，加水稀释至 1 000 mL，即可。

2. 液相色谱-串联质谱法

(1) 原理：样品提取净化后，经液相色谱分离，通过三重四极杆串联质谱的多重反应监测扫描模式实现黄曲霉毒素的含量测定。

(2) 样品前处理：同液相色谱法

(3) 色谱、质谱条件：以十八烷基硅烷键合硅胶为固定相的色谱柱。以 10 mmol/L 醋酸铵溶液为流动相 A，以甲醇为流动相 B。柱温 25℃。流速 0.3 mL/min。按下表中的规定进行梯度洗脱。

时间(min)	流动相 A(%)	流动相 B(%)
0~4.5	65→15	35→85
4.5~6	15→0	85→100
6~6.5	0→65	100→35
6.5~10	65	35

质谱采用电喷雾离子源，正离子模式下，以三重四极杆串联质谱的多重反应监测扫描模式进行检测，四种黄曲霉毒素监测离子对和碰撞电压见表 4-2。

表 4-2 四种黄曲霉毒素监测离子对和碰撞电压

编号	名称	母离子	子离子	碰撞电压(V)	检出限/定量限(μg/kg)
1	黄曲霉毒素 B_1	313.1	241.0	50	0.1/0.3
		313.1	285.1	40	
2	黄曲霉毒素 B_2	315.1	259.1	35	0.1/0.3
		315.1	287.1	40	
3	黄曲霉毒素 G_1	329.1	243.1	35	0.1/0.3
		329.1	311.1	30	
4	黄曲霉毒素 G_2	331.1	313.1	33	0.1/0.3
		331.1	245.1	40	

(4) 注意事项：液相色谱-串联质谱法相较于单一的液相色谱法，在黄曲霉毒素检测中具有更高的灵敏度和更强的选择性。

3. 酶联免疫法　《中国药典》(2020 年版)采用酶联免疫吸附法测定药材、饮片及制剂中黄曲霉毒素 B_1 和黄曲霉毒素总量(以黄曲霉毒素 B_1、黄曲霉毒素 B_2、黄曲霉毒素 G_1 和黄曲霉毒素 G_2 总量计)。分别采用合适浓度的抗体包被微孔板孔，经封闭、干燥等处理后加入黄曲霉毒素 B_1 系列标准品溶液，再加入经酶标抗原稀释液稀释至合适工作浓度的酶标抗原，充分反应,用洗涤工作液洗涤,加入底物显色液和终止液,采用酶标仪测定。

(二) 赭曲霉毒素测定法

赭曲霉毒素是由曲霉属和青霉属等有毒的真菌产生的次级代谢产物,赭曲霉毒素有 A、B、C、D 4 种,其中以赭曲霉毒素 A 毒性最大、分布最广,被国际癌症研究机构确定为ⅡB 类致癌物。

针对赭曲霉毒素 A 的测定,与黄曲霉毒素类似,目前最通用的方法是通过溶剂提取,亲和免疫纯化后,经液相色谱法或液相色谱-串联质谱法进行定性定量检测。不同的是,液相色谱检测时,无须进行衍生环节,利用其自身的荧光,以荧光检测器直接检测,激发波长 $\lambda_{ex}=333$ nm,发射波长 $\lambda_{em}=477$ nm。

此外,在赭曲霉毒素 A 的测定中,样品前处理还有固相萃取、液液萃取、QuEChERS 法等,检测方法有薄层色谱法、酶联免疫分析法、时间分辨荧光免疫分析法、胶体金免疫层析法、电化学免疫传感法、近红外荧光传感法等。

(三) 玉米赤霉烯酮测定法

玉米赤霉烯酮又名 F-2 毒素,主要由镰刀菌、黄色镰刀菌等真菌产生的非甾体雌激素样作用真菌毒素,是世界上污染范围最广的镰刀菌毒素之一。玉米赤霉烯酮具有免疫毒性、细胞毒性、遗传毒性、生殖毒性以及器官毒性等,严重威胁人类的健康。为此世界卫生组织规定玉米赤霉烯酮的每日最大耐受量为 0.5 μg/kg。

《中国药典》(2020 年版)中采用了液相色谱法和液相色谱-串联质谱法测定药材、饮片及中药制剂中的玉米赤霉烯酮。提取和检测方法与赭曲霉毒素 A 相似,荧光检测器直接检测的激发波长 $\lambda_{ex}=232$ nm,发射波长 $\lambda_{em}=460$ nm。

七、残留溶剂测定法

药品中的残留溶剂系指在原料药或辅料的生产中,以及在制剂制备过程中使用的,但在工艺过程中未能完全去除的有机溶剂。除另有规定外,第一、第二、第三类溶剂的残留限度应符合《中国药典》(2020 年版)通则 0861 的规定;对其他溶剂,应根据其生产工艺的特点,来制定相应的限度,使其符合产品规范、药品生产质量管理规范(GMP)或其他基本的质量要求。药物中残留溶剂的测定采用气相色谱法。

(一) 测定方法

1. 毛细管柱顶空进样等温法 色谱条件:柱温一般为 40~100℃;常以氮气为载气,流速为(1.0~2.0 mL)/min(一般适用于内径为 0.32 mm 或 0.25 mm 类的色谱柱);以水为溶剂时顶空瓶平衡温度为 70~85℃,顶空瓶平衡时间通常为 30~60 min;进样口温度为 200℃;如采用火焰离子化检测器(FID),温度为 250℃。

测定时,取对照品溶液和供试品溶液,分别连续进样不少于 2 次,测定待测峰的峰面积。

2. 毛细管柱顶空进样程序升温法 色谱条件:柱温一般先在 40℃维持 8 min,再以 8℃/min 的升温速率升至 120℃,维持 10 min;以氮气为载气,流速为 2.0 mL/min;以水为溶剂时顶空瓶平衡温度为 70~85℃,顶空瓶平衡时间通常为 30~60 min;进样口温度为 200℃;如采用 FID 检测器,进样口温度为 250℃。

测定时,取对照品溶液和供试品溶液,分别连续进样不少于 2 次,测定待测峰的峰面积。

3. 溶液直接进样法 可采用填充柱,亦可采用适宜极性的毛细管柱。

测定时,取对照品溶液和供试品溶液,分别连续进样 2~3 次,测定待测峰的峰面积。

(二) 计算方法

1. 限度检查 除另有规定外,按各品种项下规定的供试品溶液浓度测定。以内标法测定时,供试品溶液所得被测溶剂峰面积与内标峰面积之比不得大于对照品溶液的相应比值。以外标法测定时,供试品溶液所得被测溶剂峰面积不得大于对照品溶液的相应峰面积。

2. 定量测定 按内标法或外标法计算各残留溶剂的量。

—•笔记栏•—

第四节　内源性有害物质检查法

案例

龙胆泻肝丸事件：龙胆泻肝丸是个历史悠久的古方，原配方的药中有"木通"，主要指木通科植物白木通。但在20世纪30年代，东北盛产的关木通首次进入关内，并逐渐占领了市场。《中国药典》(1990年版)将龙胆泻肝丸处方中的木通改成了关木通。之后，因长期服用龙胆泻肝丸导致的肾病在中国蔓延但未能引起重视，直到2003年4月1日，国家食品药品监督管理局印发《关于取消关木通药用标准的通知》，并责令该类制剂的生产原料用木通科木通替换关木通。

问题：

(1) 关木通中的有毒成分是什么？还有哪些药材含有该有害成分？

(2) 对这一药害事件你有什么感想？

药材、饮片及制剂中常含有一些源于药材自身的对人体产生毒副作用的化学成分，不仅对机体组织产生一定的危害，甚至威胁人的生命安全，所以有必要对含毒性成分的药材、饮片及制剂的质量进行严格控制。常见的内源性有害物质有乌头酯型生物碱、吡咯里西啶类生物碱、马兜铃酸、阿托品类生物碱、番木鳖碱等。下面主要介绍乌头酯型生物碱、吡咯里西啶类生物碱和马兜铃酸的检查方法。

一、乌头酯型生物碱的检查

乌头碱类生物碱普遍存在于毛茛科植物中。草乌为毛茛科植物北乌头的干燥块根；川乌为毛茛科植物乌头的干燥母根，附子为毛茛科植物乌头的子根加工品。乌头碱类生物碱中C_{14}、C_8的羟基常和乙酸或苯甲酸结合形成双酯型生物碱，如乌头碱、次乌头碱及新乌头碱等，该类生物碱亲酯性强、毒性大，是中药乌头的主要毒性成分。因此，乌头类中药材、饮片及其中药制剂等均需要检查其中的酯型生物碱。常用的检查方法有薄层色谱法和高效液相色谱法。

【例1】　强力天麻杜仲丸中乌头碱的限量检查

强力天麻杜仲丸处方中包含制草乌和炮附片，因此需要进行乌头碱的限量检查，《中国药典》采用的检查方法为薄层色谱法。具体方法如下：

取本品10.0 g，研细，加氨试液4 mL使湿润，混匀，加乙醚50 mL，密塞，摇匀，放置过夜，摇匀，滤过，滤液蒸干，残渣用无水乙醇使溶解，并稀释至2.0 mL，作为供试品溶液。另取乌头碱对照品，加无水乙醇制成每1 mL含2.0 mg的溶液，作为对照品溶液。照《中国药典》薄层色谱法(通则0502)试验，吸取供试品溶液10 μL、对照品溶液2 μL，分别点于同一硅胶G薄层板上，以环己烷-乙酸乙酯-二乙胺(8∶6∶1)为展开剂，展开，取出，晾干，喷以稀碘化铋钾试液。供试品色谱中，在与对照品色谱相应的位置上，出现的斑点应小于对照品斑点或不出现斑点。

【例2】　制川乌中酯型生物碱的检查

制川乌为川乌的炮制加工品，药材虽经炮制后毒性有所减弱，但炮制工艺的差异使毒性成分的含量仍存在不同，《中国药典》采用高效液相色谱法检查其中双酯型生物碱的含量。检查方法如下。

色谱条件与系统适用性试验：以十八烷基硅烷键合硅胶为填充剂；以乙腈-四氢呋喃(25∶15)为流动相A，0.1 mol/L醋酸铵(每1 000 mL加冰醋酸0.5 mL)为流动相B，按下表中规定进行梯度洗脱；检测波长为235 nm。理论塔板数按苯甲酰新乌头原碱峰计算应不低于2 000。

时间(min)	流动相A(%)	流动相B(%)
0~48	15→26	85→74
48~49	26→35	74→65
49~58	35	65
58~65	35→15	65→85

取乌头碱对照品、次乌头碱对照品及新乌头碱对照品适量，精密称定，加异丙醇－三氯甲烷(1∶1)混合溶液溶解，分别制成每1 mL分别含乌头碱50 μg、次乌头碱和新乌头碱各0.15 mg的混合溶液，作为对照品溶液；另取制川乌粉末(过三号筛)约2 g，精密称定，置具塞锥形瓶中，加氨试液3 mL，精密加入异丙醇－乙酸乙酯(1∶1)混合溶液50 mL，称定重量，超声处理(功率300 W，频率40 kHz；水温在25℃以下)30 min，放冷，再称定重量，用异丙醇－乙酸乙酯(1∶1)混合溶液补足减失的重量，摇匀，滤过。精密量取续滤液25 mL，40℃以下减压回收溶剂至干，残渣精密加入异丙醇－三氯甲烷(1∶1)混合溶液3 mL溶解，滤过，取续滤液，即得供试品溶液。分别精密吸取对照品溶液与供试品溶液各10 μL，注入液相色谱仪进行测定。制川乌中含双酯型生物碱以乌头碱($C_{34}H_{47}NO_{11}$)、次乌头碱($C_{33}H_{45}NO_{10}$)及新乌头碱($C_{33}H_{45}NO_{11}$)的总量计，不得过0.040%。

二、吡咯里西啶类生物碱的检查

吡咯里西啶类生物碱是一类分布广泛的植物性毒素，主要集中于菊科、豆科和紫草科植物中，大多具有肝毒性，并有潜在的致癌危险。吡咯里西啶类生物碱主要是由千里光次碱和千里光酸形成的酯类，也是千里光属植物的特征性成分之一，而阿多尼弗林碱为药材千里光中特征的吡咯里西啶类生物碱。因此，千里光药材、饮片或其制剂以及其他可能含有阿多尼弗林碱的中药，均应建立相应的限量检查法进行质量控制。主要的检查方法有气相色谱法(GC)、高效液相色谱法(HPLC)及其联用技术等。

【例】　千里光中吡咯里西啶类生物碱的检查

照高效液相色谱－质谱法[《中国药典》(2020年版)通则0512和通则0431)]测定。

色谱、质谱条件与系统适用性试验：以十八烷基硅烷键合硅胶为填充剂；以乙腈－0.5%甲酸溶液(7∶93)为流动相；采用单级四极杆质谱检测器，电喷雾离子化(ESI)正离子模式下选择质荷比(m/z)为366离子进行检测。理论塔板数按阿多尼弗林碱峰计算应不低于8 000。

取野百合碱对照品适量，精密称定，加0.5%甲酸溶液制成每1 mL含0.2 μg的溶液，作为内标溶液；取阿多尼弗林碱对照品适量，精密称定，加0.5%甲酸溶液制成每1 mL含0.1 μg的溶液，作为对照品溶液；取本品粉末(过三号筛)约0.2 g，精密称定，置具塞锥形瓶中，精密加入0.5%甲酸溶液50 mL，称定重量，超声处理(功率250 W，频率40 kHz)40 min，放冷，再称定重量，用0.5%甲酸溶液补足减失的重量，摇匀，滤过，取续滤液作为供试品溶液。精密量取对照品溶液、供试品溶液各2 mL，置5 mL量瓶中，分别精密加入内标溶液1 mL，加0.5%甲酸溶液至刻度，摇匀。分别吸取2 μL，注入液相色谱－质谱联用仪中，计算校正因子并得出供试品中阿多尼弗林碱的含量。按干燥品计算，千里光含阿多尼弗林碱($C_{18}H_{23}NO_7$)不得过0.004%。

三、马兜铃酸的检查

马兜铃酸广泛存在于马兜铃科马兜铃属和细辛属等植物中，是一类含有硝基的菲类有机酸。马兜铃酸具有良好的镇痛及抗炎作用，但同时也是一类具有明确肾毒性的物质，同时具有潜在的致癌作用。为保证用药安全，细辛因其地上部分马兜铃酸含量较高，不再以全草入药，恢复为根和根茎入药，《中国药典》(2020年版)已不再收载马兜铃和天仙藤。马兜铃酸中主要有马兜铃酸Ⅰ、Ⅱ、Ⅲ、Ⅳ等四种，其中马兜铃酸Ⅰ的毒性最强。因此，对于含有马兜铃酸的药材及制剂均应进行马兜铃酸的检查。马兜铃酸常用的检测方法有高效液相色谱法(HPLC)、薄层色谱法(TLC)、液相色谱-质谱联用技术(LC-MS)等，其中HPLC应用最普遍。

【例】 细辛中马兜铃酸Ⅰ的检查

《中国药典》收载的细辛为马兜铃科植物北细辛、汉城细辛或华细辛的干燥根和根茎，采用高效液相色谱法检查其中的马兜铃酸Ⅰ限量。

色谱条件与系统适用性试验：以十八烷基硅烷键合硅胶为填充剂；以乙腈为流动相A，以0.05%磷酸溶液为流动相B，按下表中的规定进行梯度洗脱；检测波长为260 nm，理论塔板数按马兜铃酸Ⅰ峰计算应不低于5 000。

时间(min)	流动相A(%)	流动相B(%)
0~10	30→34	70→66
10~18	34→35	66→65
18~20	35→45	65→55
20~30	45	55
30~31	45→53	55→47
31~35	53	47
35~40	53→100	47→0

取马兜铃酸Ⅰ对照品适量，精密称定，加甲醇制成每1 mL含0.2 μg的溶液，即得对照品溶液；取本品中粉约0.5 g，精密称定，置具塞锥形瓶中，精密加入70%甲醇25 mL，密塞，称定重量，超声处理(功率500 W，频率40 kHz)40 min，放冷，再称定重量，用70%甲醇补足减失的重量，摇匀，滤过，取续滤液，即得供试品溶液。分别精密吸取对照品溶液与供试品溶液各10 μL，注入液相色谱仪测定。本品按干燥品计算，含马兜铃酸Ⅰ($C_{17}H_{11}NO_7$)不得过0.001%。

第五节　生物检查法

生物检查法包括非无菌产品微生物限度检查法、中药饮片微生物限度检查法、无菌检查法、抑菌效力检查法等，其中非无菌产品微生物限度检查系考察非规定灭菌制剂及其原料辅料受微生物污染的程度，包括微生物计数法、控制菌检查法等。

微生物计数法用于能在有氧条件下生长的嗜温细菌和真菌的计数，计数方法包括平皿法、薄膜过滤法和最可能数法(most-probable-number method，简称MPN法)。MPN法用于微生物计数时准确度较差，但对于某些微生物污染量很小的供试品，MPN法可能是更合适的方法。供试品检查时，应根据供试品理化特性和微生物限度标准等因素选择计数方法，检测的样品量应能保证所获得的试验结果能够判断供试品是否符合规定。所选方法的适用性需经确认。

控制菌检查法是用于在规定的试验条件下，检查供试品中是否存在特定的微生物。当采用该法用于检查非无菌制剂及其原、辅料等是否符合相应的微生物限度标准时，应按相应的规定进行检验，包括样品取样量和结果判断等。

非无菌药品的微生物限度标准是基于药品的给药途径和对患者健康潜在的危害及药品的特殊性制定的。除另有规定外，药品生产、贮存、销售过程中的检验，中药制剂、药用原料及辅料、中药提取物、中药饮片的检验，新药标准制定，进口药品标准复核，考察药品质量及仲裁等的微生物限度均以本标准为依据。非无菌药品的微生物限度标准分别见表 4－3～表 4－5。

表 4－3　非无菌不含药材原粉的中药制剂的微生物限度标准

给药途径	需氧菌总数（cfu/g、cfu/mL 或 cfu/10 cm^2）	霉菌和酵母菌总数（cfu/g、cfu/mL 或 cfu/10 cm^2）	控制菌
口服给药 　固体制剂 　液体及半固体制剂	 10^3 10^2	 10^2 10^1	不得检出大肠埃希菌（1 g 或 1 mL）；含脏器提取物的制剂还不得检出沙门菌（10 g 或 10 mL）
口腔黏膜给药制剂 　齿龈给药制剂 　鼻用制剂	10^2	10^1	不得检出大肠埃希菌、金黄色葡萄球菌、铜绿假单胞菌（1 g、1 mL 或 10 cm^2）
耳用制剂 皮肤给药制剂	10^2	10^1	不得检出金黄色葡萄球菌、铜绿假单胞菌（1 g、1 mL 或 10 cm^2）
呼吸道吸入给药制剂	10^2	10^1	不得检出大肠埃希菌、金黄色葡萄球菌、铜绿假单胞菌、耐胆盐革兰氏阴性菌（1 g 或 1 mL）
阴道、尿道给药制剂	10^2	10^1	不得检出金黄色葡萄球菌、铜绿假单胞菌、白念珠菌（1 g、1 mL 或 10 cm^2）；中药制剂还不得检出梭菌（1 g、1 mL 或 10 cm^2）
直肠给药 　固体及半固体制剂 　液体制剂	 10^3 10^2	 10^2 10^2	不得检出金黄色葡萄球菌、铜绿假单胞菌（1 g 或 1 mL）
其他局部给药制剂	10^2	10^2	不得检出金黄色葡萄球菌、铜绿假单胞菌（1 g、1 mL 或 10 cm^2）

表 4－4　非无菌含药材原粉的中药制剂的微生物限度标准

给药途径	需氧菌总数（cfu/g、cfu/mL 或 cfu/10 cm^2）	霉菌和酵母菌总数（cfu/g、cfu/mL 或 cfu/10 cm^2）	控制菌
固体口服给药制剂 　不含豆豉、神曲等发酵原粉 　含豆豉、神曲等发酵原粉	 10^4（丸剂 3×10^4） 10^5	 10^2 5×10^2	不得检出大肠埃希菌（1 g）；不得检出沙门菌（10 g）；耐胆盐革兰氏阴性菌应小于 10^2 cfu（1 g）
液体及半固体口服给药制剂 　不含豆豉、神曲等发酵原粉 　含豆豉、神曲等发酵原粉	 5×10^2 10^3	 10^2 10^2	不得检出大肠埃希菌（1 g 或 1 mL）；不得检出沙门菌（10 g 或 10 mL）；耐胆盐革兰氏阴性菌应小于 10^1 cfu（1 g 或 1 mL）
固体局部给药制剂 　用于表皮或黏膜不完整 　用于表皮或黏膜完整	 10^3 10^4	 10^2 10^2	不得检出金黄色葡萄球菌、铜绿假单胞菌（1 g 或 10 cm^2）；阴道、尿道给药制剂还不得检出白念珠菌、梭菌（1 g 或 10 cm^2）
液体及半固体局部给药制剂 　用于表皮或黏膜不完整 　用于表皮或黏膜完整	 10^2 10^2	 10^2 10^2	不得检出金黄色葡萄球菌、铜绿假单胞菌（1 g 或 1 mL）；阴道、尿道给药制剂还不得检出白念珠菌、梭菌（1 g 或 1 mL）

—•笔记栏•—

表 4-5 非无菌药用原料及辅料、中药提取物及中药饮片的微生物限度标准

	需氧菌总数（cfu/g 或 cfu/mL）	霉菌和酵母菌总数（cfu/g 或 cfu/mL）	控 制 菌
药用原料及辅料	10^3	10^2	未做统一规定
中药提取物	10^3	10^2	未做统一规定
直接口服及泡服饮片	10^5	10^3	不得检出大肠埃希菌（1 g 或 1 mL）；不得检出沙门菌（10 g 或 10 mL）；耐胆盐革兰氏阴性菌应小于 10^4 cfu（1 g 或 1 mL）

【小结】

- 中药的检查
  - 一般限量检查
    - 常规物质检查
      - 氯化物、铁盐、干燥失重、水分、炽灼残渣、灰分、甲醇量、酸败度
  - 外源性有害物质检查
    - 重金属，砷盐，铅、镉、汞、砷、铜，农药残留量，二氧化硫残留量，真菌毒素，残留溶剂
  - 内源性有害物质检查
    - 乌头酯型生物碱、吡咯里西啶类生物碱、马兜铃酸
  - 生物检查

第四章习题

第五章　中药的含量测定

中药的含量测定是指采用物理学、化学或生物学方法对中药中含有的相关化学成分的多少进行定量检测。中药的含量测定是中药质量控制的重要指标，用以判断中药质量的优劣，保证临床用药的安全性和有效性。

第五章微课

第一节　常用含量测定方法

一、化学分析法

化学分析法是以物质的化学反应为基础的分析方法，又称为经典分析法，包括重量分析法和酸碱滴定法。化学分析法所用仪器简单，结果准确性高，相对误差一般在±0.2%以内，但其灵敏度低，对于微量成分的测定缺乏准确性，专属性不高。主要用于测定中药中无机成分和含量较高的一些成分，如总生物碱类、总酸类、总皂苷及矿物药等。

【例】　酸碱滴定法测定山楂中总有机酸的含量

取本品细粉约 1 g，精密称定，精密加水 100 mL，室温下浸泡 4 h，时时振摇，滤过。精密量取续滤液 25 mL，加水 50 mL，加酚酞试剂 2 滴，用氢氧化钠滴定液（0.1 mol/L）滴定，即得。每 1 mL 氢氧化钠滴定液（0.1 mol/L）相当于 6.404 mg 枸橼酸（$C_6H_8O_7$）。

本品按干燥品计算，含有机酸以枸橼酸（$C_6H_8O_7$）计，不得少于 5.0%。计算公式为：

$$含量(\%) = \frac{T \times F \times V \times 4}{m_s \times 1\,000 \times (1 - 干燥失重\,\%)} \times 100$$

式中，T 为滴定度（6.404 mg/mL），V 为氢氧化钠滴定液消耗体积，m_s 为山楂细粉称样量，F 为氢氧化钠滴定液的浓度校正因子 $\left(F = \frac{实际浓度}{规定浓度}\right)$，4 为供试品的稀释倍数，1 000 为称样量的单位换算。

二、光谱法

（一）紫外-可见分光光度法

紫外-可见分光光度法是通过测定被测物质在特定波长处（190~800 nm）的吸光度，确定物质含量的方法，其定量分析依据是 Lambert-Beer 定律，该法具有灵敏度高、准确度好、操作简便等优点。

紫外-可见分光光度法要求被测成分或者经显色反应后的产物对紫外-可见光有选择性吸收，大多数试样均可采用此法进行含量测定。由于中药样品成分复杂，不同组分的紫外吸收光谱彼此重叠，而光吸收定律具有加和性，因此使用紫外-可见分光光度法对中药进行含量测定时，通常测定的是多个成分的总含量，如总生物碱、总黄酮、总皂苷、总多糖等。为排除其他组分的干扰，测定前必须采用适当的提取、分离等手段来纯化样品。同时，为避免试样基体或者试剂的干扰，应选择合适的试样空白和试剂空白进行空白扣除。

在紫外-可见分光光度法中，溶剂的选择非常重要。含有杂原子的有机溶剂，通常有很强的末端吸收。因此，当作溶剂使用时，它们的使用范围均不能小于截止使用波长，如甲醇、乙醇的

—•笔记栏•—

截止使用波长为 205 nm。另外,当溶剂不纯时,也可能增加干扰吸收。因此,在测定供试品前,应先检查所用的溶剂在供试品待测波长附近是否符合要求。此外还要对仪器进行校正和检定,包括波长、吸光度的准确度和杂散光的检查详见[《中国药典》(2020 年版)四部通则 0401]。

紫外-可见分光光度法进行含量测定时,按照测定波长不同,分为单波长光谱法和计算分光光度法。在中药分析中,以单波长光谱法应用最多。单波长光谱法用于含量测定的方法一般有吸收系数法、标准曲线法和对照品比较法三种。

【例 1】 紫草中羟基萘醌总色素的含量测定(吸收系数法)

取本品适量,在 50℃干燥 3 h,粉碎(过三号筛),取约 0.5 g,精密称定,置 100 mL 量瓶中,加乙醇至刻度,4 h 内时时振摇,滤过。精密量取续滤液 5 mL,置 25 mL 量瓶中,加乙醇至刻度,摇匀。照紫外-可见分光光度法(通则 0401),在 516 nm 波长处测定吸光度,按左旋紫草素($C_{16}H_{16}O_5$)的百分吸收系数 242 计算。

本品含羟基萘醌总色素以左旋紫草素($C_{16}H_{16}O_5$)计,不得少于 0.80%。计算公式为:

$$含量(\%)=\frac{\dfrac{A}{E_{1\,cm}^{1\%}\times 100}\times D}{m_s}\times 100$$

式中,A 为供试品溶液的吸光度,$E_{1\,cm}^{1\%}$ 为左旋紫草素的百分吸收系数 242,D 为供试品的稀释倍数(100×25/5),m_s 为紫草称样量。

【例 2】 山楂叶中总黄酮含量的测定(标准曲线法)

(1)对照品溶液的制备:精密称取在 120℃干燥至恒重的芦丁对照品 25 mg,置 50 mL 量瓶中,加乙醇适量,超声处理使溶解,放冷,加乙醇至刻度,摇匀。精密量取 20 mL,置 50 mL 量瓶中,加水至刻度,摇匀,即得(每 1 mL 中含无水芦丁 0.2 mg)。

(2)标准曲线的制备:精密量取对照品溶液 1 mL、2 mL、3 mL、4 mL、5 mL、6 mL,分别置 25 mL 量瓶中,各加水至 6 mL,加 5%亚硝酸钠溶液 1 mL,摇匀,放置 6 min,加 10%硝酸铝溶液 1 mL,摇匀,放置 6 min,加氢氧化钠试液 10 mL,再加水至刻度,摇匀,放置 15 min,以相应试剂为空白,立即照紫外-可见分光光度法(通则 0401),在 500 nm 的波长处测定吸光度,以吸光度为纵坐标,浓度为横坐标,绘制标准曲线。

(3)测定法:取本品细粉约 1 g,精密称定,置索氏提取器中,加三氯甲烷加热回流提取至提取液无色,弃去三氯甲烷液,药渣挥去三氯甲烷,加甲醇继续提取至无色(约 4 h),提取液蒸干,残渣加稀乙醇溶解,转移至 50 mL 量瓶中,加稀乙醇至刻度,摇匀,作为供试品贮备液。取供试品贮备液,滤过,精密量取续滤液 5 mL,置 25 mL 量瓶中,加水稀释至刻度,摇匀。精密量取 2 mL,置 25 mL 量瓶中,照标准曲线制备项下的方法,自"加水至 6 mL"起依法测定吸光度,从标准曲线上读出供试品溶液中芦丁的重量(mg),计算,即得。

本品按干燥品计算,含总黄酮以无水芦丁($C_{27}H_{30}O_{16}$)计,不得少于 7.0%。计算公式为:

$$含量(\%)=\frac{m}{m_s\times(1-干燥失重\ \%)\times 1\,000}\times D\times 100$$

式中,m 为标准曲线上读出供试品溶液中芦丁的重量,m_s 为山楂叶细粉称样量,D 为供试品的稀释倍数(50×5×25/2),1 000 为称样量的单位换算。

【例 3】 灯盏细辛注射液中总咖啡酸酯的含量测定(对照品比较法)

(1)对照品溶液的制备:取 1,3-O-二咖啡酰奎宁酸对照品适量,精密称定,加 0.1 mol/L 碳酸氢钠溶液制成 1 mL 含总咖啡酸酯以 1,3-O-二咖啡酰奎宁酸 10 μg 的溶液,即得。

(2)供试品溶液的制备:精密量取本品 1 mL,置 200 mL 量瓶中,加水至刻度摇匀,即得。

(3)测定法:分别取对照品溶液与供试品溶液,照紫外-可见分光光度法(通则 0401),在

305 nm 波长处测定吸光度，即得。

本品每 1 mL 含总咖啡酸酯以 1,3 - O -二咖啡酰奎宁酸（$C_{25}H_{24}O_{12}$）计，应为 2.0~3.0 mg。计算公式为：

$$含量(mg)=\frac{\frac{A_x}{A_s}\times C_s\times D}{1\,000}$$

式中，C_s 为对照品溶液的浓度，A_s 为对照品溶液的吸光度，A_x 为供试品溶液的吸光度，D 为供试品的稀释倍数（200），1 000 为对照品溶液浓度的单位换算。

使用该法时应注意：对照品溶液和供试品溶液的制备应平行操作，且对照品溶液的浓度应在供试品溶液中待测组分浓度的 100%±10%之间。

在《中国药典》（2020 年版）一部中，黄杨宁片中环维黄杨星 D，产复康颗粒中总生物碱，华山参中总生物碱，淫羊藿中总黄酮等含量测定采用对照品比较法。

（二）原子吸收分光光度法

原子吸收分光光度法是基于从光源辐射出具有待测元素特征谱线的光，通过试样蒸气时被待测元素的基态原子吸收，辐射光强度减弱，通过测定辐射光强度减弱的程度，求出供试品中待测元素的含量。该方法是中药有害元素及低含量矿物药测定的常用方法，具有灵敏度高、选择性好、操作简便、测定范围广，但存在线性范围窄、测定不同元素需要不同光源等不足之处。原子吸收分光光度法的定量分析依据是当原子蒸气的厚度固定时，吸光度和被测组分的浓度呈线性关系，常用的定量分析方法有标准曲线法和标准加入法，其中标准曲线法较为常用。

【例】　龙牡壮骨颗粒中钙的含量测定（标准曲线法）

（1）对照品溶液的制备：取碳酸钙基准物约 60 mg，置 100 mL 量瓶中，用水 10 mL 湿润后，用稀盐酸 5 mL 溶解，加水至刻度，摇匀，精密量取 25 mL，置 100 mL 量瓶中，加水至刻度，摇匀，量取 1.0 mL、1.5 mL、2.0 mL、2.5 mL 和 3.0 mL，分别置 25 mL 量瓶中，各加镧试液 1 mL，加水至刻度，摇匀，即得。

（2）供试品溶液的制备：取装量差异项下的本品，混匀，取适量，研细，取 0.5 g 或 0.3 g（无蔗糖），精密称定，置 100 mL 量瓶中，用水 10 mL 湿润后，用稀盐酸 5 mL 溶解，加水至刻度，摇匀，滤过。精密量取续滤液 2 mL，置 25 mL 量瓶中，加镧试液 1 mL，加水至刻度，摇匀，即得。

（3）测定法：取对照品溶液与供试品溶液，依法（通则 0406 第一法）在 422.7 nm 的波长处测定，计算，即得。

本品每袋含钙（Ca）不得少于 45.0 mg。计算公式为：

$$含量(mg/袋)=\frac{C_x\times D\times 10}{m_s}$$

式中，C_x 为标准曲线上读出的供试品溶液的浓度，D 为供试品的稀释倍数（100×25/2），10 为折合的每袋颗粒含量，m_s 为龙牡壮骨颗粒称样量。

三、色谱法

（一）高效液相色谱法

高效液相色谱法（HPLC）是采用高效小粒径填充剂做固定相，通过高压输液泵输送流动相，对供试品进行分离测定，利用保留值进行定性分析、峰面积或峰高进行定量分析的色谱方法。该方法是一种高效、快速的分离分析方法，应用非常广泛，发展特别迅速，现已成为中药含量测定最常用的方法。

高效液相色谱法常用的定量分析方法有外标法、内标法和面积归一化法。当采用定量环或

—•笔记栏•—

自动进样器进样时,进样量可以准确控制,常用外标法进行定量。当标准曲线通过原点时,可采用外标一点法定量;如果标准曲线不通过原点,则需用外标二点法进行定量。对生物样品内中药成分进行定量分析时,常用内标法。面积归一化法使用较少,特别是用于杂质检查时,面积归一化法测定误差大,通常只用于粗略考察供试品溶液中的杂质含量。除另有规定外,一般不用于微量杂质的检查。

1. 分析技术及条件选择

(1) 色谱柱:色谱柱是高效液相色谱仪最重要的部件,由柱管和固定相组成。按用途可分为分析柱和制备柱;按固定相的颗粒大小可分为常规柱和超高效液相色谱(UPLC)柱,UPLC 的分离效率高,分析速度快。

(2) 固定相:高效液相色谱的固定相种类可分为吸附剂和化学键合相。其中化学键合相是高效液相色谱法最常使用的固定相。对固定相的选择无固定的规律可循,但大多数小分子药物可采用反相色谱法分离,以十八烷基硅烷键合硅胶最为常用。对于易电离的样品可采用离子交换色谱或离子对色谱进行分离。

(3) 流动相:在高效液相色谱中,流动相的调节能显著影响分离效果。在反相色谱中,通常以水为基础溶剂,再加入一定量的与水混溶的有机极性溶剂(如甲醇、乙腈等)调节流动相的极性。对于一些易电离的组分,可加入 pH 适当的缓冲溶液改变样品带电荷的状态,从而改变其保留值。

多数固定相为硅胶基质,当流动相中含有缓冲溶液时,应注意控制缓冲溶液的 pH。除特殊色谱柱外,通常 pH 应控制在 2~8 之间。当 pH 大于 8 时,硅胶会发生溶解,当 pH 小于 2 时,与硅胶相连的化学键合相易水解脱落。

此外,为保护色谱柱和色谱仪器系统,流动相在使用前要求进行脱气和过滤处理。

(4) 洗脱方式:流动相的洗脱方式分为等度洗脱和梯度洗脱,前者是在一个分析周期内流动相的组成保持恒定,适用于组分较少、性质差别不大的样品。后者是在一个分析周期内按一定程序控制流动相的组成(如极性、pH 或离子强度等),使所有组分都能在合适的条件下获得分离,适合于分组较多、性质差别较大的复杂样品。

(5) 检测器

1) 紫外检测器:高效液相色谱法最常用的检测器,包括可变波长型检测器和二极管阵列检测器,具有灵敏度高、线性范围宽、对流速和温度波动不灵敏,可用于梯度洗脱,但只适用于有紫外可见吸收的样品检测,大部分中药可使用此检测器进行检测,使用时应注意流动相的截止波长必须小于检测波长。

2) 蒸发光散射检测器(evaporative light-scattering detector,ELSD):高效液相色谱法中一种通用的检测器,理论上 ELSD 可用于挥发性低于流动相的任何样品组分,但由于检测器灵敏度比紫外检测器低,因此主要用于对紫外响应较低的糖类、甾体类、氨基酸等样品的分析。使用时应注意不允许使用含不挥发性盐组分的流动相。

3) 其他检测器:① 荧光检测器灵敏度比紫外检测器高,但只适用于能产生荧光或衍生物能产生荧光的物质,常用于氨基酸、多环芳烃、酶及甾体化合物等。② 示差折光检测器是一种通用型的检测器,利用组分和流动相折光率之差进行检测,但灵敏度低,不能用于痕量分析,此外流动相的组成对基线影响较大,不适合梯度洗脱。③ 电化学检测器则主要用于能氧化、还原的物质,灵敏度高,尤其适用于痕量分析。

2. 系统适用性试验　色谱系统的适用性试验通常包括理论塔板数、分离度、灵敏度、重复性和拖尾因子等五个参数,其中分离度和重复性尤为重要。

(1) 理论塔板数(n):用于评价色谱柱的分离效能,采用理论塔板数作为衡量色谱柱效能的指标时,应指明测定物质,一般为待测物质或内标物质的理论塔板数。

(2) 分离度(R):用于评价待测组分与相邻共存物或难分离物质之间的分离程度,是衡量色谱系统效能的关键指标。定量分析时,要求待测峰与其他峰、内标峰或特定的杂质对照峰之间有较好的分离度。除另有规定外，待测组分与相邻共存物之间的分离度应大于1.5。

(3) 灵敏度：用于评价色谱系统检测微量物质的能力，通常以信噪比(S/N)来表示。定量测定时，信噪比应不小于10；定性测定时，信噪比应不小于3。系统适用性试验中可以设置灵敏度测试溶液来评价色谱系统的检测能力。

(4) 重复性：用于评价连续进样中，色谱系统响应值的重复性能。采用外标法时，通常取各品种项下的对照品溶液，连续进样5次，除另有规定外，其峰面积测量值的相对标准偏差(RSD)应不大于2.0%；采用内标法时，通常配制相当于80%、100%和120%的对照品溶液，加入规定量的内标溶液，配成3种不同浓度的溶液，分别至少进样2次，计算平均校正因子。其RSD应不大于2.0%。

(5) 拖尾因子(T)：用于评价色谱峰的对称性。拖尾因子计算公式为：

$$T = \frac{W_{0.05\mathrm{h}}}{2d_1}$$

式中，$W_{0.05\mathrm{h}}$为5%峰高处的峰宽，d_1为峰顶在5%峰高处横坐标平行线的投影点至峰前沿与此平行线交点的距离。

除另有规定外，峰高法定量时T应在0.95~1.05之间。

以峰面积作定量参数时，一般的峰拖尾或前伸不会影响峰面积积分，但严重拖尾会影响基线和色谱峰起止的判断和峰面积积分的准确性，此时应在品种正文项下对拖尾因子作出规定。

【例1】　黄芪中黄芪甲苷的含量测定(外标二点法)

(1) 色谱条件与系统适用性试验：以十八烷基硅烷键合硅胶为填充剂；以乙腈-水(32：68)为流动相；蒸发光散射检测器(ELSD)检测。理论塔板数按黄芪甲苷峰计算应不低于4 000。

(2) 对照品溶液的制备：取黄芪甲苷对照品适量，精密称定，加80%甲醇制成每1 mL含0.5 mg的溶液，即得。

(3) 供试品溶液的制备：取本品粉末(过四号筛)约1 g，精密称定。置具塞锥形瓶中，精密加入含4%浓氨试液的80%甲醇溶液(取浓氨试液4 mL，加80%甲醇至100 mL，摇匀)50 mL，密塞，称定重量，加热回流1 h，放冷，再称定重量，用含4%浓氨试液的80%甲醇溶液补足减失的重量，摇匀，滤过，精密量取续滤液25 mL，蒸干，残渣用80%甲醇溶解，转移至5 mL量瓶中，加80%甲醇至刻度，摇匀，滤过，取续滤液，即得。

(4) 测定法：分别精密吸取对照品溶液2 μL(或5 μL)、10 μL，供试品溶液10~20 μL，注入液相色谱仪，测定，以外标两点法对数方程计算，即得。

本品按干燥品计算，含黄芪甲苷($C_{41}H_{68}O_{14}$)不得少于0.080%。

根据ELSD定量计算依据：$\lg A = a + b\lg m$，代入对照品溶液的数据$\lg A_1 = a + b\lg m_1$和$\lg A_2 = a + b\lg m_2$计算出常数a和b，再将供试品溶液的数据代入$\lg A_x = a + b\lg m_x$，即可求出m_x。计算公式为：

$$含量(\%) = \frac{m_x \times D}{m_s \times (1 - 干燥失重\%)}$$

式中，m_x为计算求出的供试品溶液的质量，D为供试品的稀释倍数(5×50/25)，m_s为黄芪粉末称样量。

【例2】　丹参中丹参酮类成分含量测定(一测多评法)

(1) 色谱条件与系统适用性试验：以十八烷基硅烷键合硅胶为填充剂；以乙腈为流动相A，以0.02%磷酸溶液为流动相B，按下表中的规定进行梯度洗脱；柱温：20℃；检测波长：270 nm。理论塔板数按丹参酮Ⅱ$_A$峰计算应不低于60 000。

—•笔记栏•—

时间(min)	流动相A(%)	流动相B(%)
0~6	61	39
6~20	61→90	39→10
20~20.5	90→61	10→39
20.5~25	61	39

(2)对照品溶液的制备：取丹参酮Ⅱ$_A$对照品适量，精密称定，置棕色量瓶中，加甲醇制成每1 mL含20 μg的溶液，即得。

(3)供试品溶液的制备：取本品粉末(过三号筛)约0.3 g，精密称定，置具塞锥形瓶中，精密加入甲醇50 mL，密塞，称定重量，超声处理(功率140 W，频率42 kHz)30 min，放冷，再称定重量，用甲醇补足减失的重量，摇匀，滤过，取续滤液，即得。

(4)测定法：分别精密吸取对照品溶液与供试品溶液各10 μg，注入液相色谱仪，测定。以丹参酮Ⅱ$_A$对照品为参照，以其相应的峰为S峰，计算隐丹参酮、丹参酮Ⅰ的相对保留时间，其相对保留时间应在规定值的±5%范围之内。相对保留时间及校正因子见下表：

待测成分(峰)	相对保留时间(min)	校正因子
隐丹参酮	0.75	1.18
丹参酮Ⅰ	0.79	1.31
丹参酮Ⅱ$_A$	1.00	1.00

以丹参酮Ⅱ$_A$的峰面积为对照，分别乘以校正因子，计算隐丹参酮、丹参酮Ⅰ、丹参酮Ⅱ$_A$的含量。

本品按干燥品计算，含丹参酮Ⅱ$_A$($C_{19}H_{18}O_3$)、隐丹参酮($C_{19}H_{20}O_3$)和丹参酮Ⅰ($C_{18}H_{12}O_3$)的总量不得少于0.25%。计算公式：

$$\text{总含量}(\%)=\left(\frac{A^x_{\text{隐}}}{f_{\text{隐}}\times A^x_{\text{Ⅱ}_A}}+\frac{A^x_{\text{Ⅰ}}}{f_{\text{Ⅰ}}\times A^x_{\text{Ⅱ}_A}}+1\right)\times\frac{C^s_{\text{Ⅱ}_A}}{A^s_{\text{Ⅱ}_A}}\times\frac{D}{m_s\times(1-\text{干燥失重}\%)}\times 100$$

式中，$C^s_{\text{Ⅱ}_A}$为对照品溶液中丹参酮Ⅱ$_A$的浓度，$A^s_{\text{Ⅱ}_A}$为对照品溶液中丹参酮Ⅱ$_A$的峰面积，$A^x_{\text{隐}}$为供试品的溶液中隐丹参酮的峰面积，$A^x_{\text{Ⅰ}}$为供试品的溶液中丹参酮Ⅰ的峰面积，$A^x_{\text{Ⅱ}_A}$为供试品的溶液中丹参酮Ⅱ$_A$的峰面积，$f_{\text{隐}}$为隐丹参酮的相对校正因子，$f_{\text{Ⅰ}}$为丹参酮Ⅰ的相对校正因子，D为供试品的稀释倍数(50)，m_s为丹参粉末称样量。

本例以丹参酮Ⅱ$_A$为对照品，通过丹参酮Ⅱ$_A$与隐丹参酮、丹参酮Ⅰ的函数关系，计算出隐丹参酮、丹参酮Ⅰ的含量。通过一种对照品对多个指标进行控制(一测多评)，可以在对照品缺乏或者昂贵的情况下通过测定一个对照品的含量，实现多成分含量的同时测定。在《中国药典》(2020年版)一部中黄连生物碱含量的测定也采用一测多评法。

一测多评

(二)气相色谱法

气相色谱法(GC)是以气体为流动相，利用试样中各组分在色谱柱中的流动相和固定相间的分配系数不同达到分离目的，利用保留值进行定性、色谱峰面积或峰高进行定量的色谱分析方法。该方法具有分离效率高、分析速度快、操作简便、灵敏度高等特点，主要用于中药中的挥发性成分或经衍生化后能气化的物质以及水分、农药残留、提取物中有机溶剂残留等的测定。

气相色谱法定量分析时，如果采用手工进样，进样量不易精确控制，并且进样速度、温度对进样量均有影响，因此最好采用内标法定量。如果采用自动进样时，进样重复性较好，可采用外标法定量。当采用顶空进样技术时，由于供试品溶液和对照品溶液处在不同的基质中，可采用标准溶液加入法消除基质效应的影响。

1. 分析技术及条件选择

（1）色谱柱与固定相：气相色谱柱可分为填充柱和毛细管柱。固定相分为固体吸附剂和液体固定液。常用的固体吸附剂多为高分子多孔小球、分子筛等多孔型固定相，用于水分和含羟基（醇）化合物的测定。常用的固定液有甲基聚硅氧烷（非极性，如 DB－1）、5%苯基-95%甲基聚硅氧烷（弱极性，如 DB－5）、50%苯基-50%甲基聚硅氧烷（中等极性，如 DB－17）、聚乙二醇（极性，如 PEG－20M）等。通常根据试样的极性，依据相似相溶的原则来选择固定液的种类。

（2）载气：载气的种类对柱效、柱压和检测器灵敏度会产生影响，氦气、氮气和氢气均可用作载气。中药分析中，氢焰离子化检测器最常用，因此除另有规定外，常用氮气为载气。

（3）进样方式和进样量：气相色谱法的进样方式分为溶液直接进样和顶空进样。溶液直接进样采用微量注射器、微量自动进样阀等，进样量一般不超过数微升。采用毛细管柱时，一般应采用分流进样以避免进样量过载。顶空进样适用于固体和液体供试品中挥发性组分的分离和测定。

（4）检测器：氢焰离子化检测器对碳氢化合物响应良好，适合检测大多数的药物，除另有规定外，一般用氢焰离子化检测器，用氢气作为燃气，空气作为助燃气，检测器温度一般应高于柱温，并不得低于 150℃，以免水汽凝结，通常为 250~350℃。

（5）温度：气相色谱仪中气化室、色谱柱和检测器的温度需要准确控制，通常根据色谱柱的温度确定气化室和检测器的温度。色谱柱的温度根据待测试样的沸点确定，对于高沸点的样品（300~400℃），柱温 200~250℃；对于 200~300℃ 的试样，柱温 150~180℃；对于沸点 100~200℃，柱温选各组分的平均沸点 2/3；对于低沸点的样品，可在室温或 50℃左右进行分析；对于宽沸程的样品，应采用程序升温的方法。

气化室的温度采用样品的沸点或略高于沸点温度（不超过沸点 50℃），以保证样品瞬间气化。检测室的温度通常高于柱温 30℃左右或等于气化室温度，以保证流出物不在检测器中冷凝而污染检测器。

2. 系统适用性试验　　除另有规定外，按照高效液相色谱法系统适用性要求。

【例】　四味珍层冰硼滴眼液中天然冰片的含量测定（内标加校正因子法）

（1）色谱条件与系统适用性试验：以聚乙二醇（PEG）－20M 为固定相，涂布浓度为 10%；程序升温：初始温度为 140℃，保持 12 min；以 10℃/min 的速率升至 170℃，保持 10 min。理论塔板数按右旋龙脑峰计算，应不低于 1 900。

（2）校正因子：取水杨酸甲酯适量，精密称定，加乙酸乙酯制成每 1 mL 约含 1 mg 的溶液，作为内标溶液。另取右旋龙脑对照品约 12.5 mg，精密称定，置 25 mL 量瓶中，加内标溶液溶解并稀释至刻度，摇匀，吸取 2 μL，注入气相色谱仪，计算校正因子。

（3）测定法：精密量取本品 5 mL，置具塞试管中，精密加入内标溶液 5 mL，振摇提取，静置使分层，分取上清液，吸取 2 μL，注入气相色谱仪，测定，即得。

本品每 1 mL 含天然冰片以右旋龙脑（$C_{10}H_{18}O$）计，不得少于 0.28 mg。计算公式：

$$\text{校正因子}\ f=\frac{A_R/C_R}{A_s/C_s}；\ \text{含量}(\%)=f\times\frac{A_x}{A_R^{样}/C_R^{样}}\times D\times 100$$

式中，C_R 为内标物溶液的浓度，A_R 为内标物的峰面积，C_s 为对照品溶液的浓度，A_s 为对照品溶液的峰面积，f 为校正因子，A_x 为供试品溶液中右旋龙脑的峰面积，$A_R^{样}$ 为供试品溶液中内标物的峰面积，$C_R^{样}$ 为供试品溶液中内标物的浓度，D 为供试品的稀释倍数（5/5）。

—•笔记栏•—

（三）薄层色谱扫描法

薄层色谱扫描法（thin layer chromatogram scanning，TLCS）是在薄层色谱基础上发展起来的一种原位分析方法，指用一定波长的光照射在薄层板上，对薄层色谱中可吸收紫外光或可见光的斑点，或经激发后能发射出荧光的斑点进行扫描，将扫描得到的图谱及积分数据用于鉴别、检查或含量测定的方法。与高效液相色谱法比较，具有多通道效应，可同时平行分离分析多个样品；流动相用量少且选择范围宽、更换方便；而且具有容易操作、成本低等优点，但准确度和精密度都不如高效液相色谱法。

薄层色谱扫描法的定量方法有外标法、内标法和标准曲线法等。外标法是薄层扫描法较常用的定量方法，要求点样量准确。内标法可消除由于点样量不准而产生的误差，但操作复杂，因此应用较少。

1. 分析原理

（1）按照检测方法不同可将薄层色谱扫描法分为薄层吸收扫描法和薄层荧光扫描法。前者用于测定在紫外-可见光区有吸收的组分；后者适用于有荧光组分的测定。

（2）按照扫描方式不同可将薄层吸收扫描法分为单波长扫描和双波长扫描两种。单波长扫描法适用于分离度好，背景干扰小的薄层色谱。双波长法测定样品斑点在测定波长和参比波长处的吸光度之差，可减少薄层板的背景干扰，适用于分离度较差、组分间相互干扰的薄层板。

（3）根据扫描时光束的轨迹不同可将薄层色谱扫描法可分为线性扫描和锯齿扫描。线性扫描适用于形状规则的斑点扫描，不适合形状不规则、分布不均匀的斑点，主要用于薄层荧光扫描法。锯齿扫描适用于形状不规则或分布不均匀的斑点。

2. 系统适用性试验

（1）比移值（R_f）：从基线至展开斑点中心的距离与从基线至展开剂前沿的距离的比值。除另有规定外，斑点的比移值 R_f 以在 0.2~0.8 之间为宜。

（2）分离度（或称分离效能）：当薄层色谱扫描法用于限量检查和含量测定时，要求定量峰和相邻峰之间有较好的分离度。除另有规定外，分离度应大于 1.0。

（3）相对标准偏差（relative standard deviation，*RSD*）：同一供试品溶液在同一薄层板上平行点样的待测成分的峰面积测量值的 *RSD* 应不大 5.0%；需显色后测定的或者异板的 *RSD* 应不大于 10.0%。

【例】 九分散中士的宁的含量测定（外标二点法）

取装量差异项下的本品，混匀，取约 2 g，精密称定，置具塞锥形瓶中，精密加三氯甲烷 20 mL 与浓氨试液 1 mL，轻轻摇匀，称重，于室温放置 24 h，再称重，用三氯甲烷补足减失的重量，充分振摇，滤过，精密量取续滤液 10 mL，用硫酸溶液（3→100）分次提取至生物碱提尽，合并硫酸液，加浓氨试液使呈碱性，用三氯甲烷分次提取，合并三氯甲烷液，蒸干，精密加三氯甲烷 5 mL 使残渣溶解，作为供试品溶液。另取士的宁对照品，加三氯甲烷制成每 1 mL 含 0.4 mg 的溶液，作为对照品溶液。照薄层色谱法（通则 0502）试验，吸取对照品溶液 2 μL、5 μL，供试品溶液 5 μL，分别交叉点于同一硅胶 GF_{254} 薄层板上，以甲苯-丙酮-乙醇-浓氨试液（16∶12∶1∶4）的上层溶液为展开剂，展开，取出，晾干。照薄层色谱法（通则 0502 薄层色谱扫描法）进行扫描，波长：$\lambda_s=254$ nm，$\lambda_R=325$ nm，测量供试品吸光度积分值与对照品吸光度积分值，计算，即得。

本品按干燥品计算，每袋含马钱子以士的宁（$C_{21}H_{22}N_2O_2$）计，应为 4.5~5.5 mg。

根据外标二点法计算依据：$A=km+b$，代入对照品溶液的数据 $A_1=km_1+b$ 和 $A_2=km_2+b$ 计算出常数 k 和 b，再将供试品溶液的数据代入 $A_x=km_x+b$，即可求出 m_x。计算公式为：

$$含量(\%)=\frac{m_x\times D\times 2.5}{m_s\times(1-干燥失重\%)}$$

—•笔记栏•—

式中，m_x 为计算求出的供试品溶液的质量，D 为供试品的稀释倍数(5×21/10)，2.5 为折合的每袋颗粒含量，m_s 为九分散称样量。

四、联用技术

(一) 气相色谱-质谱联用技术

气相色谱-质谱联用技术(GC－MS)是利用气相色谱法(GC)对多组分混合物进行分离后，通过适当的接口将样品送入质谱仪，用质谱法进行定性和定量分析的方法。该法具有气相色谱分离能力强、分析速度快的优点，同时兼具质谱定性能力强、灵敏度高、响应速度快的优点。目前多用毛细管气相色谱与质谱联用，检测限已达到 10^{-9}～10^{-12} g 水平。

1. 工作原理　气相色谱-质谱联用仪由气相色谱单元、接口装置和质谱仪三部分组成，用计算机控制仪器和进行综合数据处理。气相色谱单元与普通气相色谱仪相似，但对色谱柱、载气、接口温度等有所要求。通常选用合适的毛细管柱和合适的固定液，要求固定液的流失不得干扰质谱检测。载气通常选电离电位较高的氦气或氢气，接口温度应略低于柱温，且保持接口各部位温度均匀。

接口装置是解决气相色谱和质谱联用的关键部分，起到传输试样，匹配工作气压的作用。在气相色谱部分，样品在高于大气压的载气带动下，在色谱柱中得到分离，通常色谱柱的出口端为大气压。而质谱仪中样品气态分子需要在真空条件下的离子源中转化为气态离子，通过接口可以实现气相色谱仪的大气压工作条件和质谱仪的真空工作条件的连接和匹配。常用的接口装置有直接导入型、分流型和浓缩型。最简单、最常用的方法是使用毛细管柱直接导入型接口。

质谱单元由离子源、质量分析器和检测器组成。在气相色谱-质谱联用仪中离子源通常采用电子轰击离子(EI)源，质量分析器以四级杆质谱居多，离子阱、飞行时间质量分析器也有使用。

2. 数据采集　在 GC－MS 中，数据处理系统获得的数据经分析处理后，可以得到多种信息，包括总离子流色谱图、质量色谱图、选择离子监测图和质谱图。这些质谱图的峰面积与相应组分的含量成正比，是 GC－MS 定量的依据。

(1) 总离子流色谱图(TIC)：总离子流色谱图相当于色谱图，是以质谱仪得到的总离子流强度为纵坐标，以时间为横坐标得到的图谱。使用总离子流色谱图定量较简单，适合于组成简单、分离度较高的试样。

(2) 质量色谱图(MC)：从总离子流色谱图中提取得到某个质量的离子的色谱图，称为质量色谱图。可以通过选择不同质量的离子得到质量色谱图，进行定量分析，这样可以排除一些未分开组分的干扰。

(3) 选择离子监测图(SIM)：通过预先选定一种或多种特征质量峰进行检测，获得的离子流强度随时间变化的曲线，称为选择离子监测图。所谓特征离子通常是含有待分析化合物结构特征的离子，可以是分子离子峰，也可以是碎片峰。特征离子可能有多个，通常选丰度较高的离子作为特征离子，但如果该离子与试样中其他组分的特征离子相同或相近，则不能将其作为特征离子，可改用丰度低，但不存在干扰的离子作为特征离子。该方法需根据已知组分的特征离子来设置 SIM 扫描的离子，进样后用选择离子 SIM 模式采集了数据再定量测定。SIM 采集的离子少，灵敏度比全扫描高，特别适合于低含量组分的分析。

3. 定量分析方法　GC－MS 获得的离子流色谱图，其色谱峰面积和相应组分的含量成正比，因此可根据峰面积对其进行定量分析。定量的方法同色谱法相似，有外标法、内标法等。

(二) 液相色谱-质谱联用技术

液相色谱-质谱联用技术(LC－MS)是将高效液相色谱和质谱联用的技术，兼具高效液相色谱的高分离能力和质谱法的高灵敏度、高选择性特点，适合于分离大多数的化合物。

1. 工作原理　LC－MS 的工作原理与 GC－MS 相似，待测样品经高效液相色谱法分离后，通过适当的接口去除溶剂，并使组分离子化，然后进入质谱仪的质量分析器，根据质荷比的不同使离子分离，最后经检测器记录得到总离子流色谱、质量色谱图、选择离子监测图等，根据色谱图对样品进行定性分析和定量分析。

LC－MS 由液相色谱单元、接口和质谱单元组成。液相单元与高效液相色谱法相同，接口单元使用最多的是电喷雾离子源，其次是大气压化学电离源。电喷雾离子源（ESI）是一种软电离源，对于分子量 1 000 以下的小分子通常生成单电荷离子，少量化合物有双电荷离子。谱图中主要是准分子离子，很少或没有碎片。大气压化学电离源（APCI）主要产生的是单电荷离子，主要得到的是准分子离子。质谱单元中的质量分析器有四级杆质量分析器、飞行时间质量分析器、离子阱质量分析器等。

2. LC－MS 分析条件选择

（1）接口：ESI 源主要适合于分析极性强的大分子有机化合物，APCI 源主要适合于中等极性的化合物的分析，对于用 ESI 不能产生足够强的离子的化合物，可以采用 APCI 方式增加离子产率。

（2）离子模式：根据试样的带电性质可选择正离子模式和负离子模式。正离子模式适合于碱性比基质强或有足够极性能形成稳定的加和离子的样品，如$(M+Na)^+$、$(M+NH_4)^+$，溶剂为弱酸性以提供足够的质子。负离子模式适合酸性比基质更强，能形成$(M-H)^-$，或有足够的极性去形成稳定的加和离子的样品，如$(M+OAc)^-$，溶剂为弱碱性。

（3）流动相：常用的流动相有水、甲醇、乙腈等，需要调节 pH 时，应使用甲酸、乙酸、氨水、乙酸铵、碳酸氢铵等挥发性试剂，避免使用磷酸盐及离子对试剂。流动相一般选用色谱纯级别的试剂，流动相的添加剂则应选择分析纯以上的试剂。

（4）样品溶液：样品溶液在进样前必须经过滤处理，盐浓度高的试样必须进行脱盐处理，以免污染管道。未知样品分析时，样品溶液浓度一定要低，遵循从低到高的规律。直接进样时，样品溶液的浓度一般不高于 20 μg/mL。

3. 定量分析方法　LC－MS 与 GC－MS 相似，可以得到总离子流图、质量色谱图、选择离子监测图等，其色谱峰面积和相应组分的含量成正比，因此可根据峰面积对其进行定量分析。定量的方法同色谱法相似，有外标法、内标法等。

（三）电感耦合等离子体-质谱法

电感耦合等离子体-质谱法（ICP－MS）是利用电感耦合等离子体将待测元素离子化后，按离子的质荷比进行分离，测定各种离子谱峰强度的无机质谱技术。它可以同时测定多种元素，适合于绝大多数的金属元素和部分非金属元素，具有分析速度快、灵敏度高等优点。

第二节　含量测定方法选定原则及验证

中药的含量测定是评价中药质量优劣的重要手段，建立含量测定的方法需进行方法学研究，方法学研究包括方法的选择和方法的验证。方法的选择一般要有依据，包括文献依据、理论依据及试验依据。含量测定通常要采用两种或以上的方法进行对比研究，比较方法的优劣，择优选用。

含量测定方法验证的目的是证明采用的分析方法是否适于检测要求。方法验证在分析方法的建立过程中具有重要的作用，并成为质量研究和质量控制的组成部分。

一、含量测定方法选定原则

（一）含量测定指标选定

1. 测定成分的选择

（1）测定有效成分：对于有效成分清楚，基础研究扎实，且药理作用与该中药的功能主治相

—·笔记栏·—

一致的成分，应作为含量测定的首选成分。三七中的人参皂苷类及三七皂苷类成分是其发挥药理活性的主要成分。《中国药典》(2020 年版)规定三七干燥品中人参皂苷 Rg_1($C_{42}R_{72}O_{14}$)、人参皂苷 Rb_1($C_{54}R_{92}O_{23}$)及三七皂苷 R_1($C_{47}R_{80}O_{18}$)的总量不得少于 5.0%。因此以三七为主药的制剂中，应测定人参皂苷类及三七皂苷类成分的含量，以保证制剂的有效性。

中药制剂的处方中多数包含多味中药材，建立含量测定方法时，不可能对所有药味均进行全面研究。中药制剂中含量测定的药味选择应遵循中医药理论指导。中药制剂处方中的药味有君、臣、佐、使之分，君药是针对主病或主证起主要治疗作用的药物，臣药是辅助君药治疗主病或主证的药物。含量测定成分应首选来源于君药和臣药的化合物，其次是佐使药。对君药和臣药中有效成分的含量测定，才能保证中药用药的有效性。当测定君药和臣药中有效成分的含量有一定困难时，可暂考虑以其他药味中化学成分作为含量测定的指标。

(2) 测定毒性成分：许多毒剧药中的毒性成分，往往也有一定的药理活性，对这类成分进行严格的含量测定，控制其含量范围，既能保证其安全性，又可保证其有效性。还有一类中药的化学成分，毒性明显却基本无药理活性。对于这类成分，要严格控制含量，建立其限度指标，保证中药的用药安全。

对于有毒的活性成分，如含乌头碱、莨菪碱、秋水仙碱等多种生物碱，可通过测定总生物碱或者其中某个单体成分的含量，作为质量控制的指标之一，并制定上下限，以保证中药用药的安全有效。

(3) 测定不稳定成分：中药材、中药饮片或中药制剂中一些化学成分理化性质不稳定，在制备处理过程中易损失，如冰片、樟脑、挥发油等，应对这类成分建立含量测定的方法，规定其含量范围，并据此制定中药有效期和相应包装贮存条件，保证有效期内中药质量的稳定有效。

(4) 测定总成分或有效部位：中药的有效性往往是多成分、多靶点综合作用的结果，因此中药的有效成分可能不是单一成分，而是同一结构类型的多种成分共同构成的有效部位，如总黄酮、总生物碱、总皂苷等。目前仍有一些中药因有效成分不明确而无法选择单一成分进行含量测定。针对以上这两种情况，可考虑测定总成分或有效部位。如《中国药典》(2020 年版)中规定，铁皮石斛药材干燥品中铁皮石斛多糖含量不得少于 25.0%，山楂干燥品中有机酸含量不得少于 5.0%，片姜黄中挥发油含量不得少于 1.0%(mg/g)等。

(5) 测定专属性成分：中药中常含有多种中药含有的共有成分，如绿原酸、橙皮苷、大黄素、小檗碱等，这类成分不具有专属性，往往存在于许多中药中。在建立含量测定方法时，被测成分应该具有较好的专属性，即其应归属于处方中某一药味，若为两味或两味以上药材所共有的成分，则一般不应选为含量测定的指标。如处方中同时含有黄连和黄柏的中药，最好不要选用小檗碱作为含量测定的指标。

2. 分析策略的选择　单味中药中化学成分多种多样，中药制剂处方中又往往包含多味中药，按前述原则选定的测定指标往往较多。如何选择分析方案，是分析工作中最为实际的问题。从理论上讲，测定所有有效成分、毒性成分才能控制中药的有效性和安全性，但实际工作中缺乏可行性。因此，在选择测定成分、种类、数量时要综合考虑，从实际出发，以达到能简便、有效、经济、实用地控制中药质量的目的。

(1) 多成分测定：中药的有效成分往往是化合物群，而非某一单一的化学成分。中药制剂多为复方制剂，其疗效是多味中药协同作用而得到的。因此，只有综合考虑各药味、各成分以及制剂的制备工艺，建立较为全面的多成分含量测定标准，才能更好地保证中药的质量和疗效。多成分的含量测定可选择一侧多评法。一侧多评法利用中药有效成分内在函数关系和比例关系，只测定一个成分(对照品可得到者)实现多个成分(对照品难以得到或难供应)的同步测定。《中国药典》(2020 年版)中丹参药材中丹参酮类有效成分的测定即采用了一侧多评法。该方法以丹参酮 $Ⅱ_A$ 对照品为参照，以其相应的峰为 S 峰，计算隐丹参酮、丹参酮 Ⅰ 的相对保留时间，其相对保留时间应在规定值的±5%范围之内。以丹参酮$Ⅱ_A$ 的峰面积为对照，分别乘以校正因子，

—·笔记栏·—

计算隐丹参酮、丹参酮Ⅰ、丹参酮$Ⅱ_A$的含量。本品按干燥品计算，含丹参酮$Ⅱ_A$($C_{19}H_{18}O_3$)、隐丹参酮($C_{19}H_{20}O_3$)和丹参酮($C_{18}H_{18}O_3$)的总量不得少于0.25%。

(2) 单一成分测定：多成分含量测定具有很多优点，也更符合中医药理论的指导，但是多成分的含量测定需要大量的药效物质基础研究数据，同时对照品的获得也是基础研究工作中的支撑。目前中药的质量标准中仍是以单一成分的含量测定为主。这类单一成分是中药或处方中药效明确、含量较高、专属性较强的成分。当然也有不少单一成分被确定为含量测定指标，是在中药药效物质基础研究不充分、对照品不足等原因下退而求其次的结果。

(3) 总成分或有效部位测定：对于有效成分类型或有效部位明确、含量较高，且有效成分含量较多的中药，如含较高含量总黄酮、总皂苷、总有机酸、总挥发油的中药，不仅可测定其单一或多成分含量，也可考虑增加总成分或有效部位的测定。如《中国药典》(2020年版)中八角茴香的含量测定项下同时规定了总挥发油和含反式茴香脑($C_{10}H_{12}O$)的限量

(二) 含量测定方法选择

中药的含量测定方法很多，不同的分析方法有不同的适用范围和适用对象，在选择测定方法时注意以下原则，才能得到更灵敏、可靠的测定数据。

1. 根据测定对象组成选择　测定对象可分为单一成分或者混合成分。如果测定对象为单一成分，一般采用色谱法，因为中药成分复杂，干扰多，采用具有分离功能的色谱法，可以很好地使被测成分与干扰物质进行分离的同时完成含量测定。如果测定对象为混合物或总成分，光谱法和化学分析法应用较多。如中药中总黄酮成分的含量测定可采用紫外-可见分光光度法，总有机酸的含量测定可采用酸碱滴定法。

2. 根据测定成分性质选择　测定成分的理化性质也可作为方法选择的依据，如酸碱性、挥发性、极性等。如果是酸碱性物质，可利用其结构中的酸碱功能团在不同的pH环境中解离度不同造成的颜色差异，通过比色法进行测定，如酸性染料比色法测定中药中的总生物碱；挥发性或低沸点的物质多采用气相色谱法来测定；化学结构中有共轭体系存在的物质可采用紫外-可见分光光度法或可检测物质紫外吸收的色谱法进行含量测定。

3. 根据测定成分含量选择　中药中的化合物含量高低不同。若待测物质含量较高，一般采用化学分析法，如矿物药的分析；如果待测物质含量较低，一般采用仪器分析法。中药中所含化学成分多数较低，为进一步提高分析的灵敏度和准确性，目前一些联用的分析技术也可解决中药研究中所遇到的分析难题，如中药分析中常用的联用技术GC－MS、LC－MS、ICP－MS等。

二、含量测定方法验证内容

分析方法验证(analytical method validation)的目的是证明建立的方法适合于相应检测要求。在建立药品质量标准、变更药品生产工艺或制剂组分、修订原分析方法时，需对分析方法进行验证。

验证的指标有：专属性、准确度、精密度(包括重复性、中间精密度和重现性)、检测限、定量限、线性、范围和耐用性。在分析方法验证中，须用标准物质进行试验。由于分析方法具有各自的特点，并随分析对象而变化，因此需要视具体情况拟订验证的指标。

(一) 专属性

专属性(specificity)系指在其他成分(如杂质、降解产物、辅料等)可能存在下，采用的分析方法能正确测定出被测物的能力。鉴别反应、杂质检查和含量测定方法，均应考察其专属性。如方法专属性不强，应采用一种或多种不同原理的方法予以补充。

中药分析中，考察分析方法的专属性，应着重考察共存成分对被测成分的测定是否产生干扰。由于中药制剂的组成复杂，成分不完全清楚，且干扰物质的化学纯品不一定都能得到。因此，常用阴性对照试验，即以不含被测成分的供试品试验方法的专属性。阴性对照样品可通过

—•笔记栏•—

除去处方中的含待测成分的药味或不含待测成分的模拟处方获得。通过比对样品和阴性样品图谱,考察被测成分的峰(或斑点)位置是否与干扰组分重叠,以确定测定信息是否仅为被测成分的响应。

含量采用的色谱法时应附代表性图谱,以说明方法的专属性,并应标明诸成分在图中的位置,色谱法中的分离度应符合要求。必要时可采用二极管阵列检测和质谱检测,进行峰纯度检查。

(二)准确度

1. 测定方法的准确度　准确度(accuracy)指在一定实验条件下多次测定的平均值与真值相符合的程度,它用来表示误差的大小,一般用回收率(%)表示。准确度应在规定的线性范围内试验。中药化学成分测定方法的准确度方法如下。可用已知纯度的对照品进行加样回收率测定,即向已知被测成分含量的供试品(A)中再精密加入一定量(B)的已知纯度的被测成分对照品,依法测定得到实测值(C)。用实测值与供试品中含有量之差,除以加入对照品量计算回收率。

$$回收率(\%)=\frac{C-A}{B}\times 100$$

式中,A 为供试品所含被测成分量;B 为加入对照品量;C 为实测值。

在加样回收试验中须注意对照品的加入量与供试品中被测成分含有量之和必须在标准曲线线性范围之内;加入的对照品的量要适当,过小则引起较大的相对误差,过大则干扰成分相对减少,真实性差。

2. 数据要求　在规定范围内,取同一浓度(相当于100%浓度水平)的供试品,用至少6份样品的测定结果进行评价;或设计至少3种不同浓度,每种浓度分别制备至少3份供试品溶液进行测定,用至少9份样品的测定结果进行评价,且浓度的设定应考虑样品的浓度范围。对于中药应报告供试品取样量、供试品中含有量、对照品加入量、测定结果和回收率(%)计算值,以及回收率(%)的相对标准偏差(RSD)或置信区间。样品中待测定成分含量和回收率限度关系见表5-1。在基质复杂、组分含量低于0.01%及多成分等分析中,回收率限度可适当放宽。

表5-1　样品中待测成分含量和回收率限度

待测成分含量	回收率限度(%)
100%(1 000 mg/g)	98~101
10%(100 mg/g)	95~102
1%(10 mg/g)	92~105
0.1%(1 mg/g)	90~108
0.01%(100 μg/g)	85~110
0.001%(10 μg/g)	80~115
0.000 1%(1 μg/g)	75~120
0.000 001%(0.01 μg/g)	70~125

(三)精密度

精密度系指在规定的测定条件下,同一份均匀供试品,经多次取样测定所得结果之间的接

—•笔记栏•—

近程度。精密度一般用偏差（S）、标准偏差（SD）或相对标准偏差（RSD）表示。在相同条件下，由同一个分析人员测定所得结果的精密度称为重复性。在同一实验室内的条件改变，如不同时间、不同分析人员、不同设备等测定结果之间的精密度，称为中间精密度。不同实验室测定结果之间的精密度，称为重现性。

1. 重复性　重复性（repeatability）是用本方法在正常和正确操作情况下，由同一操作人员，在同一实验室内，使用同一仪器，并在短期内，对相同试样所做多个单次测试结果，在95%概率水平两个独立测试结果的最大差值。在规定范围内，取同一浓度（分析方法拟定的样品测定浓度，相当于100%浓度水平）的供试品，用至少6份的测定结果进行评价；或设计至少3种不同浓度，每种浓度分别制备至少3份供试品溶液进行测定，用至少9份样品的测定结果进行评价。采用至少9份测定结果进行评价时，浓度的设定应考虑样品的浓度范围。一般中间浓度加入量与所取供试品中待测成分含量之比控制在1：1左右，建议高、中、低浓度对照品加入量与所取供试品中待测成分含量之比控制在1.5：1、1：1、0.5：1左右。

2. 中间精密度　中间精密度（intermediate precision）是指在一组测量条件下的测量精密度，包括相同测量程序、相同操作者、相同测量系统、相同操作条件和相同地点，并且在短时间段内对同一或相似被测对象重复测量。考察随机变动因素，如不同日期、不同分析人员、不同仪器对精密度的影响，应进行中间精密度试验。

3. 重现性　重现性（reproducibility）是指不同实验室测定结果之间的精密度。包括了不同地点、不同操作者、不同测量系统的测量条件下对同一或相似被测对象重复测量的测量精密度。国家药品质量标准采用的分析方法，应进行重现性试验，如通过不同实验室协同检验获得重现性结果。协同检验的目的、过程和重现性结果均应记载在起草说明中。应注意重现性试验所用样品质量的一致性及贮存运输中的环境对该一致性的影响，以免影响重现性试验结果。

4. 数据要求　均应报告标准偏差（SD）、相对标准偏差（RSD）或置信区间。样品中待测定成分含量和精密度 RSD 可接受范围见表5-2。可接受范围可在给出数值0.5~2倍区间，计算公式，重复性 $RSD_r = C^{-0.15}$，重现性：$RSD_R = 2C^{-0.15}$，其中 C 为待测定成分含量。在基质复杂、组分含量低于0.01%及多成分等分析中，精密度限度可适当放宽。

表5-2　样品中待测成分含量和精密度 RSD

待测成分含量	重复性［RSD（%）］	重现性［RSD（%）］
100%（1 000 mg/g）	1	2
10%（100 mg/g）	1.5	3
1%（10 mg/g）	2	4
0.1%（1 mg/g）	3	6
0.01%（100 μg/g）	4	8
0.001%（10 μg/g）	6	11
0.000 1%（1 μg/g）	8	16
0.000 001%（0.01 μg/g）	15	32

（四）检测限

检测限（limit of detection，LOD）又称为检出限，指某一分析方法在给定的可靠程度内可以从样品中检测待测物质的最小浓度或最小量。即断定样品中确定存在有浓度高于空白的待定物质，是方法和仪器灵敏度体现的重要指标之一。检测限仅作为限度试验指标和定性鉴别的依据，没有定量意义。常用的方法如下。

1. 直观法　用已知浓度的被测物，试验出能被可靠地检测出的最低浓度或量。

2. 信噪比法　用于能显示基线噪声的分析方法，即把已知低浓度试样测出的信号与空白样品测出的信号进行比较，计算出能被可靠地检测出的被测物质最低浓度或量。一般以信噪比为 3∶1 时相应浓度或注入仪器的量确定检测限。

3. 基于响应值标准偏差和标准曲线斜率法　按照 $LOD=3.3\delta/S$ 公式计算。式中，LOD 为检测限；δ 为响应值的偏差；S 为标准曲线的斜率。δ 可以通过下列方法测得：① 测定空白值的标准偏差；② 标准曲线的剩余标准偏差或是截距的标准偏差。

4. 数据要求　上述计算方法获得的检测限数据须用含量相近的样品进行验证。应附测定图谱，说明试验过程和检测限结果。

(五) 定量限

定量限(limit of quantification，*LOQ*)系指试样中被测物能被定量测定的最低量，其测定结果应符合准确度和精密度要求。对微量或痕量药物分析、定量测定药物杂质和降解产物时，应确定方法的定量限。常用的方法如下。

1. 直观法　用已知浓度的被测物，试验出能被可靠地定量测定的最低浓度或量。

2. 信噪比法　用于能显示基线噪声的分析方法，即将已知低浓度试样测出的信号与空白样品测出的信号进行比较，计算出能被可靠地定量的被测物质的最低浓度或量。一般以信噪比为 10∶1 时相应浓度或注入仪器的量确定定量限。

3. 基于响应值标准偏差和标准曲线斜率法　按照 $LOQ=10\delta/S$ 公式计算。式中，LOQ 为检测限；δ 为响应值的偏差；S 为标准曲线的斜率。δ 可以通过下列方法测得：① 测定空白值的标准偏差；② 标准曲线的剩余标准偏差或是截距的标准偏差。离子选择性电极法规定某一方法的标准曲线的直线部分外延的延长线与通过空白电位且平行于浓度轴的直线相交时，其交点所对应的浓度值即为检测限。

4. 数据要求　上述计算方法获得的定量限数据须用含量相近的样品进行验证。应附测试图谱，说明测试过程和定量限结果，包括准确度和精密度验证数据。

(六) 线性

1. 线性　线性(linearity)系指在设计的范围内，线性试验结果与试样中被测物浓度直接呈比例关系的能力。应在设计的范围内测定线性关系。可用同一对照品贮备液经精密稀释，或分别精密称取对照品，制备一系列对照品溶液的方法进行测定，至少制备 5 个不同浓度水平。以测得的响应信号作为被测物浓度的函数作图，观察是否呈线性，再用最小二乘法进行线性回归。必要时，响应信号可经数学转换，再进行线性回归计算，或者可采用描述浓度-响应关系的非线性模型。

2. 线性的数据要求　应列出回归方程、相关系数(r)、线性图。一般要求 $r\geq0.999$，但薄层色谱扫描定量中 $r\geq0.995$ 即可。

(七) 范围

范围(linear range)系指分析方法能达到精密度、准确度和线性要求时的高低限浓度或量的区间。范围应根据分析方法的具体应用及其线性、准确度、精密度结果和要求确定。对于有毒的、具特殊功效或药理作用的成分，其验证范围应大于被限定含量的区间。溶出度或释放度中的溶出量测定，范围一般为限度的±20%。

(八) 耐用性

耐用性(robustness)系指在测定条件有小的变动时，测定结果不受影响的承受程度，为所建立的方法用于常规检验提供依据。开始研究分析方法时，就应考虑其耐用性。如果测试条件要求苛刻，则应在方法中写明，并注明可以接受变动的范围，可以先采用均匀设计确定主要影响因素，再通过单因素分析等确定变动范围。典型的变动因素有被测溶液的稳定性、样品的提取次数、时间等。液相色谱法中典型的变动因素有流动相的组成和 pH、不同品牌或不同批号的同类型色谱柱、柱温、流速等。气相色谱法变动因素有不同品牌或批号的色谱柱、不同类型的担体、载气流速、柱温、进样口和检测器温度等。薄层色谱的变动因素有：不同厂家的薄层板、点样方式及薄层展开时温度及相对湿度的变化等。

经试验，测定条件小的变动应能满足系统适用性试验要求，以确保方法的可靠性。分析方法的耐用性是在不同实验室，由不同分析人员，采用不同操作条件和环境，但仍在分析方法规定的参数范围内，从均匀的样品总体中取样分析来确定的。

稳定性试验为耐用性的试验之一，系采用相同的分析方法对同一供试品按设定的测定时间间隔进行测定，各测定值彼此接近的程度。一般要求 *RSD* 小于或等于 2%。取同一供试品，分别在不同时间（如 0、2、4、6、8、10 h）测定。考察待测组分测量值或含量的一致性，选定最佳测定时间范围。

三、含量测定结果的三种表示方法

药物的含量测定结果也称为药物的含量限度，在中药分析中药物的含量限度有以下几种形式。

1. 规定含量下限　《中国药典》（2020 年版）中对药物含量规定下限通常表述为“本品中……以……计，不得少于……”，以这种方式进行含量限度规定的，通常为有效成分、指标成分、或特定的同一类总成分。例如，白芍按干燥品计算，含芍药苷（$C_{23}H_{28}O_{11}$）不得少于 1.6%；百合按干燥品计算，含百合多糖以无水葡萄糖（$C_6H_{12}O_6$）计，不得少于 21.0%；槐花按干燥品计算，含总黄酮以芦丁（$C_{27}H_{30}O_{16}$）计，槐花不得少于 8.0%，槐米不得少于 20.0%。浸出物限量一般也规定下限，如西红花照醇溶性浸出物测定法（通则 2201）项下的热浸法测定，用 30% 乙醇作溶剂，不得少于 55.0%。

2. 规定含量上下限　《中国药典》（2020 年版）中对药物含量规定上下限通常表述为“本品中含……应为……~……”，以这种方式进行含量限度规定的，通常为具有毒性作用的活性成分。如本品按干燥品计算，含士的宁（$C_{21}H_{22}N_2O_2$）应为 1.20%~2.20%。

3. 根据标示量规定含量限量　中药制剂的含量限量根据待测成分的不同，多数遵循以上两种表示方法。少数中药制剂根据有效成分的标示量对含量限度进行规定，表示为“本品每……（制剂单位）以……计，应为……~……”。如灯盏花素片，《中国药典》（2020 年版）收载有三种规格，规格（1）灯盏花素标示量 20 mg、规格（2）灯盏花素标示量 20 mg、规格（3）灯盏花素标示量 40 mg。灯盏花素片含量测定项下规定，本品含灯盏花素以野黄芩苷（$C_{21}H_{18}O_{12}$）计，［规格（1）］、［规格（2）］应为 15.0~20.0 mg，［规格（3）］应为 30.0~40.0 mg。

四、应用实例

通过高效液相色谱法测定某中药颗粒 X 中 M 的含量，其中 M 为处方中 Y 药材所含有的专属性成分。可通过以下试验进行该含量测定方法的验证。

1. 专属性试验　取装量差异项下的内容物（批号 200901），研细，精密称取约 0.3 g，通过超声处理后摇匀，过滤，取续滤液作为供试品溶液。按处方用量和制备方法制备 Y 的阴性样品，按供试品溶液制备方法制成阴性对照溶液。精密称取 M 对照品适量配制标准对照品母液，进一步精确稀释成浓度为约 1 μg/mL 的 M 溶液，作为对照品溶液。用三张色谱图说明方法的专属性，在同一色谱条件下，M 和其他色谱峰完全分离，专属性好（图 5-1）。

2. 加样回收率试验　通过加样回收率实验验证方法的准确度。精密称取同一批供试品 X（批号 200901-1）6 份，每份约 0.3 g，置具塞锥形瓶中，依法测得样品中 M 的平均含量为

—•笔记栏•—

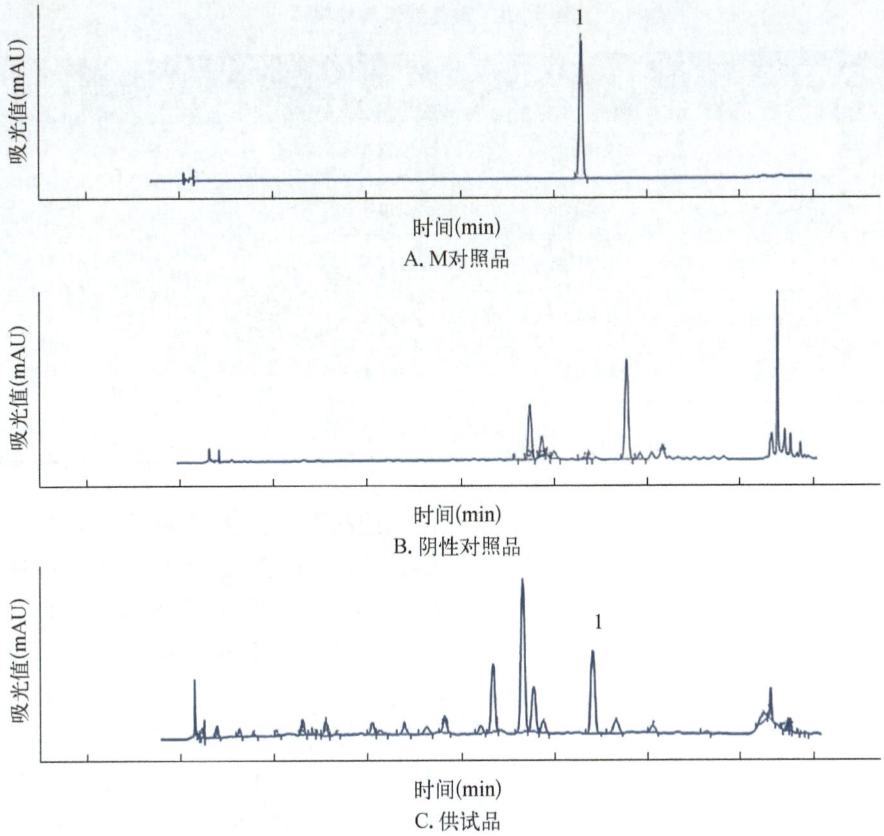

图 5-1　专属性试验高效液相色谱图

1. M 色谱峰

0.599 7 mg/g,分别精密加入 M 标准溶液适量,测定含量并计算得出 M 的回收率,结果见表 5-3,回收率在 90%~110%内,平均回收率为 98.89%,*RSD* 为 3.12%,表明方法的准确度良好。

表 5-3　回收率试验结果

序号	取样量(g)	加入量(mg)	测得量(mg)	本底量(mg)	回收率(%)	平均回收率(%)	*RSD*(%)
1	0.300 5	0.452 2	1.045 9	0.590 8	100.63	98.89	3.12
2	0.297 3	0.452 2	1.017 3	0.584 5	95.71		
3	0.300 3	0.452 2	1.025 2	0.590 4	96.15		
4	0.305 7	0.452 2	1.041 1	0.601 1	97.31		
5	0.295 1	0.452 2	1.049 4	0.580 2	103.76		
6	0.300 7	0.452 2	1.042 4	0.591 2	99.77		

3. 重复性试验　通过重复性试验验证方法的精密度。重复性操作如下,精密称取 X 样品(批号:200901-2)平行制备 6 份供试品溶液,依法进行测定并计算得出 M 的平均含量与 *RSD*,结果见表 5-4,M 的平均含量为 1.966 2 mg/g,*RSD* 为 1.2%,结果表明此方法的重复性良好。

—•笔记栏•—

表 5-4 重复性试验结果

序号	取样量(g)	峰面积	含量(mg/g)	含量平均值(mg/g)	*RSD*(%)
1	0.303 2	4.796 6	1.961 4	1.966 2	1.20
2	0.324 6	5.201 8	1.986 9		
3	0.288 6	4.519 5	1.941 6		
4	0.300 2	4.829 3	1.994 6		
5	0.300 7	4.698 3	1.937 2		
6	0.302 0	4.811 1	1.975 2		

4. 检测限和定量限　分别精密量取 M 标准对照品母液适量，用甲醇精密稀释，获得较低浓度的 M 样品溶液，根据信噪比值确定检测限和定量限。当信噪比为 *S/N*=3 时对应的浓度，为 M 的检测限(20 ng/mL)。当信噪比为 *S/N*=10 时对应的浓度，为其定量限(200 ng/mL)。

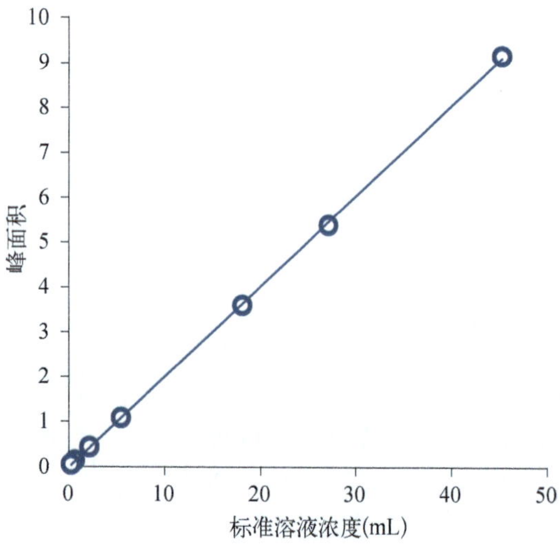

图 5-2 M 的标准曲线

5. 线性与范围　分别精密量取 M 标准对照品母液适量，用甲醇稀释成每 1 mL 分别含有 45.254 7、27.152 8、18.101 9、5.430 6、2.172 2、0.651 7、0.260 7 μg 的标准溶液。依法测定，结果见表 5-5。以标准溶液浓度为横坐标，以峰面积为纵坐标，绘制标准曲线，得到其回归方程为 $y=0.2016X-0.0189$，$r=0.9999(n=6)$，结果见表 5-5 和图 5-2。表明 M 在 0.260 7~45.254 7 μg/mL 范围内，浓度与其峰面积线性关系良好。

表 5-5 线性试验结果

浓度(μg/mL)	峰面积
45.254 7	9.160 6
27.152 8	5.384 5
18.101 9	3.592 3
5.430 6	1.080 3
2.172 2	0.431 1
0.651 7	0.133 2
0.260 7	0.049 1

6. 稳定性试验　通过稳定性试验是对方法的耐用性进行验证。精密称取 X 适量，依法制备一份供试品溶液，按同样色谱条件，分别于 0、1、3、6、9、12 h 注入液相色谱仪，测定其峰面积，考察其溶液的稳定性，计算得出 *RSD*，结果见表 5-6。结果表明供试品溶液在 12 h 内稳定性良好。

表 5-6　溶液稳定性试验结果

时间(h)	峰面积	RSD(%)
0	4.796 6	0.93
1	4.802 3	
3	4.686 8	
6	4.780 9	
9	4.729 1	
12	4.748 9	

案例

《中国药典》(2020 年版)采用高效液相色谱一测多评法测定黄连中 4 种生物碱——表小檗碱、黄连碱、巴马汀、小檗碱的含量。而在《中国药典》(2005 年版)采用薄层色谱扫描法测定黄连中小檗碱的含量。

问题：黄连的含量测定方法修改的依据是什么？为什么？

【小结】

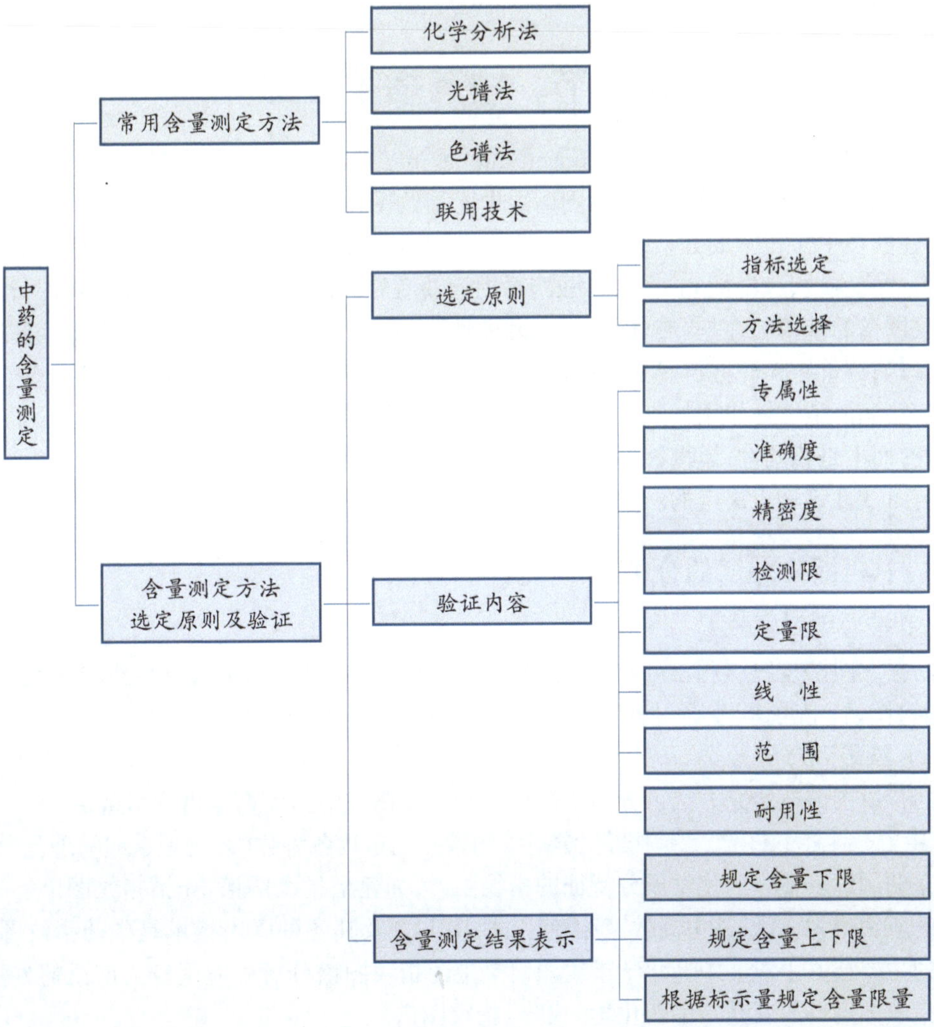

第五章习题

第六章 中药指纹图谱与特征图谱

·笔记栏·

第六章微课

中药指纹图谱与特征图谱可反映中药质量整体变化情况，是目前能够为国内外广泛接受的一种中药质量评价模式，其应用与快速发展符合中药质量控制整体表征分析的特点。

中药特征图谱与指纹图谱区别在于，指纹图谱是基于图谱整体信息，用于中药质量的整体评价；而特征图谱是选取图谱中某些重要特征信息，作为控制中药质量的重要鉴别手段。指纹图谱使样品所包含的主要成分在图谱中体现，满足有效信息量最大化原则，表征待测样品所含成分的整体性；特征图谱则根据所确定的主要成分特征峰表征待测样品所含成分的专属性。指纹图谱的评价模式主要以相似度评价，而特征图谱则多以特征峰分析评价（如相对保留时间）和随行对照评价。

当前，越来越多中药通过建立指纹图谱或特征图谱进行质量控制，充分体现了中药全面质量管理的趋势。《中国药典》（2020 年版）一部收载中药指纹图谱鉴别法 20 余项，包括三七总皂苷、丹参酮提取物、桂枝茯苓胶囊、清开灵注射液等。收载中药特征图谱鉴别法 30 余项，包括人参总皂苷、刺五加浸膏、抗病毒口服液等。

美国 FDA《植物药研发工业指南》（2015 年草案稿）、《美国草药药典》《WHO 草药评价指南》（1996 年）等也收录了指纹图谱技术，提出草药及草药制剂如果其有效成分不明，可以用色谱指纹图谱反映产品质量的一致性和稳定性。

第一节 中药指纹图谱

中药指纹图谱（Chinese medicine fingerprint）是指某些中药经适当处理后，采用一定分析方法得到的能够标示该中药整体特性的图谱。中药指纹图谱是一种综合的、可量化的半定量分析手段，其建立在中药化学成分系统研究的基础上，主要用于评价中药材、饮片、中间体、中药成方制剂质量的真实性、稳定性和一致性，强调对图谱共有峰归属的辨识和图谱相似性评价。因此，中药指纹图谱的基本属性是“整体性”和“模糊性”。利用中药指纹图谱的整体性，可以鉴别中药材的真伪，评价原料药材与成方制剂之间的相关性，监控成品批间质量的稳定性，充分体现了中药治疗疾病的整体性作用特点。模糊性强调的是待测样品的指纹图谱与对照指纹图谱之间的相似性，而不是相同性；模糊性是由中药来源的多样性（生长环境、采收加工等）、化学成分的复杂性与可变性等特点决定的。

一、中药指纹图谱的分类

（一）按应用对象分类

中药指纹图谱按应用对象可分为中药材（原料药材）指纹图谱、中药原料药（包括饮片、配方颗粒）指纹图谱、中间体（生产过程中间产物）指纹图谱和中药制剂指纹图谱。

（二）按研究方法分类

中药指纹图谱按研究方法可分为中药化学指纹图谱和中药生物学指纹图谱。

1. 中药化学指纹图谱　中药化学指纹图谱是指运用各种化学、物理学或物理化学的分析技术建立的用以表征中药化学成分特征的指纹图谱，如色谱指纹图谱、光谱指纹图谱等，目前以色谱法的应用最为广泛，其中高效液相色谱法（HPLC）及其各种联用技术是中药指纹图谱研究与应用的主要技术手段。中药化学指纹图谱是中药指纹图谱分析中应用较为广泛的方法，狭义的中药指纹图谱一般就是指中药化学（成分）指纹图谱。

2. 中药生物学指纹图谱　中药生物学指纹图谱是指采用生物技术手段建立的用以表征中药生物学特征的指纹图谱，包括中药材 DNA 指纹图谱、中药基因组学指纹图谱、中药蛋白组学指纹图谱等。中药材 DNA 指纹图谱系利用现代分子生物学技术把药材 DNA 序列中的信息以图谱的形式表现出来，包括 RAPD（随机扩增多态 DNA）指纹图谱和 RFLP（限制性内切酶片段长度多态）指纹图谱等。由于每个物种都具备基因的唯一性和遗传性，因此中药材 DNA 指纹图谱可用于中药材种属、植物分类和品质鉴定研究。

中药基因组学指纹图谱和中药蛋白组学指纹图谱系指将中药作用于某特定细胞或动物后，引起其基因和蛋白表达特征的变化情况，这两种指纹图谱又可称为生物活性（效应）指纹图谱，可反映出中药作用于生物体的效应，即用生物效应评价中药质量。

（三）按测定技术分类

目前，用于建立中药指纹图谱的测定技术手段众多，大致可分为色谱法、光谱法及其他方法。色谱法包括高效液相色谱法（HPLC）、气相色谱法（GC）、毛细管电泳法（HPCE）及其联用技术高效液相色谱-质谱联用技术（HPLC－MS）、气相色谱-质谱联用技术（GC－MS）等；光谱法包括紫外光谱法、红外光谱法、近红外光谱法等；此外，还可用质谱法、核磁共振法和 X 射线衍射法等。其中，色谱法为当前最常用方法，尤其是高效液相色谱法和气相色谱法已成为公认的中药指纹图谱的主流分析技术。

二、中药指纹图谱的建立原则

中药指纹图谱的建立，应以系统的化学成分研究和药理学研究为依托，体现系统性、特征性和稳定性 3 个基本原则。确保指纹图谱的标准化、规范化、客观化，有利于推广和应用于中药质量控制。

（一）系统性

系统性是指建立的中药指纹图谱所表征的化学成分应包括该中药所含的大部分有效成分或指标性成分的全部，如白芷有效成分主要为香豆素类化合物，其指纹图谱就应尽可能地反映出香豆素类成分；银杏叶的有效成分是黄酮类和银杏内酯类，其指纹图谱可采用两种方法，分别针对黄酮类和银杏内酯类成分进行分析，达到系统全面质量控制的目的。

（二）特征性

特征性是指建立的中药指纹图谱所反映的化学信息（如相对保留时间）应具有较强的选择性，这些信息的综合结果将能特征性地区分中药的真伪与优劣，成为中药的“化学条码”。如黄精的 HPLC 指纹图谱共有模式，不仅包含多种黄精甾体皂苷类、黄酮类成分，而且具有许多未知类成分，这些成分的峰位顺序、比值在一定范围内是固定的，并且随药材品种不同而产生差异，依此可以很好地区别其来源、产地，判别药材的真伪优劣。

（三）稳定性

稳定性是指建立的中药指纹图谱在规定的方法、条件下的耐用程度，不同操作者、不同实验室所重复出的指纹图谱应在允许的误差范围内，以体现指纹图谱共有模式的通用性和实用性。因此，要求中药指纹图谱在检测中，包括样品制备、分析方法、实验过程、数据采集、处理、分析等的全过程规范化操作。同时，还应建立相应的评价方法，对其进行客观评价。

三、中药指纹图谱的建立程序

建立中药指纹图谱的一般程序，主要包括方案设计、样品收集、供试品溶液制备、参照物（对照品）溶液制备、指纹图谱获取实验、方法学验证、指纹图谱的建立和辨识、指纹图谱评价。国家药监局于 2000 年发布的《中药注射剂指纹图谱研究的技术要求》（暂行）规定，主要研究对象为原药材、中间体、注射剂的指纹图谱，涉及内容应包括样品名称、来源、供试品溶液的制备、参照物的选择、测定方法、指纹图谱及技术参数等。

—•笔记栏•—

（一）方案设计

确定研究对象：在调研有关文献、新药申报资料（质量部分和工艺部分）及其他研究结果的基础上，尽可能详尽地了解药材、中间体及制剂成品中所含成分的种类及其理化性质，综合分析后找出成品中的药效成分或通常认为对药效有影响的化学成分，作为成品或中间体指纹图谱的研究对象，即分析检测目标。复方制剂应根据君臣佐使的用药原则，以君药、臣药中的有效成分或通常认为对药效有影响的化学成分作为指纹图谱的研究对象，佐使药中的成分可采用其他指纹图谱方法进行辅助、补充研究。

在分析方法的选择方面，分析方法应根据研究对象的物理化学性质来选择。大多数中药化学成分可采用高效液相色谱法，挥发性成分一般应选择气相色谱法。选择分析方法时，还需考虑药品检验部门复核和药检时的设备、技术等因素，应尽量选择仪器普及率高及操作简便、易行的方法。

（二）样品收集

样品收集是建立指纹图谱最初也是最关键的步骤。收集的样品必须有真实性和足够的代表性。研究指纹图谱用的原药材、饮片、提取物及各类制剂的收集量均不应少于10个批次，每批样品取样量应不少于3次检验量，并留有足够的观察样品。10批的意义是为了保证测试样品的代表性。实际研究中应尽量收集多批次样品，包括不同产地、不同采收季节及不同规格的样品，以掌握所用的原料药材内在质量的情况和规律。中间体、制剂样品的收集应重点选择工艺稳定、疗效稳定、无不良反应的批次。

（三）供试品溶液制备

供试品制备需根据中药中所含化学成分的理化性质和检测方法的要求选择适宜的制备方法，确保该中药的主要化学成分或有效成分在指纹图谱中得以体现。对于仅提取其中某类或数类成分的中药，可按化学成分的性质并参考生产工艺提取相应类别的成分。

1. 原药材、饮片供试品溶液的制备　选用适宜的溶剂（尽可能与生产工艺的提取溶剂一致或接近）和提取方法，定量操作，分离富集样品，尽量使较多成分在谱图中反映出来，并达到较好的分离。最终制备的供试品溶液还应能适应所用检测方法（仪器）的需要，如液相色谱的供试品溶液宜用色谱流动相或色谱洗脱强度较弱的溶剂。

2. 中间体供试品溶液的制备　根据提取物或中间体所含化学成分的理化性质和检测方法的要求，参考制剂和相关产品的制备工艺选择适宜方法进行制备，确保提取物或中间体中的主要化学成分在指纹图谱中得以体现。不同批次的中间体标签须注明编号或批号，应与取样的药材编号一致或有明确的关联，以确保数据的可追溯。

3. 各类制剂供试品溶液的制备　各类制剂供试品溶液制备需根据样品的具体情况，采用直接使用、稀释或溶剂提取等方法。如液体注射剂一般可直接或稀释后作为供试品溶液，必要时也可用适宜的溶剂提取后制备成一定量的溶液；固体制剂和相关产品（冻干粉）需注意附加剂对分析方法有无干扰，若有干扰，须采取适宜方法消除干扰。此外，单方制剂或复方制剂中各药材成分类别如果差别较大，分析条件要求不同，进行样品预处理时，应分别进行试验，以获得2张或更多张的指纹图谱。

（四）参照物（对照品）溶液制备

建立指纹图谱应设立参照物或参照峰。指纹图谱的参照物一般选取中药中容易获得的一个或一个以上主要活性成分或指标成分（复方制剂应首选君药的活性成分或指标成分），主要用于考察指纹图谱的稳定性和重现性，以确定指纹图谱技术参数，如特征峰（共有峰）的相对保留时间、峰面积比值等计算，并有助于指纹图谱的辨认。参照物应说明名称、来源和纯度。若无合适的参照物也可选指纹图谱中稳定的指纹峰作为参照物峰，说明其响应行为和有关数据，并尽可能阐明其化学结构及化学名称。如情况需要，也可考虑选择适宜的内标物。

建立指纹图谱时，精密称取参照物（S）的对照品，根据对照品的性质和检测的要求，用适宜的溶剂配成标示浓度的参照物溶液，与供试品溶液同法操作分析。

（五）指纹图谱获取实验

指纹图谱获取首选色谱法，主要有高效液相色谱法（HPLC）、气相色谱法（GC）、薄层色谱法（TLC）及其他色谱法。一般首选高效液相色谱法，对含生物碱、蒽醌、黄酮、有机酸、酚类、木脂素等成分的中药均可采用。高效液相色谱法的色谱条件选择主要包括色谱柱、流动相、检测器的选择与优化，建立的最佳色谱条件要使供试品中所含成分尽可能地获得分离，即分离获得的色谱峰越多越好，使中药的内在特性都表征出来，为中药的指纹图谱评价及其质量控制提供足够的信息。

指纹图谱试验条件应能满足指纹图谱的需要，不宜简单套用含量测定用的试验条件，需根据指纹图谱的特点进行试验条件的优化选择。应根据供试品的特点和需要设计合适的试验方案，通过比较实验，从中选取相对简单易行的操作条件，获取足以代表品种特征的指纹图谱，以满足专属性、重现性和可操作性的要求。供试品溶液的制备和色谱分析时均需定量操作，以保证图谱在整体特征上可进行半定量的差异程度或相似程度比较，使指纹图谱体现具备量化的特征。

（六）方法学验证

指纹图谱研究方法学验证的目的是考察和证明建立的指纹图谱测定方法具有可靠性和耐用性，符合指纹图谱测定的要求。通常包括专属性、精密度、耐用性等。

1. 专属性　专属性（specificity）是指指纹图谱的测定方法对中药样品特征的分辨能力。应从入药的有效部位所包含的成分群入手，根据样品中相应成分的理化性质，确定一定的分离和检测方法。如色谱指纹图谱中，可考虑采用峰纯度、总峰响应值、容量因子分布、最难分离组分的分离情况、总分离效能等指标作为考察参数，在分离色谱峰越多越好且大多数成分均能有响应的情况下，可用典型色谱图来证明方法的专属性。

2. 精密度　精密度（precision）是指规定条件下对均质样品多次取样进行一系列检测结果的接近程度。采用高效液相色谱法（HPLC）和气相色谱法（GC）建立中药指纹图谱，可考察仪器的精密度和方法重复性。

指纹图谱实验方法的精密度通常以多次测量结果（相似度值）的变异性、标准偏差或变异系数来表达。具体精密度测量可用重复性（repeatability）和重现性（reproducibility）等进行考察。重复性的评价应在方法的规定浓度范围内至少测定 9 次（如 3 种浓度，每一浓度水平测定 3 次），或在 100%的试验浓度下，至少测定 6 次，将所得结果进行相似性评价。重现性是指在不同实验室之间的精密度（合作研究，通常用于方法学的标准化）。

（1）精密度试验：主要考察仪器的精密度。取同一供试品溶液，连续进样 6 次以上，考察色谱峰的相对保留时间、峰面积比值的一致性。在指纹图谱中规定，各共有峰峰面积比值的相对标准偏差（*RSD*）不得大于 3%，其他方法不得大于 5%，各色谱峰的相对保留时间应在平均保留时间±1 min 内。

（2）重复性试验：主要考察实验方法的重复性。取同一批号的样品 6 份以上（或 9 份，3 种浓度，每一浓度水平测定 3 次），分别按照选定的提取分离条件制备供试品溶液，并在选定的色谱条件下检测，考察色谱峰的相对保留时间、峰面积比值的一致性。在指纹图谱中规定，各共有峰峰面积比值的相对标准偏差（*RSD*）不得大于 3%，其他方法不得大于 5%，各色谱峰的相对保留时间应在平均保留时间±1 min 内。

3. 耐用性　耐用性（robustness）是指不同条件下分析同一样品所得测试结果的变化程度，是中药指纹图谱测定方法耐受环境变化的显示。

（1）对于色谱指纹图谱，在实际验证中首先需要考虑各个实验室不同温度和湿度等条件（即不同实验环境）、不同分析人员、不同厂家仪器（包括同一厂家不同规格仪器），不同厂家的试剂和不同色谱柱（不同批号和/或供应商）等；其次，需考虑方法本身因参数波动的影响，如流速、柱温、波长变异、展开剂比例、流动相组成等的影响；最后还包括分析溶液的稳定性、提取时间、流动相 pH 变化、流动相组分变化的影响等。对于薄层色谱还包括薄层板、展开系统；气相色谱包括不同类型的担体、柱温、进样口和检测器温度等。色谱系统耐用性试验后，应对结果予以

—•笔记栏•—

说明，并确定不引起系统较大变化的范围，确保方法的有效。

（2）稳定性试验：主要考察供试品溶液的稳定性。取同一供试品溶液，分别在不同时间（0、1、2、4、8、12、24、36、48 h）检测，考察各指纹信息（如 HPLC 中，色谱峰的相对保留时间、峰面积比值）的一致性，确定检测时间。

（七）指纹图谱建立和辨识

指纹图谱建立和辨识的主要目的是确定获取的指纹图谱中具有指纹意义的特征峰，并能体现其整体性。

色谱指纹图谱的试验条件确立后，应将获取的各批次供试品的指纹图谱逐一比较。用“S”标示参照物峰，用阿拉伯数字标示共有峰（亦称特征峰）。根据足够样品数（10 批次以上）测试结果所给出的峰数、峰面积值（积分值）和峰位（保留时间）等相关参数以及参照物的保留时间，计算指纹峰的相对保留时间、峰面积比值等。共有峰选取原则是，与相邻峰的分离度达到 1.2 以上，其他特征峰也应达到一定分离度，峰尖到峰谷的距离至少大于该峰高的 2/3，如果未达到，则 2 个峰可以合并为 1 个峰计算。采用相关软件，对图谱进行拟合，制定对照指纹图谱（指纹图谱共有模式），以此作为药品指纹图谱检验的依据。指纹图谱的技术参数主要包括总峰面积、各共有峰的相对保留时间，各共有峰的峰面积比值、非共有峰面积等。

供试品指纹图谱与对照指纹图谱比对，各共有峰的峰面积比值要求在相对固定的范围，共有峰的单峰面积占总峰面积大于或等于 20%时偏差范围不得大于±20%；单峰面积占总峰面积大于或等于 10%而小于 20%的共有峰，偏差范围不得大于±25%；单峰面积占总峰面积小于 10%的共有峰，峰面积比值不作具体要求，但必须标定相对保留时间。未达基线分离的共有峰，应计算该组峰的总峰面积作为峰面积，同时标定该组各峰的相对保留时间。共有峰的化学归属，可采用对照品加入法或高效液相色谱-质谱联用技术等进行指认，后者尤其可在无对照品的情况下使用。

指纹图谱的非共有峰面积不得大于总峰面积的 10%。如果是注射剂及其有效部位或中间体供试品的非共有峰面积不得大于总峰面积的 5%。

（八）指纹图谱评价

中药指纹图谱的评价方法，是将样品指纹图谱与建立起来的该品种对照指纹图谱（共有模式）进行相似性比较，从而对该药品质量进行评价和控制。

相似性的比较可以用“相似度”表达。采取相似度方式进行数据分析，可通过一定的计算软件进行，但必须提供算法及操作步骤供具体评价使用。相似度可借助国家药典委员会推荐的“中药指纹图谱计算机辅助相似度评价软件”计算，除个别品种视具体情况而定外，一般情况下相似度在 0.9~1.0 为符合要求。相似度小于 0.9，但直观比较难以否定的供试品可进一步采用模式识别方法（如主成分分析）检查原因。采用相似度评价软件计算相似度时，若峰数多于 10 个，且最大峰面积超过总峰面积的 70%，或峰数多于 20 个，且最大峰面积超过总峰面积的 60%，计算相似度时应考虑去除该色谱峰。

对用于评价产品一致性、批间均一性和稳定性的指纹图谱，一般建议应用现代信息学方法分析指纹图谱，其优点是能够借助计算机辅助计算给出客观、准确的结果，分析结果稳定、可重复。计算一般可分为谱峰匹配、化学特征提取、相似度计算、模式分类等步骤。

四、中药材、中间体和中药制剂指纹图谱相关性

制剂的指纹图谱与半成品（提取物）、原药材的指纹图谱应有一定的相关性和可追溯性。中药材指纹图谱中的色谱峰一般应比制剂多（或等同），允许原药材中的某些特征峰在提取物、制剂指纹图谱中因生产工艺而有规律地丢失；中间体与制剂的指纹图谱则应非常接近；制剂指纹图谱中体现的各特征峰均可在药材及中间体的指纹图谱中得到追踪。必要时可采用加入某一药材、有效部位或中间体的供试品，或制备某一药材、有效部位或中间体阴性供试品的方法，标定各指纹图谱之间的相关性，提供相关性研究的指纹图谱。

五、应用实例

复方丹参滴丸的指纹图谱

1. 色谱条件与系统适用性试验　用 Waters Acquity UPLC™ HSS T3(柱长为 100 mm,内径为 2.1 mm,粒径为 1.8 μm)色谱柱。以含 0.02%磷酸的 80%乙腈溶液为流动相 A,以 0.02%磷酸溶液为流动相 B,按下表中的规定进行梯度洗脱。流速:0.4 mL/min。检测波长:280 nm。柱温:40℃。理论塔板数按丹参素峰计算应不低于 8 000。

时间(min)	流动相 A(%)	流动相 B(%)
0~1.6	9→22	91→78
1.6~1.8	22→26	78→74
1.8~8.0	26→39	74→61
8.0~8.4	39→9	61→91
8.4~10.0	9	91

2. 对照品溶液的制备　取丹参素钠对照品适量,精密称定,加 75%甲醇制成每 1 mL 含 0.16 mg 的溶液(相当于每 1 mL 含丹参素 0.144 mg),即得。

3. 供试品溶液的制备　取本品 10 丸,精密称定,置 10 mL 量瓶中,加水适量,超声处理(功率 120 W,频率 40 kHz)15 min 使溶解,放冷,加水至刻度,摇匀,滤过,取续滤液,即得。

4. 测定法　分别精密吸取对照品溶液与供试品溶液各 2~4 μL,注入液相色谱仪,测定,即得。

供试品色谱图中,应呈现 8 个与对照指纹图谱相对应的特征峰,按中药色谱指纹图谱相似度评价系统计算,供试品指纹图谱与对照指纹图谱(图 6-1)的相似度不得低于 0.90。

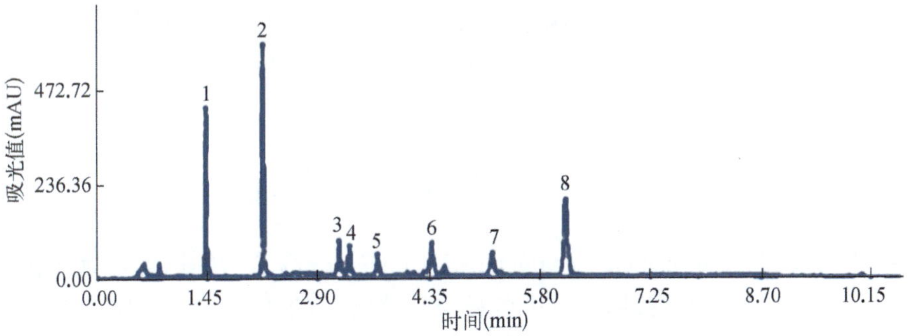

图 6-1　复方丹参滴丸对照指纹图谱

峰 1:丹参素

三七总皂苷的指纹图谱

1. 色谱条件与系统适用性试验　以十八烷基硅烷键合硅胶为填充剂。以乙腈为流动相 A,以水为流动相 B,按下表中的规定进行梯度洗脱。流速:1.5 mL/min。检测波长:203 nm。柱温:25℃。人参皂苷 Rg_1 与人参皂苷 Re 的分离度应大于 1.5。理论塔板数按人参皂苷 Rg_1 峰计算应不低于 6 000。

时间(min)	流动相 A(%)	流动相 B(%)
0~20	20	80
20~45	20→46	80→54
45~55	46→55	54→45
55~60	55	45

2. 对照提取物溶液的制备　取三七总皂苷对照提取物适量,精密称定,加 70% 甲醇溶解并稀释制成每 1 mL 含 2.5 mg 的溶液,即得。

3. 供试品溶液的制备　取本品 25 mg,精密称定,置 10 mL 量瓶中,加 70% 甲醇溶解并稀释至刻度,摇匀,即得。

4. 测定法　分别精密吸取对照提取物溶液与供试品溶液各 10 μL,注入液相色谱仪,记录色谱图。

按中药色谱指纹图谱经相似度评价系统,供试品指纹图谱与对照指纹图谱(图 6-2)经相似度计算,5 min 后的色谱峰,其相似度不得低于 0.95。

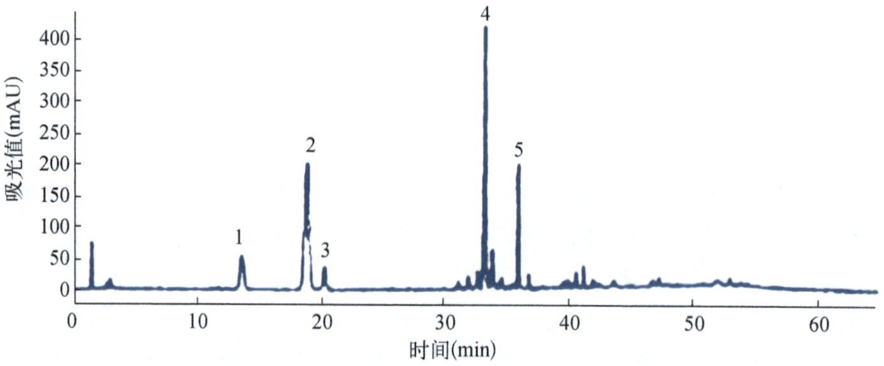

图 6-2　三七总皂苷对照指纹图谱

峰 1: 人参皂苷 R_1; 峰 2: 人参皂苷 Rg_1; 峰 3: 人参皂苷 Re;
峰 4: 人参皂苷 Rb_1; 峰 5: 人参皂苷 Rd

第二节　中药特征图谱

中药特征图谱(Chinese medicine characteristics fingerprint)是指中药经过适当的处理后,采用一定分析手段检测得到的能够标识其中各种组分群特征的共有峰的图谱。特征图谱法目前是一种定性的中药质量评价方法,在中药鉴别领域发挥着重要作用。特征图谱鉴别试验与中药指纹图谱一样,不受样品形态的限制,原药材、饮片、粉末、含有生药原型的中成药及各类中药成方制剂等均可应用,试验所需检品用量少;特征图谱准确性高、重现性好,表征出明显的特征性。

一、中药特征图谱的意义

中药特征图谱可分为化学(成分)特征图谱和生物特征图谱。化学(成分)特征图谱是建立在中药成分系统研究的基础上,借助色谱法、光谱法及联用技术等现代分析手段和软件,寻找同一药群体化学成分的相似性,以此反映药材化学成分组成和种类上的特征,实现中药的定性鉴别。生物特征图谱则多采用分子标记技术测定,以研究和建立 DNA 特征图谱为主,反映药材生物遗传学上的特征。DNA 特征图谱在道地药材的鉴定以及动、植物中药种质资源的研究中具有良好的应用前景。目前常用的DNA特征图谱技术主要有RAPD(随机扩增多态性DNA)、RFLP(限制性内切酶片段长度多态性)、AFLP(扩增片断长度多态性)、DNA测序法等。

二、特征图谱的技术要求

(一) 药材(饮片)的特征图谱

中药材(饮片)特征图谱研究应注意:① 试验用样品应鉴定准确、来源固定、质量符合该品种标准项下的有关规定;② 用液相色谱建立特征图谱时,选定的色谱条件应确保特征峰与相邻峰间达到分离要求;③ 样品的制备必须能够充分保留样本的基本特性,并尽量使药材中的某类特征成分较多地在特征图谱中反映出来;④ 对10批以上样品图谱的研究和比较,确定具有特征意义的峰作为特征峰,确定合理的参比峰,给予编号。

(二) 提取物的特征图谱

提取物特征图谱的建立应重点考察主要工艺过程中谱图的变化。在建立提取物特征图谱的同时建立药材的相应图谱,并对提取物与原药材之间的相关性进行分析,提取物图谱中的特征峰在药材的色谱图上应能指认。

提取物应采用对照品或对照提取物作对照。原则上应根据所含主成分进行相关表征,并体现在特征图谱中,要求至少指认其中3个的特征成分,对特征峰个数及特征峰的相对保留时间作出规定。

(三) 中药制剂的特征图谱

中药制剂的特征图谱须与原药材、中间体之间的相关性进行分析。制剂图谱中的特征峰在原药材和中间体的图谱上应能指认。

应采用对照品或对照提取物作对照物。对色谱峰多的样品,对照品最好能设立2~3个,以便与对照图谱定位。特征图谱中具有特殊意义的峰应予以编号,对特征峰个数及特征峰的相对保留时间作出规定。

三、应用实例

刺五加浸膏的特征图谱

1. 色谱条件与系统适用性试验　以十八烷基硅烷键合硅胶为填充剂。Agilent ZORBAX色谱柱(柱长为25 cm,柱内径为4.6 mm,粒径为5 μm)。以30%乙腈为流动相A,以0.2%磷酸溶液为流动相B,按下表中的规定进行梯度洗脱。检测波长:220 nm。柱温:20℃。流速:0.8 mL/min。理论塔板数按紫丁香苷峰计算应不低于6 000。

时间(min)	流动相A(%)	流动相B(%)
0~3	15→18	85→82
3~50	18→69	82→31
50~60	69→80	31→20

2. 参照物溶液的制备　取紫丁香苷对照品适量,精密称定,加甲醇制成每1 mL含45 μg的溶液,即得。

3. 供试品溶液的制备　取本品0.5 g,精密称定,置具塞锥形瓶中,精密加入50%甲醇25 mL,密塞,称定重量,超声处理(功率250 W,频率50 kHz)30 min,放冷,再称定重量,用50%甲

—•笔记栏•—

醇补足减失的重量，摇匀，滤过，取续滤液，即得。

4\. 测定法　分别精密吸取参照物溶液与供试品溶液各 10 μL，注入液相色谱仪，测定，记录 60 min 色谱图，即得。

供试品特征图谱中应呈现 9 个特征峰，如图 6－3 所示。其中与紫丁香苷参照物峰相应的峰为 S 峰，计算各特征峰与 S 峰的相对保留时间，其相对保留时间应在规定±5%之内。规定值为：0.40（峰 1）、0.66（峰 2）、0.76（峰 3）、1.00（峰 S）、1.08（峰 5）、1.16（峰 6）、1.61（峰 7）、1.88（峰 8）、2.10（峰 9）。

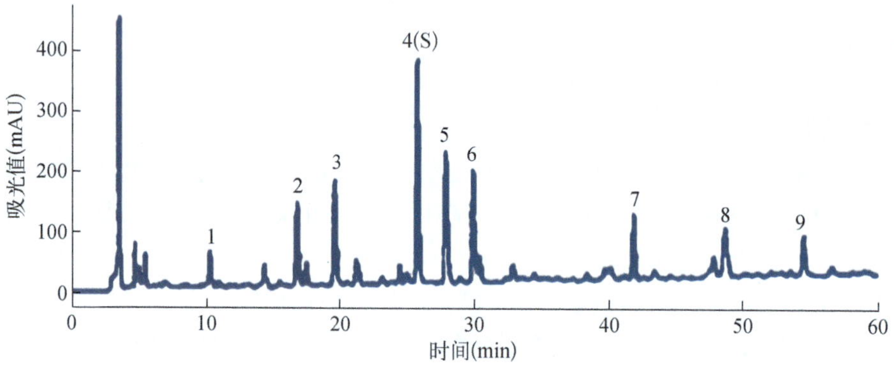

图 6－3　刺五加浸膏对照特征图谱

峰 2：原儿茶酸；峰 4(S)：紫丁香苷；峰 5：绿原酸；峰 7：刺五加苷 E；峰 8：异嗪皮啶

第三节　中药定量指纹图谱

中药定量指纹图谱是一种用定量指纹图谱技术简捷控制中药质量的新方法，从定性和定量角度出发，以简单有效的中药定量指纹图谱监测中药中整体化学物质形成中药定量评价新方法。其充分发挥中药指纹图谱对中药的定性鉴别能力，强调对中药整体定量控制。

一、定量指纹图谱分析模式

当前，中药定量指纹图谱主要有两种分析模式。

一种为"指纹图谱+多指标成分含量测定"，该法通过指纹图谱分析实现中药真实性、一致性及稳定性评价，再通过多指标成分含量测定实现量化评价，为当前最常用的主流分析模式与手段。

另外一种为"系统指纹定量法"，该分析模式在色谱指纹图谱中，该法利用宏定性相似度 S_m（整体监测化学成分在分布比例和化学成分总数上的相似度）、宏定量相似度 P_m（整体监测整体化学成分在含量上的相似度）和均化系数相对偏差 α（反映样品指纹与对照指纹在信号均化性方面的误差大小）三个参数，分别从质、量、差三方面表征中药质量特征，其分析思路是将各批次中药样品的分析图谱输入"中药色谱指纹图谱超信息特征数字化评价系统"软件，生成对照指纹图谱，并计算出各样品的 S_m、P_m 及 α 值，实现中药质量评价及等级划分。

二、应用实例

超高效液相色谱定量指纹图谱评价栀子药材质量

（"指纹图谱+多指标成分含量测定"分析模式）

【指纹图谱】

1\. 色谱条件　Acquity UPLC HASS C_{18} 色谱柱（2.1 mm×100 mm，1.7 μm）。流动相：乙

腈(A)－0.5%甲酸水溶液(B)。梯度洗脱(0~11 min,5%~0%A;11~13 min,40%~90%A;13~14 min,90%A)。流速:0.4 mL/min。进样量:1.0 μL。柱温:30℃。检测波长:0~5 min,254 nm;5~14 min,440 nm。

2. 对照品溶液制备　取栀子苷、西红花苷Ⅰ、西红花苷Ⅱ对照品适量,精密称定,加甲醇制成每1 mL含栀子苷80 μg、西红花苷Ⅰ80 μg、西红花苷Ⅱ80 μg混合溶液,即得。

3. 供试品溶液制备　取栀子药材粉末(过三号筛)约0.1 g,精密称定,置具塞锥形瓶中,精密加入75%甲醇25 mL,称定质量,超声处理(功率500 W,频率40 kHz)30 min,放冷,再称定质量,用75%甲醇补足失重,摇匀,静置,取上清液滤过,即得。

4. 方法学考察

(1) 精密度试验:取同一批次栀子药材,制备供试品溶液,连续进样6次,记录图谱。各特征峰的相对保留时间 *RSD* 均小于1.0%,主要特征峰的相对峰面积 *RSD* 小于2.0%,表明仪器精密度良好。

(2) 稳定性试验:取同一批次栀子药材,制备供试品溶液,分别于0、6、12、18、24 h注入液相色谱仪,记录图谱。各特征峰的相对保留时间 *RSD* 均小于1.0%,主要特征峰的相对峰面积 *RSD* 小于2.0%,表明供试品溶液24 h内稳定性良好。

(3) 重复性试验:取同一批次栀子药材,制备6份供试品溶液,分别进样,记录图谱。各特征峰的相对保留时间 *RSD* 均小于1.0%,主要特征峰的相对峰面积 *RSD* 小于2.0%,表明该方法重复性良好。

(4) 指纹图谱建立及相似度评价:取26批栀子药材(编号为 S_1~S_{26}),分别按"供试品溶液制备"方法制备得到供试品溶液,依照上述色谱条件分别进样进行分析,获得栀子药材的超高效液相色谱指纹图谱,见图6-4。将其全部导入"中药色谱指纹图谱相似度评价系统(2012版)",设定 S_1 为参照谱图,采用中位数法进行自动匹配,加以多点校正,确定10个共有色谱峰,得到栀子药材的对照谱图。计算 S_1~S_{26} 不同产地栀子药材指纹图谱的相似度结果均在0.89以上。

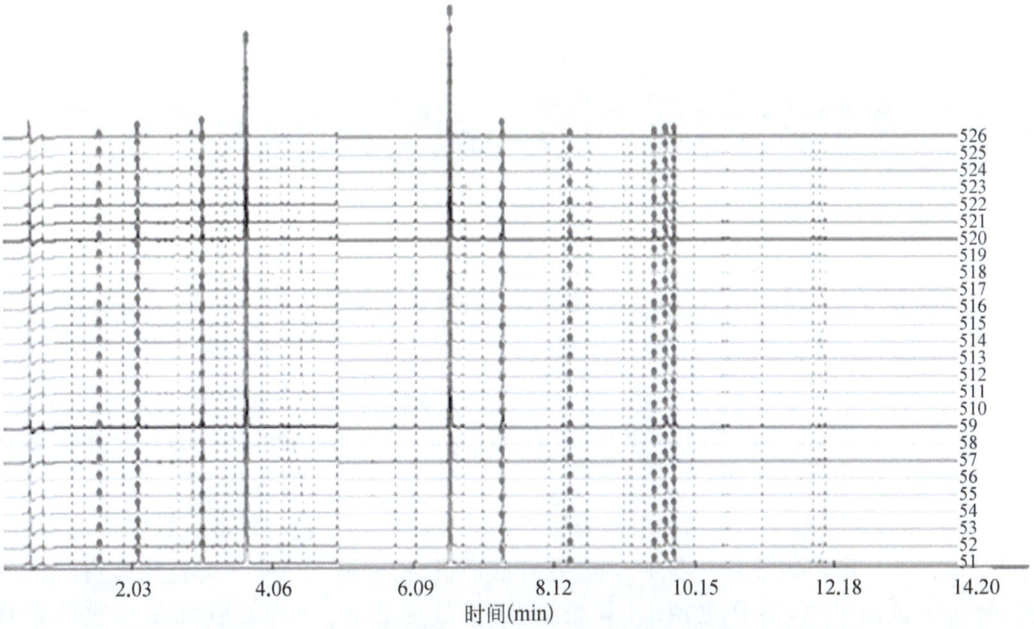

图6-4　26批不同产地栀子药材的超高效液相色谱指纹图谱

图6-4彩图

【含量测定】

1. 系统适用性试验　分别取 S_1~S_{26} 栀子药材,按【指纹图谱】项下色谱条件进行测定,记录超高效液相色谱图。栀子苷、西红花苷Ⅰ、西红花苷Ⅱ三种指标成分的保留时间分别为 3.69,6.62,7.38 min,且各自与相邻色谱峰的分离度均大于 1.5,拖尾因子在 0.95~1.05,理论塔板数大于 10 000,系统适用性试验良好。混合对照品溶液及供试品溶液的超高效液相色谱图见图 6-5。

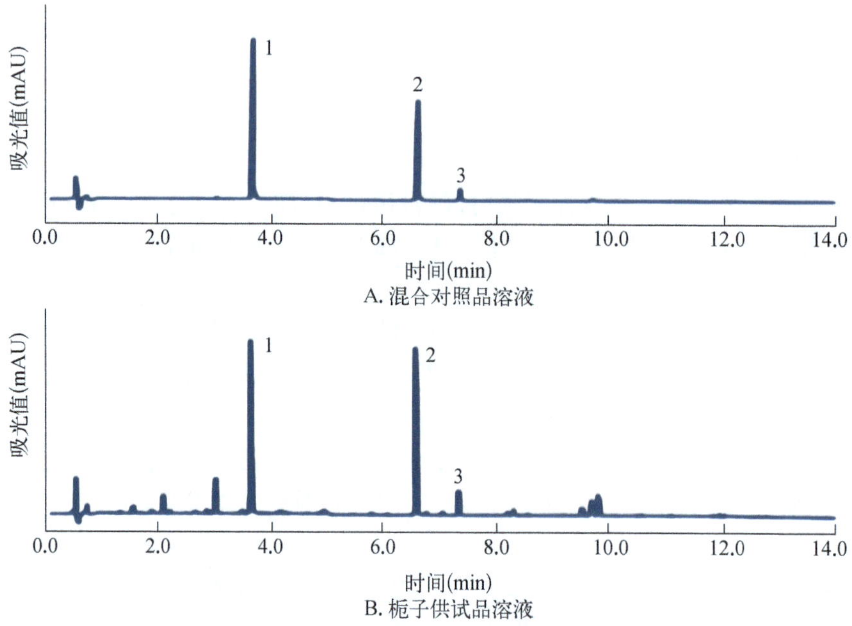

图 6-5　混合对照品溶液(A)和栀子供试品溶液(B)的超高效液相色谱图谱

1. 栀子苷; 2. 西红花苷Ⅰ; 3. 西红花苷Ⅱ

2. 线性关系　精密吸取栀子苷、西红花苷Ⅰ、西红花苷Ⅱ对照品储备液适量,配制成 6 个质量浓度系列的混合对照品溶液,进样测定,以各对照品质量浓度(X)为横坐标,峰面积(Y)为纵坐标,绘制标准曲线,得线性回归方程、相关系数(r)和线性范围,结果见表 6-1。

表 6-1　定量成分线性关系和线性方程

指标成分	回归方程	r	线性范围(μg/mL)
栀子苷	$Y=1.980\times10^3X+4.649\times10^3$	0.999 7	29.51~295.1
西红花苷Ⅰ	$Y=1.699\times10^4X-4.522\times10^3$	0.999 7	5.946~59.46
西红花苷Ⅱ	$Y=1.916\times10^5X-4.544\times10^3$	0.999 7	0.598 4~5.984

3. 重复性试验　取同一栀子样品粉末 6 份(批号 S_1),制备供试品溶液,进样测定,计算栀子苷、西红花苷Ⅰ、西红花苷Ⅱ的平均质量分别为 4.66%、0.522%、0.069 0%,*RSD* 分别为 1.2%、1.8%、1.1%。

4. 加样回收率试验　精密称取栀子粉末 6 份(批号 S_1),每份 0.05 g,精密称定置 25 mL 量瓶中,分别加入栀子苷、西红花苷Ⅰ、西红花苷Ⅱ适量,精密加入 75%甲醇适量,定容至 25 mL 量瓶,制备供试品溶液,进样测定,计算栀子苷、西红花苷Ⅰ、西红花苷Ⅱ的回收率分别为 96.62%、103.1%、97.15%,*RSD* 分别为 4.7%、3.2%、4.3%。

5. 样品含量测定　通过对 26 批栀子药材进行分析,栀子苷含量为 4.36%~5.88%,西红花苷Ⅰ含量为 0.51%~1.01%,西红花苷Ⅱ含量为 0.07%~0.11%。

HPLC 定量指纹图谱评价丹参药材质量

—•笔记栏•—

【小结】

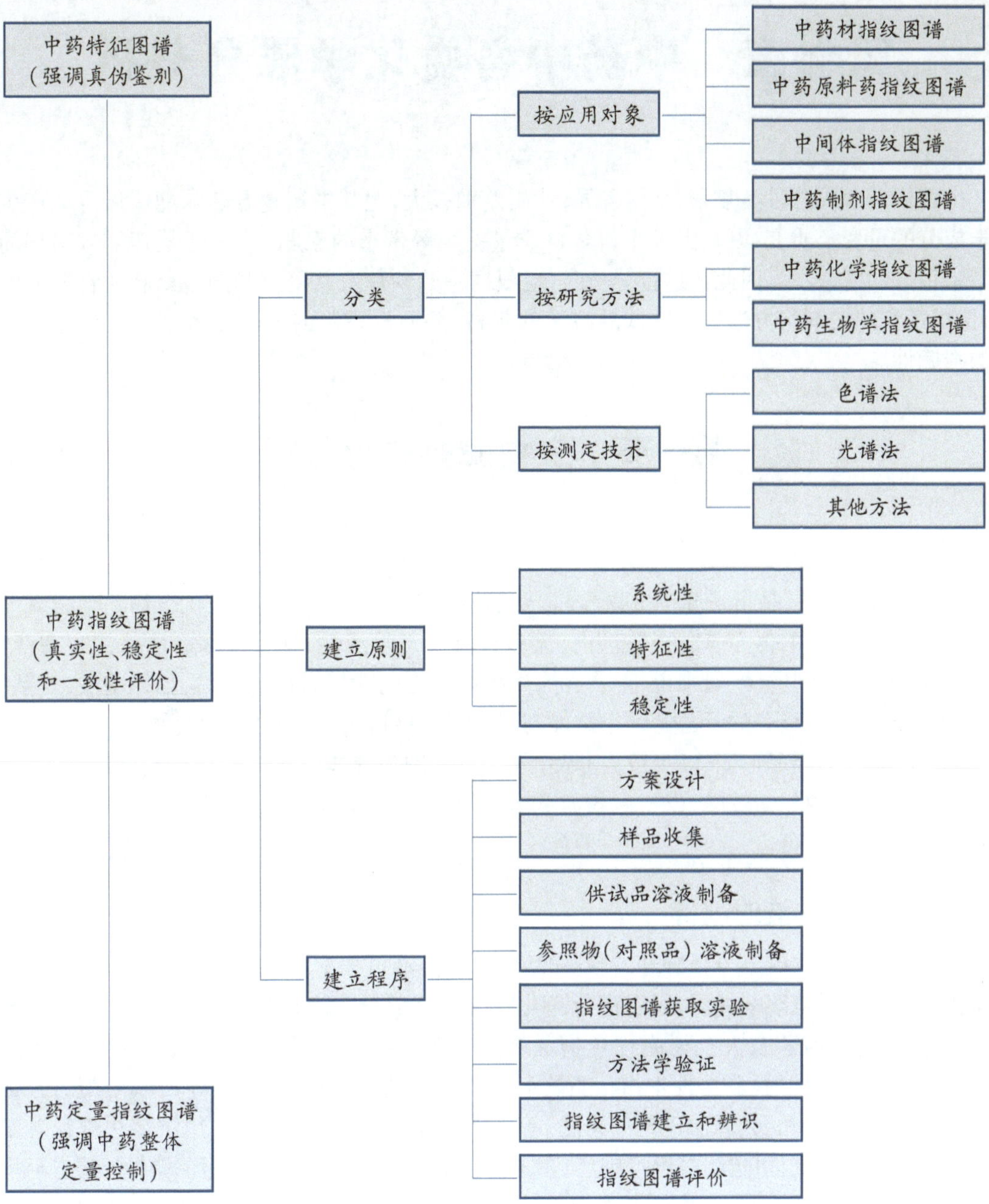
中药特征图谱
（强调真伪鉴别）
中药指纹图谱
（真实性、稳定性
和一致性评价）
中药定量指纹图谱
（强调中药整体
定量控制）
分类
按应用对象
中药材指纹图谱
中药原料药指纹图谱
中间体指纹图谱
中药制剂指纹图谱
按研究方法
中药化学指纹图谱
中药生物学指纹图谱
按测定技术
色谱法
光谱法
其他方法
建立原则
系统性
特征性
稳定性
建立程序
方案设计
样品收集
供试品溶液制备
参照物（对照品）溶液制备
指纹图谱获取实验
方法学验证
指纹图谱建立和辨识
指纹图谱评价

第六章习题

第七章微课

第七章　中药中各类化学成分分析

中药中所含成分种类复杂，结构各异，性质差别较大，尤其中药复方药味配伍后可能产生的化学成分的量变及质变，以及由于原料药材质量差异等带来的问题，给中药及其复方制剂的分析带来很大的复杂性。因此在进行分析时，应根据中药饮片及其复方制剂各药味所含成分的特点，选择适宜的溶剂与方法进行供试品溶液的制备，并通过系统的方法学考察验证所选检测方法的准确性。

第一节　生物碱类成分分析

一、概述

生物碱(alkaloid)是指来源于生物界(主要是植物界)的一类含氮有机化合物。生物碱大多有较复杂的环状结构，氮原子结合在环内，大多数具有光学活性，具有特殊而显著的生理活性；多呈碱性，可与酸成盐。一般来说，生物界除生物体必需的含氮有机化合物，如氨基酸、氨基糖、肽类、蛋白质、核酸、核苷酸及含氮维生素外，其他含氮有机化合物均可视为生物碱。

生物碱多数为结晶形固体，少数为非晶形粉末；个别为液体，如烟碱、毒芹碱、槟榔碱等。生物碱多具苦味，少数呈辛辣味，成盐后较游离者味更大。一般为无色或白色，少数有颜色，如小檗碱、蛇根碱等呈黄色。

二、供试品溶液的制备

进行中药中生物碱成分分析时，制备样品供试品溶液可根据不同情况选用乙醇、甲醇、酸水及碱化后直接用有机溶剂提取，而后进行净化除去干扰成分。净化的方法主要有溶剂法、沉淀法、氧化铝吸附色谱法及大孔树脂柱色谱法等。一般要根据分析目的物(总碱还是单体生物碱)，主要生物碱的性质(脂溶性生物碱还是水溶性生物碱、强碱还是弱碱等)，欲使用的分析方法(经典的化学分析法、光谱法还是色谱法)等因素选择溶剂和方法。如采用沉淀法进行总亲脂性生物碱的含量测定，可选用溶解范围广、渗透力强的醇类溶剂提取，利用游离生物碱与干扰性成分(肽类、蛋白质类等)在低极性有机溶剂中溶解度不同，将提取物碱化，用三氯甲烷、乙醚等低极性有机溶剂提取；再利用生物碱与非碱性水溶性成分(鞣质等)在酸水液中溶解度不同，蒸干提取液，残留物用酸水溶解，滤过，除去酸不溶物后，滤液加试剂测定。如采用薄层色谱扫描法(TLCS)或高效液相色谱法(HPLC)进行单体生物碱成分分析，由于色谱法本身具有分离的功能，因此可根据待测生物碱的溶解性用醇类或碱化后的有机溶剂提取，直接测定。如采用气相色谱法测定具有挥发性的生物碱成分，供试品制备难度较大，不但要注意避免加热以防挥发性生物碱流失，还要注意其他成分的干扰，因此一般可采用先用浓氨试液碱化，用三氯甲烷冷浸或萃取提取，提取液酸碱处理后，最后用三氯甲烷为溶媒制备成供试品溶液。

总之，无论用哪种方法提取和净化都要以提取尽量完全、杂质尽量除尽为原则，再根据测定方法的特点灵活选择。

三、定性鉴别

中药中生物碱类成分的定性鉴别方法主要有化学反应法、薄层色谱法、纸色谱法及高效液相色谱法等。其中化学反应法和薄层色谱法为《中国药典》(2020年版)收载的主要方法。

(一) 化学反应法

沉淀反应是生物碱理化鉴别常用方法,主要利用生物碱能与一些试剂生成沉淀这一特性,常用的生物碱沉淀试剂有碘-碘化钾、碘化铋钾、碘化汞钾、磷钼酸、磷钨酸、硅钨酸、苦味酸、雷氏铵盐等。此反应一般在酸性水溶液中进行,苦味酸试剂和三硝基间苯二酚试剂也可在中性条件下进行。由于中药中成分复杂,有些成分如蛋白质、多肽和鞣质等也可与试剂生成沉淀而造成假阳性结果,导致化学反应法专属性较差。因此,制备样品供试品溶液时必须净化处理,除去干扰成分,方能用沉淀反应进行中药中生物碱类成分的鉴别。沉淀反应操作方便快捷,但如果中药中有两种以上中药含有生物碱类成分,则沉淀反应进行定性鉴别就难以说明问题。

【例1】 丁溴东莨菪碱胶囊的鉴别[选自《中国药典》(2020年版)]

取本品的内容物适量(约相当于丁溴东莨菪碱10 mg),加三氯甲烷5 mL,振摇使溶解,迅速滤过,滤液置水浴上蒸干得残渣,放冷,加乙醇2~3滴湿润,加固体氢氧化钾一小粒,即显深紫色。

【例2】 麻黄的鉴别[选自《中国药典》(2020年版)]

本品粉末0.2 g,加水5 mL与稀盐酸1~2滴,煮沸2~3 min,滤过。滤液置分液漏斗中,加氨试液数滴使呈碱性,再加三氯甲烷5 mL,振摇提取。分取三氯甲烷液,置二支试管中,一管加氨制氯化铜试液与二硫化碳各5滴,振摇,静置,三氯甲烷层显深黄色;另一管为空白,以三氯甲烷5滴代替二硫化碳5滴,振摇后三氯甲烷层无色或显微黄色。

(二) 色谱法

色谱法鉴别中药中生物碱类成分可采用薄层色谱法、纸色谱法、高效液相色谱法等,其中以薄层色谱法最常用。

1. 薄层色谱法　生物碱类成分的薄层色谱法常包括硅胶或氧化铝薄层色谱,生物碱成分在薄层色谱图上 R_f 的大小与其极性有关。用薄层色谱法鉴别中药中生物碱成分,制备供试品溶液时,要根据被测成分的特点,如存在状态、溶解性及共存成分的性质等,选用适宜的溶剂和方法进行提取,提取液浓缩或净化处理后,用有机溶剂溶解,点在薄层板上。常用的展开剂多为三氯甲烷、苯等低极性溶剂,再根据被测物质的极性加入其他溶剂调整展开剂的极性,使达到满意的分离效果。由于硅胶显弱酸性,强碱性的生物碱在硅胶色谱板上能形成盐,使 R_f 很小或拖尾,形成复斑等。因此硅胶吸附薄层色谱中,常用碱性系统或在碱性环境下展开。氧化铝略显碱性,吸附性强,适合分离亲脂性较强的生物碱,一般采用中性展开剂。

薄层色谱展开后,除少数有色生物碱可直接日光观察,有荧光的生物碱在UV光下观察外,绝大多数情况需要喷试剂显色,常用的是改良的碘化铋钾试剂,生物碱与改良的碘化铋钾试剂反应大多呈橘红色,有时喷碘化铋钾试剂之后再喷硝酸钠试剂,可使样品斑点颜色更明显,易于观察。此外还可以选用某些生物碱特殊的颜色反应,如麻黄碱与茚三酮试剂反应,也可采用其他如碘蒸气、硫酸铈、碘铂酸等试剂鉴别。

【例】 川贝止咳露中贝母素乙的鉴别[选自《中国药典》(2020年版)]

处方:川贝母5 g,枇杷叶130.9 g,百部23.4 g,前胡14.1 g,桔梗9.1 g,桑白皮9.4 g,薄荷脑0.16 g。

取本品200 mL,浓缩至约70 mL,转移至三角烧瓶中,用少量水清洗容器并转移至三角烧瓶中,加浓氨试液2 mL,摇匀,加三氯甲烷100 mL,加热回流30 min,放冷,分取三氯甲烷液,加无水硫酸钠适量,滤过,滤液回收溶剂至干,残渣加三氯甲烷0.5 mL使溶解,作为供试品溶液。另取贝母素乙对照品,加甲醇制成每1 mL含1 mg的溶液,作为对照品溶液。吸取供试品溶液5~10 μL、对照品溶液5 μL,分别点于同一硅胶G薄层板上,以乙酸乙酯-甲醇-浓氨试液(17∶2∶1)为展开剂,展开,取出,晾干,喷以稀碘化铋钾试液,置日光下检视。供试品色谱中,在与对照品色谱相应的位置上,显相同颜色的斑点。

2. 纸色谱法　纸色谱法可用于生物碱盐或游离碱的鉴别,主要是以水为固定相的正相纸

—•笔记栏•—

层析，分离效果常取决于展开剂的性质。

当鉴别生物碱盐时，由于生物碱是以解离形式（离子状态）存在，极性大。一般以滤纸中所含的水分为固定相，用极性强的酸性溶剂为展开剂，最常用的是正丁醇-醋酸-水（BAW）系统，有时也可用盐酸代替 BAW 系统中的乙酸。如果用一定 pH 的酸性缓冲液为固定相，应选用极性较小的溶剂系统为展开剂。

中药中生物碱纸色谱的显色剂基本和薄层色谱法的相同，但含硫酸的试剂不适用。

3. 高效液相色谱法　高效液相色谱法对结构十分相似的生物碱有良好的分离效果。在恒定的高效液相色谱条件下，各种生物碱均有一定的保留时间，可作为定性鉴别的参数，大多采用对照法、对照提取物随行对照法。如果条件不完全相同，则用已知对照品作内标物，采用峰面积或峰高加大法进行检识。因中药成分复杂，用高效液相色谱法鉴别生物碱成分，供试品一般需经过预处理，否则除影响分离效果外还易影响色谱柱的使用寿命，目前常在色谱柱前使用保护柱，能达到较好效果。

四、含量测定

（一）总生物碱含量测定

1. 化学分析法　化学分析法包括重量分析法和酸碱滴定法。目前，中药中总生物碱成分含量测定，主要使用酸碱滴定法。酸碱滴定法用于中药中生物碱成分的含量测定时，要根据生物碱碱性强弱来确定是采用水溶液酸碱滴定法还是非水溶液酸碱滴定法。游离生物碱多不溶于水，故应先将生物碱溶于定量过量的标准酸溶液（如 0.01 mol/L 硫酸溶液），再用标准碱溶液（如 0.02 mol/L 氢氧化钠溶液）回滴。一般强碱滴定生物碱盐时，在 70%～90%的乙醇介质中终点比在水中明显，因此常将生物碱盐溶于 90%乙醇，再用标准碱乙醇液滴定。若选择的溶剂及指示终点方法合适，还可对一些碱性更弱的成分（p*K*a 为 1～2）用非水滴定法进行，但应注意，中药复方制剂中成分复杂，有许多酸性成分与生物碱类成分共存，会干扰测定，因此测定前应将这些成分用适宜的方法除去，经分离纯化、脱水、过滤，选择合适的指示剂及指示终点的方法后才可进行非水滴定。

酸碱滴定法指示反应终点可用指示剂和各种电位法。中药中生物碱的水溶液酸碱滴定法常用的指示剂有溴酚蓝、甲基红、溴甲酚蓝；非水溶液酸碱滴定法常用酚酞、甲基黄、溴酚蓝、结晶紫等。

用酸碱滴定法测定中药中生物碱含量，样品液进行净化处理，如采用氧化铝吸附净化，则应该使用中性氧化铝，并用空白试验校正结果。

重量分析法根据操作可有两种，一种是将生物碱成分从中药中提出后，用适宜的方法萃取总生物碱，挥去溶剂后直接称重，此法可用于混合碱、未知结构或分子量相差较大的生物碱的含量测定，优点是计算简便不用换算因数，也不必考虑生物碱的分子量。缺点是挥发性生物碱、遇热不稳定、在碱性下可发生水解的生物碱不宜用此法，取样量大、操作时易乳化、费时，以及提取时除提取完全外，还要尽可能地减少杂质的存在（这一点对于大多中药几乎难以达到）等。另一种方法是加入某些试剂，如加入生物碱沉淀试剂使生物碱生成不溶性盐沉淀，称重沉淀，换算出生物碱的含量。这种方法的优点是取样量少、灵敏度高。缺点是计算较第一种方法复杂，操作烦琐，生成沉淀的影响因素较多，如沉淀试剂、反应溶液的 pH、温度及一些非生物碱成分亦可与试剂生成沉淀而干扰测定等。

当所含生物碱组成复杂，分子量和含量差异悬殊时，化学分析法误差较大，一般要求供试品中总生物碱纯度和含量较高，因此常用于单味中药或处方药味较少、内含成分较简单的中药。

【例 1】　治伤胶囊中总生物碱的含量测定——酸碱滴定法［选自《中国药典》（2020 年版）］

处方：生关白附 176 g，防风 15 g，羌活 15 g，虎掌南星（姜矾制）29 g，白芷 15 g。

取本品内容物 3 g，精密称定，置具塞锥形瓶中，精密加入盐酸溶液（1→36）50 mL，超声处理

—•笔记栏•—

（功率 300 W，频率 50 kHz）30 min（水温 50℃以下），离心（转速为 3 000 r/min）10 min，精密量取上清液 25 mL，加浓氨试液 5 mL，用三氯甲烷振摇提取 2 次，每次 40 mL，合并提取液，蒸干，残渣加乙醇 5 mL 使溶解，精密加入盐酸滴定液（0.01 mol/L）10 mL，摇匀，加新沸过的冷水 15 mL 与甲基红指示液 2 滴，用氢氧化钠滴定液（0.01 mol/L）滴定，即得。每 1 mL 盐酸滴定液（0.01 mol/L）相当于 4.295 mg 的关附甲素（$C_{24}H_{31}NO_6$）。

本品每粒含总生物碱以关附甲素（$C_{24}H_{31}NO_6$）计，应为 1.7~2.9 mg。

【例 2】　风湿定片中总生物碱的检查——重量分析法［选自《中国药典》（2020 年版）］

处方：八角枫 1 500 g，白芷 50 g，徐长卿 150 g，甘草 20 g。

取本品 20 片，除去糖衣，精密称定，研细，精密称取细粉适量（约 10 片重），置索氏提取器中，加甲醇-浓氨试液（95∶5）混合溶液适量，加热回流提取至近无色，挥干甲醇，残渣用 3%硫酸溶液 10 mL 溶解，再用 3%硫酸溶液 10 mL，分次洗涤容器，洗液并入酸液中，加三氯甲烷振摇提取 2 次，每次 20 mL，合并三氯甲烷液，用 3%硫酸溶液 10 mL 振摇提取，弃去三氯甲烷液，合并前后两次的酸液，加浓氨试液调节 pH 至 9~10，再用三氯甲烷振摇提取 4 次，每次 10 mL，合并三氯甲烷液，通过铺有无水硫酸钠 lg 的漏斗，滤过，滤液置于 105℃干燥至恒重的蒸发皿中，水浴上蒸干，残渣在 105℃干燥至恒重，计算，即得。本品每片含总生物碱不得过 1.2 mg。

2. 分光光度法　　中药中总生物碱成分的含量测定，多用单波长光谱法。测定波长可选用待测生物碱成分本身的吸收波长，也可加入某些试剂如亚硝酸钠试剂、雷氏盐试剂及酸性染料等，反应显色后用可见光波测定。单波长光谱法测定时要求干扰成分在测定波长基本无吸收，因此，一般供试品溶液均要经过适当分离净化方可进行测定。分离净化的方法可采用化学反应法、柱色谱法、纸色谱法和薄层色谱法等。

中药中总生物碱成分含量测定较多用酸性染料比色法和苦味酸盐比色法。

（1）酸性染料比色法：在适当的 pH 介质中，生物碱 B 可与氢离子（H^+）结合成盐，成为阳离子 BH^+，而酸性染料在此条件下解离为阴离子 In^-，生物碱盐的阳离子与染料阴离子定量地结合成有色的络合物（即离子对）。

$$BH^+ + In^- \longrightarrow (BH^+ \cdot In^-)\ \text{水相} \longrightarrow (BH^+ \cdot In^-)_{\text{有机相}}$$

此离子对可定量地溶于某些有机溶剂，测定有机溶剂的吸收度或经碱化后释放出的染料的吸收度，即可按分光光度法测定生物碱的含量。

应用本法的关键在于介质的 pH、酸性染料的种类和有机溶剂的选择，其中尤以 pH 的选择更为重要。如果 pH 偏低，虽然可使生物碱以盐的形式存在，但染料仍以酸的形式存在；如果 pH 偏高，染料以阴离子形式存在，而生物碱却以游离状态存在，两种情况均不能使阴阳离子定量结合。pH 的选择要根据染料的性质及生物碱的碱性（p*K*a）大小来确定。一般生物碱一元碱与溴麝香草酚蓝形成 1∶1 的离子对，此时 pH 最好在 5.2~6.4 之间；如为二元碱则形成 1∶2 的离子对，则 pH 最好在 3.0~5.8 之间。

常用的染料有甲基橙、溴麝香草酚蓝（BTB）、溴甲酚绿、溴酚蓝和溴甲酚紫等。实验证明，BTB 为较好的染料。

选择有机溶剂的原则是根据离子对与有机相能否形成氢键以及形成氢键能力的强弱而定。四氯化碳、苯不与离子对形成氢键，提取率较低，三氯甲烷、二氯甲烷与离子对形成氢键，有中等程度的提取率，且选择性也较好，故是常用的提取溶剂。

此外，有机相中混入水分对结果有影响，因为微量水分可使三氯甲烷发生浑浊，且由于带入了水相中的过量染料而影响测定结果。有机溶剂提取液可加入脱水剂（如无水硫酸钠）或经滤纸滤过除去微量的水分。

（2）雷氏盐比色法：雷氏盐也称雷氏铵或硫氰化铬铵（$NH_4[Cr(NH_3)_2(SCN)_4] \cdot H_2O$），为暗红色的结晶或结晶性粉末。微溶于冷水，易溶于热水，可溶于乙醇。

—•笔记栏•—

雷氏盐在酸性介质中可与生物碱类成分定量地生成难溶于水的有色络合物。生物碱阳离子 BH^+ 与雷氏盐的阴离子 $[Cr(NH_3)_2(SCN)_4]^-$ 结合，生成生物碱雷氏盐沉淀 $BH[Cr(NH_3)_2(SCN)_4]$，为单盐形式的沉淀；如果某一生物碱含 2 个碱性氮原子，当溶液中 $[H^+]$ 大时，其二级离解度增大，即有利于下列平衡向右移动。

$$BH^+ + H_3O^+ \rightleftharpoons BH_2^{2+}H_2O$$

BH^{2+} 与 2 个 $[Cr(NH_3)_2(SCN)_4]$ 结合形成沉淀 $BH_2[Cr(NH_3)_2(SCN)_4]_2$ 称为双盐。因此，结构中只含 1 个碱性氮原子的生物碱，与雷氏盐反应的沉淀组成受 pH 的影响较小，含 2 个以上氮原子的生物碱，视其各氮原子碱性强弱，与雷氏盐反应的沉淀组成与 pH 有关：碱性都较强的在酸性较小的溶液中生成单盐，在酸性较大的溶液中可相应地生成双盐、三盐等；碱性较弱的则无论酸性较高还是较低均生成单盐；季铵类生物碱分子中有几个季铵氮原子，即与几个沉淀剂分子结合。

生物碱雷氏盐沉淀易溶于丙酮，其丙酮溶液所呈现的吸收特征是由于分子结构中硫氰化铬铵部分，而不是结合的生物碱部分，因此，即可以将此沉淀过滤洗净后溶于丙酮（或甲醇）直接比色测定，换算生物碱的含量；也可以精密加入过量雷氏盐试剂，滤除生成的生物碱雷氏盐沉淀，用滤液在 520~526 nm 处（溶于甲醇时，其 λ_{max} 为 427 nm）进行比色测定残存的过量雷氏盐含量，间接计算生物碱的含量。

硫氰化铬铵在丙酮中的摩尔吸收系数 ε=106.5（单盐），故可根据其吸收值 A 按下式直接测定而不需绘制标准曲线。

$$W = \frac{A}{\varepsilon} \cdot M \cdot V$$

式中，W 为被测物重量（mg），M 为被测物质的分子量，V 为溶解沉淀所用丙酮的毫升数（mL）。

进行雷氏盐比色法比色测定时，需注意以下几个问题：① 雷氏盐的水溶液在室温可分解，故用时应新鲜配制，沉淀也需在低温进行。② 供试品如为稀的水溶液（如注射剂等），沉淀前应浓缩。对于中药含有干扰物质时，应事先经过纯化处理。③ 雷氏盐的丙酮或丙酮-水溶液的吸收值，随时间而有变化，故应尽快地测定。

（3）苦味酸盐比色法：苦味酸盐比色法是利用在弱酸性或中性溶液中生物碱可与苦味酸定量生成苦味酸盐沉淀，该沉淀可溶于三氯甲烷等有机溶剂，也可以在碱性下解离释放出生物碱和苦味酸。具体可有三种方法：① 滤取生物碱苦味酸盐沉淀，洗去多余试剂，加碱使沉淀解离，以有机溶剂萃取游离出的生物碱，用含有苦味酸的碱性水溶液进行比色测定，再换算出生物碱的含量。② 在 pH 为 7 的缓冲溶液中加试剂，使生物碱与苦味酸成盐，用三氯甲烷提取该盐，再用 pH 为 11 的缓冲溶液使其解离，苦味酸转溶到碱水液中进行比色，再换算出生物碱的含量。③ 直接在 pH 为 4~5 的缓冲溶液中加三氯甲烷提取生物碱苦味酸盐，三氯甲烷液在 360 nm 处直接比色测定。

（4）异羟肟酸铁比色法：含有酯键结构的生物碱，在碱性介质中加热，酯键水解，产生的羧基与羟胺反应生成异羟肟酸，再与 Fe^{3+} 生成紫红色的络合物（异羟肟酸铁），在一定浓度下符合比尔定律（Beer law），可用比色法进行含量测定。由于凡含有酯键（包括内酯）结构的成分均能与试剂反应，因此用此法进行定量时，供试品溶液中必须不存在其他酯类成分，否则对测定结果有影响。

【例】 风湿骨痛胶囊中乌头总生物碱的含量测定——酸性染料比色法［选自《中国药典》（2020 年版）］

处方：制川乌 90 g，制草乌 90 g，红花 90 g，甘草 90 g，木瓜 90 g，乌梅 90 g，麻黄 90 g。

对照品溶液制备：取乌头碱对照品适量，精密称定，加三氯甲烷制成每 1 mL 中含有 0.1 mg 的溶液，即得。

标准曲线的制备：精密称取对照品 1 mL、2 mL、3 mL、4 mL、5 mL，分别置于分液漏斗中，依次精密加入三氯甲烷至 20 mL，再精密加入醋酸盐缓冲液（pH 为 3.0：取无水醋酸钠 0.15 g，用水

—•笔记栏•—

溶解,加冰醋酸 5.6 mL,用水稀释至 500 mL,摇匀,并在 pH 计上校正)10 mL 和 0.1%溴甲酚绿(取溴甲酚绿 0.2 g,加 0.05 mol/L 氢氧化钠溶液 3.2 mL 使溶解,用水稀释至 200 mL,摇匀)2 mL,强力振摇 5 min,静置 20 min,分取三氯甲烷层,用干燥滤纸过滤,以相应试剂为空白,滤液照紫外-可见分光光度法[《中国药典》(2020 年版)通则 0401],分别在 412 nm 的波长处测定吸光度。以吸光度为纵坐标,浓度为横坐标,绘制标准曲线。

测定法:取本品装量差异项下的内容物,混匀,研细,取 1 g,精密称定,置具塞锥形瓶中,精密加入乙醚-三氯甲烷-无水乙醇(16∶8∶1)的混合溶液 25 mL 和氨试液 1.5 mL,摇匀,称定重量,置快速混匀器上振荡 3 次,每次 2 min,放置过夜,再称定重量,用上述混合溶液补足减失的重量,再置快速混匀器上振荡 2 min,静置。倾取上清液,精密量取 5 mL,置分液漏斗中,加乙醚 5 mL,用 0.05 mol/L 的硫酸溶液提取 4 次,每次 10 mL,分取硫酸提取液,滤过,合并滤液,置另一分液漏斗中,加浓氨试液 4 mL,摇匀,用三氯甲烷提取 4 次,每次 10 mL,分取三氯甲烷液,滤过,合并滤液,回收溶剂至干,残渣于 105℃加热 1 h,取出,放冷,加三氯甲烷分次溶解,转移至 25 mL 量瓶中,加三氯甲烷稀释至刻度,摇匀。精密量取 20 mL,置分液漏斗中,照标准曲线制备项下的方法,自"精密加入醋酸盐缓冲液 10 mL"起,依法测定吸光度,从标准曲线上读出供试品溶液中乌头碱量(μg)计算,即得。

本品每粒含乌头总生物碱以乌头碱($C_{34}H_{47}NO_{11}$)计,应为 0.25~0.80 mg。

该法为酸性染料分光光度法,其水相 pH 的选择是离子对萃取法取得成功与否的关键,风湿骨痛胶囊测定时的 pH 是分别取乌头碱标准液以 pH 为 2.5、3.0、3.5、4.0、4.5、5.0、5.5、5.8、6.0、6.2 的缓冲液进行试验,结果表明以 pH 为 3.0 较为适宜,在该条件下测定供试品溶液吸收度较大,指示液空白试验吸收度较小,且呈色稳定性较好。

(二)单体生物碱含量测定

中药中单体生物碱成分的含量测定一般采用色谱法。由于色谱法具有分离和测定双重作用,对于一些成分较简单的中药可提取后直接测定,使前处理工作简化。但对于药味较多组成复杂的中药仍需要净化处理,尤其采用高效液相色谱法,供试品溶液杂质过多,不但影响分离效果还易损坏色谱柱。用于中药中单体生物碱成分含量测定的色谱法,主要有高效液相色谱法、气相色谱法、薄层色谱扫描法等。

1. 高效液相色谱法　　由于生物碱类化合物碱性强弱不同,存在形式不同,既有游离型又有与酸结合成盐的,因此用高效液相色谱法进行中药中单体生物碱成分的含量测定时,可用液-液分配色谱法、液-固吸附色谱法,以及离子交换色谱法。其中,液-液分配色谱法应用最多,《中国药典》(2020 年版)均采用 C_{18} 柱反相分配色谱法。

在反相高效液相色谱中一般采用非极性键合相作为固定相,如十八烷基键合相(简称 ODS 或 C_{18}),是将十八烷基三氯硅烷与全多孔型硅胶反应生成烷基化学键合相,或将十八烷基键合在薄壳硅胶上,形成 Si—O—Si—C 键的交联聚合网状结构。用硅烷化试剂对硅胶进行化学修饰,硅胶表面仍存有游离的硅醇基,不同厂家生产的色谱柱中其游离硅醇基的含量也不同,即使同一厂家,不同批号的固定相填料,其游离硅醇基也不尽相同。由于硅醇基酸性较大,生物碱类成分可与其牢固地键合,从而影响色谱行为,使保留时间延长、峰形变宽、拖尾。为了克服游离硅醇基的影响,可采取以下措施:

(1) 改进流动相:① 在流动相中加入硅醇基抑制剂或称改性剂,竞争或部分阻断硅醇基的影响,最常用的硅醇基抑制剂是二乙胺、三乙胺(TEA)等。② 在合适的 pH 下,流动相中加入低浓度离子对试剂,可通过与生物碱类成分生成离子对而掩蔽其碱性基团,使之不会与固定相表面的硅醇基作用,离子对试剂常用辛烷磺酸钠或十二烷基磺酸钠表面活性剂为对离子,系统偏酸性。采用离子对色谱系统用过后必须清洗,避免过夜,以保证色谱柱的寿命。③ 也可以在流动相中加入季铵盐试剂,例如,在水-甲醇流动相中加入 0.01 mol/L 的溴化四甲基胺,能在较短的保留时间内得到很好的分离,色谱峰重现性好,也不拖尾,而且水-甲醇比例的改变及 pH 的变化都不影响峰的对称性。这个方法的原理是通过下列反应掩蔽了固定相表面的硅醇基：

$$[R_3SiOH] + [A] \rightleftharpoons [R_3SiOH \cdot A]$$

式中，[A]为流动相中季铵化合物的浓度；[$R_3SiOH \cdot A$]为生成的复合物的浓度。当流动相不断地流入色谱柱后，即连续地添加掩蔽性试剂（季铵盐），上述平衡向右边，因而被分离的碱性化合物和硅醇基之间的相互作用被阻碍，从而使生物碱类成分得到很好的分离。这种掩蔽试剂的pH，在反相键合相填料允许的pH范围内，对填料无影响，因而在选择色谱条件时，pH可自由选择，不受限制。④ 在流动相中加入一定浓度的电解质缓冲盐，通过改变流动相离子强度，稳定pH及促进离子对相互作用，而起到改善峰形及分离效果的作用。

（2）固定相改进：采用端基封尾技术可以使填料的键合更彻底。一般是在键合反应结束后，用三甲基氯硅烷（TMCS）等进行后续处理，尽量减少残余羟基，增加单体覆盖度。还可以采用短链柱代替长链柱，短链柱键合率高，游离硅醇基少。

反相高效液相色谱法进行中药中生物碱成分的含量测定，流动相可以是中性的、碱性的、酸性的以及酸碱系统。在碱性系统中三乙胺比氢氧化铵好；酸性系统多用磷酸、磷酸盐缓冲液；碱酸系统，例如，鸦片中各生物碱的高效液相色谱采用甲醇-水-酸-二乙胺系统，酸可以是 $HClO_4$（pH1.0）、HCOOH（pH3.6）、HOAc（pH5.1）和苦味酸（pH5.5）。如用原型硅胶为固定相进行中药中单体生物碱成分的高效液相色谱分析时，分离原理属于液-固吸附色谱法，这种方法可以排除酸性和中性杂质的干扰，这些杂质可以在短时间内即可被洗脱出来。此外，硅胶柱的分离主要利用生物碱的碱性不同，是与生物碱的 p*K*a 有关，因此，生物碱亲脂性的大小不影响其在硅胶柱上的层析行为。用硅胶柱时，流动相的组成比较简单，如甲醇-醋酸缓冲液等。

离子交换色谱法用于中药中生物碱成分的含量测定，是以阳离子交换树脂为固定相，利用质子化的生物碱阳离子与离子交换剂交换能力的差异而达到分离生物碱的目的。

中药中生物碱成分进行高效液相色谱法测定时，使用较多的是紫外检测器，其他如电化学检测器、化学发光检测器也适用生物碱成分的测定，如果化合物能产生荧光还可以采用荧光检测器。

【例】 元胡止痛胶囊中延胡索乙素的含量测定[选自《中国药典》（2020年版）]

处方：醋延胡索 445 g，白芷 223 g。

色谱条件与系统适用性试验：以十八烷基硅烷键合硅胶为填充剂；以乙腈-0.6%冰醋酸溶液（用三乙胺调节 pH 至 6.0）（41∶59）为流动相；检测波长为 280 nm。理论塔板数按延胡索乙素峰计算应不低于 7 000。

对照品溶液的制备：取延胡索乙素对照品适量，精密称定，加甲醇制成每 1 mL 含 40 μg 的溶液，即得。

供试品溶液的制备：取装量差异项下的本品内容物，研细，取 1 g，精密称定，置具塞锥形瓶中，精密加入氨试液-甲醇（1∶20）混合溶液 50 mL，称定重量，超声处理（功率 250 W，频率 40 kHz）30 min，放冷，再称定重量，用氨试液-甲醇（1∶20）混合溶液补足减失的重量，摇匀，滤过，精密量取续滤液 25 mL，蒸干，残渣加甲醇适量使溶解，转移至 5 mL 量瓶中，加甲醇稀释至刻度，摇匀，滤过，取续滤液，即得。

测定法：分别精密吸取对照品溶液和供试品溶液各 10 μL，注入液相色谱仪，测定，即得。

本品每粒含醋延胡索以延胡索乙素（$C_{21}H_{25}NO_4$）计，【规格】（1）不得少于 0.075 mg，【规格】（2）不得少于 0.15 mg。

2. 气相色谱法　气相色谱法用于中药中生物碱成分的含量测定与该法用于鉴别一样，没有普遍性，只适用于有挥发性的，遇热不分解的生物碱类，例如，麻黄碱、槟榔碱、苦参碱和颠茄类生物碱等。

某些生物碱的游离碱和盐类可直接进行气相色谱分析，由于这些生物碱盐类在约 325℃ 的急速加热下，可变为游离的生物碱，然后进行色谱柱分析，所以无论注入游离碱还是生物碱盐，都只能得到一个游离碱的色谱峰。生物碱盐在急速加热器中产生的酸对色谱柱和检测器不利，应该注意。

中药中挥发性生物碱成分进行气相色谱分析，在制备供试品溶液时一般应采用冷提法，净化过程也要避免加热以防成分的流失，最后需用三氯甲烷等低极性有机溶剂为溶媒制备成供试品溶液。

3. 薄层色谱扫描法　　采用薄层色谱扫描法测定中药中生物碱成分含量所选用的吸附剂、展开剂及显色方法与鉴别相似，但是要求更加严格。被测成分具有荧光时，可采用薄层荧光扫描法，如小檗碱的测定；被测成分有紫外吸收而无荧光时，可采用薄层吸收扫描法（硅胶 G 板），如《中国药典》（2020 年版）一部对枸杞中甜菜碱含量测定，或采用薄层荧光猝灭（硅胶 GF254 薄层板），如士的宁的测定。若使用改良碘化铋钾等为显色剂时，必须完全挥干展开剂后（尤其在碱性环境下展开的）才可喷洒，否则背景深、反差小，影响测定。此外，显色后斑点颜色应相对稳定。

【例】　马钱子散中士的宁的含量测定[选自《中国药典》（2020 年版）]

处方：制马钱子适量（含士的宁 8.0 g），地龙（焙黄）93.5 g。

取装量差异项下的本品约 0.5 g，精密称定，置具塞锥形瓶中，精密加入三氯甲烷 20 mL，浓氨试液 1 mL，轻轻摇匀，称定重量后，于室温放置 24 h，再称定重量，用三氯甲烷补足减失的重量，充分振摇，滤过，滤液作为供试品溶液。另取士的宁对照品，加三氯甲烷制成每 1 mL 含 1 mg 的溶液，作为对照品溶液。照薄层色谱法（通则 0502）试验，分别吸取供试品溶液 8 μL 和对照品溶液 4 μL，交叉点于同一硅胶 GF_{254} 薄层板上，以甲苯-丙酮-乙醇-浓氨试液（16∶12∶1∶4）的上层溶液为展开剂，展开，取出，晾干。照薄层色谱法（通则 0502 薄层色谱扫描法）进行扫描，波长：$\lambda_s = 257$ nm，$\lambda_R = 300$ nm，测量供试品与对照品吸光度积分值，计算，即得。

本品每袋含马钱子以士的宁（$C_{21}H_{22}N_2O_2$）计应为 7.2~8.8 mg。

五、应用实例

黄连上清丸中生物碱类成分分析[选自《中国药典》（2020 年版）]

【处方】　黄连 10 g，栀子（姜制）80 g，连翘 80 g，炒蔓荆子 80 g，防风 40 g，荆芥穗 80 g，白芷 80 g，黄芩 80 g，菊花 160 g，薄荷 40 g，酒大黄 320 g，黄柏（酒炒）40 g，桔梗 80 g，川芎 40 g，石膏 40 g，旋覆花 20 g，甘草 40 g。

【制法】　以上十七味，粉碎成细粉，过筛，混匀。用水制丸，干燥，制成水丸；或每 100 g 粉末用炼蜜 30~40 g 加适量的水制丸，干燥，制成水蜜丸；或每 100 g 粉末加炼蜜 150~170 g 制成大蜜丸或小蜜丸，即得。

【性状】　本品为暗黄色至黄褐色的水丸、黄棕色至棕褐色的水蜜丸或黑褐色的大蜜丸或小蜜丸；气芳香，味苦。

【鉴别】　取黄连对照药材 0.03 g、黄芩对照药材 0.2 g，分别加甲醇 3 mL，超声处理 10 min，取上清液作为对照药材溶液。照薄层色谱法（通则 0502）试验，吸取【鉴别】（1）项下的供试品溶液及上述对照药材溶液各 3~5 μL，分别点于同一以羧甲基纤维素钠为黏合剂的硅胶 GF_{254} 薄层板上，以乙酸乙酯-丁酮-甲酸-水（10∶7∶1∶1）为展开剂，展开，取出，晾干，置紫外灯（365 nm）下检视。供试品色谱中，在与黄连对照药材色谱相应的位置上，显相同颜色的荧光主斑点；再喷以 2%酸性三氯化铁乙醇溶液，供试品色谱中，在与黄芩对照药材色谱相应的位置上显相同颜色主斑点。

【含量测定】　黄连、黄柏照高效液相色谱法（通则 0512）测定。

—•笔记栏•—

(1) 色谱条件与系统适用性试验：以十八烷基硅烷键合硅胶为填充剂；以乙腈-0.033 mol/L磷酸二氢钾溶液(35∶65)为流动相；检测波长为424 nm。理论塔板数按盐酸小檗碱峰计算应不低于4 000。

(2) 对照品溶液的制备：取盐酸小檗碱对照品适量，精密称定，加甲醇制成每1 mL含10 μg的溶液，即得。

(3) 供试品溶液的制备：取本品水丸或水蜜丸，研碎，取0.6 g，精密称定；或取重量差异项下的大蜜丸或小蜜丸，剪碎，取1 g，精密称定，置具塞锥形瓶中，精密加入盐酸-甲醇(1∶100)混合溶液10 mL，密塞，称定重量，置50℃水浴中加热15 min，取出，放冷，超声处理(功率250 W，频率33 kHz)30 min，放冷，再称定重量，用甲醇补足减失的重量，摇匀，离心，滤过，精密量取上清液2 mL，低温挥干，残渣用甲醇适量使溶解并转移至碱性氧化铝柱(100~200目，8 g，内径为1 cm)上，用甲醇35 mL洗脱，收集洗脱液，蒸干，残渣加甲醇适量使溶解并转移至2 mL量瓶中，加甲醇至刻度，摇匀，滤过，取续滤液，即得。

(4) 测定法：分别精密吸取对照品溶液与供试品溶液各5~10 μL，注入液相色谱仪，测定，即得。

本品含黄连、黄柏以盐酸小檗碱($C_{20}H_{17}NO_4 \cdot HCl$)计，水丸每1 g不得少于0.26 mg；水蜜丸每1 g不得少于0.19 mg；大蜜丸每丸不得少于0.60 mg，小蜜丸每1 g不得少于0.10 mg。

华山参片中生物碱类成分分析[选自《中国药典》(2020年版)]

本品为华山参浸膏片。

【制法】 取华山参，粉碎成粗粉，用含0.1%盐酸的乙醇作溶剂，浸渍24 h，进行渗滤，至漉液色淡为止，漉液减压浓缩至稠膏状，测定生物碱含量，加辅料适量，制成颗粒，压片，包糖衣，即得。

【性状】 本品为糖衣片，除去糖衣后显棕色；味苦。

【鉴别】 取本品20片，除去糖衣，研细，用浓氨试液-乙醇(1∶1)2 mL湿润，再加三氯甲烷20 mL，加热回流1 h，滤过，滤液蒸干，残渣加三氯甲烷0.5 mL使溶解，作为供试品溶液。另取硫酸阿托品对照品、氢溴酸东莨菪碱对照品、氢溴酸山莨菪碱对照品和东莨菪内酯对照品，分别加乙醇制成每1 mL含1 mg的溶液，作为对照品溶液。照薄层色谱法(通则0502)试验，吸取上述五种溶液各5~6 μL，分别点于同一硅胶G薄层板上，以乙酸乙酯-甲醇-浓氨试液(17∶2∶1)为展开剂，展开，取出，晾干。置紫外灯(365 nm)下检视，供试品色谱中，在与东莨菪内酯对照品色谱相应的位置上，显相同颜色的荧光斑点。依次喷以碘化铋钾试液和亚硝酸钠乙醇试液，置日光下检视。供试品色谱中，在与对照品色谱相应的位置上，显相同颜色的四个斑点。

【含量测定】 照紫外-可见分光光度法(通则0401)测定。

(1) 对照品溶液的制备：取硫酸阿托品，精密称定，加水制成每1 mL相当于含莨菪碱7 μg的溶液，即得。

(2) 供试品溶液的制备：取本品40片，除去糖衣，精密称定，研细，精密称取适量(约相当于12片的重量)，置具塞锥形瓶内，精密加入枸橼酸-磷酸氢二钠缓冲液(pH4.0)25 mL，振摇5 min，放置过夜，用干燥滤纸滤过，取续滤液，即得。

(3) 测定法：精密量取供试品溶液与对照品溶液各2 mL，分别置分液漏斗中，各精密加枸橼酸-磷酸氢二钠缓冲液(pH4.0)10 mL，再精密加入用上述缓冲液配制的0.04%溴甲酚绿溶液2 mL，摇匀，用10 mL三氯甲烷振摇提取5 min，待溶液完全分层后，分取三氯甲烷液，用三氯甲烷湿润的滤纸滤入25 mL量瓶中，再用三氯甲烷提取3次，每次5 mL，依次滤入量瓶中，并用三氯甲烷洗涤滤纸，滤入量瓶中，加三氯甲烷至刻度。照紫外-可见分光光度法(通则0401)分别在415 nm的波长处测定吸光度，计算，即得。

本品含生物碱以莨菪碱(C17H23NO3)计，应为标示量的80.0%~120.0%。

第二节 黄酮类成分分析

一、概述

黄酮类化合物(flavonoids)广泛存在于植物中,具有多样的生物活性,是中药中一类重要的有效成分。如银杏叶总黄酮具有扩张冠状血管作用,黄芩苷和槲皮素具有抗菌、抗病毒作用,芦丁、橙皮苷具有降低血管通透性及抗毛细血管脆性的作用,杜鹃素、金丝桃苷具有止咳、化痰等作用。因此,黄酮类成分常作为中药质量分析和药效学研究的指标。

黄酮类化合物是指由两个苯环通过中央三个碳原子相互联结而成的一系列化合物,大多数具有 $C_6-C_3-C_6$ 的结构母核,在植物体内多以与糖结合成苷的形式存在,一部分以游离形式存在。天然黄酮类化合物主要类型有黄酮、黄酮醇、二氢黄酮、二氢黄酮醇、异黄酮、二氢异黄酮、花色素、黄烷醇、查耳酮和双黄酮等。

黄酮类化合物多呈黄色,颜色与分子结构中交叉共轭体系存在与否、助色团的类型、数目以及取代位置有关。黄酮、黄酮醇及其苷类多显灰黄色至黄色,查耳酮为黄色至橙黄色,异黄酮显微黄色,二氢黄酮、二氢黄酮醇及黄烷醇几乎为无色。

游离黄酮类化合物一般难溶或不溶于水,易溶于甲醇、乙醇、乙酸乙酯、三氯甲烷、乙醚等有机溶剂中。花色素类因以离子形式存在,具有盐的通性,水溶性较大。黄酮苷类水溶性增加,一般易溶于水、甲醇、乙醇等强极性溶剂中,但难溶或不溶于苯、三氯甲烷、乙醚等有机溶剂中。

黄酮类化合物多具有酸性,可溶于碱性水溶液、吡啶、甲酰胺及二甲基甲酰胺中。黄酮类化合物因具酚羟基而多显酸性,其酸性强弱与分子中酚羟基数目的多少和位置有关。通常,黄酮类化合物酸性由强至弱的顺序是:7,4′-二 OH>7-或 4′-OH>一般酚羟基>5-OH。

二、供试品溶液的制备

对中药中黄酮类成分进行分析时,供试品溶液的制备应依据待分析成分和共存杂质的理化性质以及分析目的不同,选择合适的方法进行提取、纯化、富集。大多数游离黄酮可采用乙醚、三氯甲烷、乙酸乙酯等低极性有机溶剂提取,极性较大的游离黄酮及黄酮苷采用乙酸乙酯、丙酮、乙醇、甲醇、水等溶剂提取。黄酮类化合物除杂常用的方法主要有柱色谱法、萃取法等,如聚酰胺柱色谱法、大孔吸附树脂色谱法等。

三、定性鉴别

(一) 化学反应法

1. 盐酸-镁粉(或锌粉)反应　盐酸-镁粉(或锌粉)反应是鉴别黄酮类化合物最常用的显色反应。含黄酮类成分的中药样品,经适当操作,制成供试品溶液。在溶液中加入少许镁粉(或锌粉)振摇,再滴加几滴浓盐酸,可显色。黄酮、黄酮醇、二氢黄酮及二氢黄酮醇类化合物显红色至紫红色,查耳酮、橙酮、儿茶素类不显色,异黄酮类除少数外,也不显色。花色素类及部分橙酮、查耳酮类等在浓盐酸酸性下也会发生颜色变化,因此应同时进行空白对照实验,即在供试品溶液中不加镁粉,而仅加入浓盐酸进行观察,若产生红色,则表明供试品溶液中含有花色素类或某些橙酮或查耳酮类。另为避免植物提取液本身颜色的干扰,可注意观察加入盐酸后升起的泡沫颜色。如泡沫为红色,即显示阳性。

2. 与金属盐类试剂的配位反应　分子中具有 3-OH、5-羟基或邻二酚羟基的黄酮类化合物,可以与 Al^{3+}、Zr^{4+}、Pb^{2+} 等反应,生成有色的络合物或有色沉淀,有的还产生荧光。特别是 Al^{3+} 能与大多数黄酮类化合物反应生成黄绿色荧光,因此三氯化铝、硝酸铝等试剂常用于黄酮类成分的定性鉴别和定量分析。四氢硼钠为二氢黄酮的专属显色反应,与二氢黄酮(醇)反应显红

—•笔记栏•—

色至紫红色，可用于鉴别。此外，具有酚羟基的黄酮类化合物，能与三氯化铁溶液反应呈现紫、绿、蓝等不同颜色，也可用于鉴别。

【例】 大山楂丸中山楂的鉴别[选自《中国药典》(2020年版)]

处方：山楂1 000 g，六神曲(麸炒)150 g，炒麦芽150 g。

取本品9 g，剪碎，加乙醇40 mL，加热回流10 min，滤过，滤液蒸干，残渣加水10 mL，加热使溶解，用正丁醇15 mL振摇提取，分取正丁醇液，蒸干，残渣加甲醇5 mL使溶解，滤过。取滤液1 mL，加少量镁粉与盐酸2～3滴，加热4～5 min后，即显橙红色。

（二）色谱法

1. 薄层色谱法　薄层色谱法是中药中黄酮类成分定性鉴别的常用方法。实际工作中，最常用的薄层色谱法为硅胶薄层色谱法和聚酰胺薄层色谱法等。

(1) 硅胶薄层色谱法：采用硅胶薄层色谱法分离黄酮类成分符合正相色谱分离规律。根据黄酮类化合物的极性大小进行分离，化合物极性越大，与硅胶的吸附力越大。硅胶薄层色谱法主要用于检识极性较小的黄酮类化合物，也可用于检识黄酮苷。黄酮类成分多具酸性，展开剂中常加入少量酸改善分离效果。硅胶薄层色谱法检识游离黄酮时，展开剂常用混合有机溶剂，如环己烷-乙酸乙酯-甲酸(8：9：0.5)、三氯甲烷-甲醇(8.5：1.5)等。检识黄酮苷类时多采用极性较大的含水展开系统展开，如正丁醇-乙酸-水(3：1：1)、乙酸乙酯-甲酸-水(8：1：1)、三氯甲烷-甲醇-水(65：35：10)等。

(2) 聚酰胺薄层色谱法：聚酰胺的分离原理为氢键吸附，适用于分离与检识各类含有游离酚羟基的黄酮类化合物。黄酮分子结构中酚羟基的数目与位置不同，与聚酰胺形成的吸附力强弱不同，从而实现分离。检识游离黄酮常用混合有机溶剂为展开剂，如三氯甲烷-甲醇(94：6)、三氯甲烷-甲醇-丁酮(12：2：1)、苯-甲醇-丁酮(90：6：4)等。进行黄酮苷检识时常用含水的有机溶剂为展开剂，如乙醇-丙酮-水(7：5：6)、甲醇-乙酸-水(90：5：5)、甲醇-水(1：1)、丙酮-水(1：1)等。黄酮类化合物如酸性较强，可在展开剂中加入一定的酸，改善分离效果。

黄酮类成分多有颜色，在紫外灯下多呈黄色或黄绿色荧光，可在日光下直接检视或紫外灯下观察，也可喷显色剂后观察，如三氯化铝显色后在紫外灯下观察，或喷三氯化铁醇溶液和三氯化铁-铁氰化钾水溶液后日光下检视。

【例】 二陈丸中黄酮类成分的鉴别[选自《中国药典》(2020年版)]

处方：陈皮250 g，半夏(制)250 g，茯苓150 g，甘草75 g。

取本品5 g，加甲醇30 mL，置水浴中加热回流30 min，滤过，滤液浓缩至约5 mL，作为供试品溶液。另取橙皮苷对照品，加甲醇制成饱和溶液，作为对照品溶液。照薄层色谱法(通则0502)试验，吸取上述两种溶液各2 μL，分别点于同一用0.5%氢氧化钠溶液制备的硅胶G薄层板上，以乙酸乙酯-甲醇-水(100：17：13)为展开剂，展开，展距约3 cm，取出，晾干；再以甲苯-乙酸乙酯-甲酸-水(20：10：1：1)的上层溶液为展开剂，展开，展距约8 cm，取出，晾干，喷以三氯化铝试液，置紫外灯(365 nm)下检视。供试品色谱中，在与对照品色谱相应的位置上，显相同颜色的荧光斑点。

2. 高效液相色谱法　高效液相色谱法用于黄酮类成分的鉴别具有分离效果好、灵敏度高、重现性好等特点，对中药中的各类黄酮类成分均可获得良好的分离效果。高效液相色谱法用于黄酮类成分鉴别中，多以对照品对照法为主。在一定色谱条件下，各个黄酮类成分有一定的保留时间，可与已知对照品相对照，作为定性鉴别的依据。高效液相色谱指纹(特征)图谱因更符合中药多成分特点，也是重要的鉴别方法，《中国药典》(2020年版)收载了银黄口服液、山楂叶提取物等特征图谱方法。

3. 高效液相色谱-质谱联用技术　采用高效液相色谱-质谱联用技术(HPLC-MS)，可以对中药中各个组分进行同时检测和结构分析，并推断各化合物的可能结构，因此HPLC-MS逐渐成为分析鉴定中药及其制剂中黄酮类成分的有效手段之一。

四、含量测定

（一）总黄酮含量测定

1. 紫外-可见分光光度法　采用紫外-可见分光光度法测定中药中总黄酮含量时，为保证测定结果准确，一般需对供试品溶液进行净化除杂，除去干扰测定的杂质，确保测定结果的准确性。选择对照物质时，一般以所测定药味中的主要黄酮类成分或芦丁作为对照品。可利用黄酮类化合物的紫外特征吸收，选择最大吸收波长作为测定波长。如在进行半枝莲中总黄酮含量测定时，选用野黄芩苷为对照品，在 335 nm 波长处直接测定吸光度值，计算含量。

2. 铝盐配位比色法

（1）亚硝酸钠-硝酸铝-氢氧化钠比色法：大多数中药中由于成分较多，可能对测定产生一定干扰，往往需要通过一定的显色反应后，采用可见分光光度法进行测定。亚硝酸钠-硝酸铝-氢氧化钠比色法是测定中药中总黄酮最常用的方法。在测定时，要注意先确定样品本身是否对测定干扰，一般方法是将未显色的样品溶液稀释至适宜浓度，于 200~800 nm 区间进行全波长扫描，观察样品在测定波长有无吸收。

（2）三氯化铝-醋酸钾比色法：醋酸钾-三氯化铝比色法利用了 Al^{3+}能与黄酮类化合物反应生成具有黄绿色荧光络合物的性质进行显色。大多数黄酮类化合物与此显色剂反应在 420 nm 处有较强吸收，而具有邻二酚羟基的非黄酮类物质如原儿茶酸、咖啡酸、绿原酸等与显色剂反应，在此波长处并无吸收。因此醋酸钾-三氯化铝比色法可以成为测定中药总黄酮含量的常用方法。

【例】　槐花中总黄酮的含量测定［选自《中国药典》(2020 年版)］

对照品溶液的制备取芦丁对照品 50 mg，精密称定，置 25 mL 量瓶中，加甲醇适量，置水浴上微热使溶解，放冷，加甲醇至刻度，摇匀。精密量取 10 mL，置 100 mL 量瓶中，加水至刻度，摇匀，即得(每 1 mL 中含芦丁 0.2 mg)。

（1）标准曲线的制备：精密量取对照品溶液 1 mL、2 mL、3 mL、4 mL、5 mL 与 6 mL，分别置 25 mL 量瓶中，各加水至 6.0 mL，加 5%亚硝酸钠溶液 1 mL，混匀，放置 6 min，加 10%硝酸铝溶液 1 mL，摇匀，放置 6 min，加氢氧化钠试液 10 mL，再加水至刻度，摇匀，放置 15 min，以相应的试剂为空白，照紫外-可见分光光度法(通则 0401)，在 500 nm 波长处测定吸光度，以吸光度为纵坐标，浓度为横坐标，绘制标准曲线。

（2）测定法：取本品粗粉约 1 g，精密称定，置索氏提取器中，加乙醚适量，加热回流至提取液无色，放冷，弃去乙醚液。再加甲醇 90 mL，加热回流至提取液无色，转移至 100 mL 量瓶中，用甲醇少量洗涤容器，洗液并入同一量瓶中，加甲醇至刻度，摇匀。精密量取 10 mL，置 100 mL 量瓶中，加水至刻度，摇匀。精密量取 3 mL，置 25 mL 量瓶中，照标准曲线制备项下的方法，自“加水至 6.0 mL”起，依法测定吸光度，从标准曲线上读出供试品溶液中含芦丁的浓度(标准曲线的制备是以浓度为横坐标)，计算，即得。本品按干燥品计算，含总黄酮以芦丁($C_{27}H_{30}O_{16}$)计，槐花不得少于 8.0%；槐米不得少于 20.0%。

3. 高效液相色谱法　高效液相色谱法测定中药中总黄酮含量时，是对多个单体黄酮类成分含量进行加和，或者采用一测多评法标定多个黄酮类成分含量。测定总黄酮苷含量时，通常需要对样品进行酸水解，使黄酮苷水解成游离黄酮，再进行测定，在计算总黄酮含量时，也需要乘以一定的分子量换算系数。如在测定银杏叶提取物中总黄酮醇苷的含量时，首先将样品酸水解后测定其中槲皮素、山柰素和异鼠李素的含量，再依据换算系数计算总黄酮含量。

采用一测多评法测定总黄酮含量，研究最多的是银杏叶相关制剂中的总黄酮。如在应用一测多评法测定银杏叶胶囊中总黄酮含量时，以槲皮素为内参物，建立山柰素和异鼠李素的相对校正因子，并用该校正因子进行山柰素和异鼠李素的含量计算。在与外标法实测值进行比较后，表明一测多评法的计算结果与外标法的实测值之间没有显著性差异。

—•笔记栏•—

【例】 银杏叶口服液中总黄酮醇苷的含量测定[选自《中国药典》(2020年版)]

处方：银杏叶提取物8 g。

(1) 色谱条件与系统适用性试验：以十八烷基硅烷键合硅胶为填充剂；以甲醇-0.4%磷酸溶液(50∶50)为流动相；检测波长为360 nm。理论塔板数按槲皮素峰计算应不低于2 500。

(2) 对照品溶液的制备：取槲皮素对照品适量，精密称定，加甲醇制成每1 mL含30 μg的溶液，即得。

(3) 供试品溶液的制备：精密量取本品5 mL，通过已处理好的D101型大孔吸附树脂柱(内径为1.5 cm，柱高为10 cm)，用水100 mL洗脱，弃去洗脱液，再用乙醇100 mL洗脱，收集乙醇洗脱液，蒸干，残渣加甲醇-25%盐酸溶液(4∶1)的混合溶液25 mL，摇匀，置水浴中加热回流30 min，迅速冷却至室温，转移至50 mL量瓶中，加甲醇稀释至刻度，摇匀，滤过，取续滤液，即得。

(4) 测定法：分别精密吸取对照品溶液与供试品溶液各10 μL，注入液相色谱仪，测定，以槲皮素对照品的峰面积为对照，分别按下表相对应校正因子计算槲皮素、山柰酚和异鼠李素的含量，用待测成分色谱峰与槲皮素色谱峰的相对保留时间确定槲皮素、山柰酚和异鼠李素的峰位，其相对保留时间应在规定值的±5%范围之内(若相对保留时间偏离超过5%，则应以相应成分的对照品确证为准)，即得。相对保留时间及校正因子见下表：

待测成分(峰)	相对保留时间(min)	校 正 因 子
槲皮素	1.00	1.000 0
山柰酚	1.77	1.002 0
异鼠李素	2.00	1.089 0

总黄酮醇苷含量=(槲皮素含量+山柰酚含量+异鼠李素含量)×2.51。

本品每支含总黄酮醇苷不得少于19.2 mg。

(二) 单体黄酮成分含量测定

1. 高效液相色谱法　高效液相色谱法是目前中药中单体黄酮成分含量测定最常用的方法。一般采用反相高效液相色谱法，以甲醇-水或乙腈-水为流动相，常在水相中加入一定比例的酸如甲酸、乙酸、磷酸等调节pH，改善分离，改善峰形。黄酮类化合物均具有较好的紫外吸收，一般采用紫外检测器进行测定，灵敏度较高。此外，一测多评法也被越来越多地应用于中药及其制剂中多种黄酮类成分含量的同时测定中。

【例】 二陈丸中橙皮苷的含量测定[选自《中国药典》(2020年版)]

处方：陈皮250 g，半夏(制)250 g，茯苓150 g，甘草75 g。

(1) 色谱条件与系统适用性试验以十八烷基硅烷键合硅胶为填充剂；以甲醇-醋酸-水(42∶4∶54)为流动相；柱温：40℃；检测波长：283 nm。理论塔板数按橙皮苷峰计算应不低于2 000。

(2) 对照品溶液的制备：精密称取橙皮苷对照品约10 mg，置50 mL量瓶中，用甲醇溶解并稀释至刻度，摇匀，精密量取2 mL，置10 mL量瓶中，用流动相稀释至刻度，摇匀，即得(每1 mL含橙皮苷40 μg)。

(3) 供试品溶液的制备：取本品适量，研细，取约1 g，精密称定，置索氏提取器中，加石油醚(60~90℃)适量，加热回流2~3 h，弃去石油醚液，药渣挥干，加甲醇适量，再加热回流至提取液无色(6~8 h)，放冷，提取液转移至100 mL量瓶中，用少量甲醇分次洗涤容器，洗涤液并入同一量瓶中，加甲醇至刻度，摇匀，精密量取3 mL，置10 mL量瓶中，加流动相至刻度，摇匀，即得。

(4) 测定法：分别精密吸取对照品溶液与供试品溶液各10 μL，注入液相色谱仪，测定，即得。

本品每 1 g 含陈皮以橙皮苷($C_{28}H_{34}O_{15}$)计,不得少于 10.0 mg。

2. 薄层色谱扫描法 由于该方法操作烦琐、重复性差、对操作者的技术要求高,故应用越来越少。采用薄层色谱扫描法测定单体黄酮成分时,可采用硅胶或聚酰胺作为吸附剂,检测波长一般选择待测成分的紫外最大吸收波长,其他方法与薄层鉴别基本相同。

五、应用实例

复方芩兰口服液中黄酮类成分分析[选自《中国药典》(2020 年版)]

【处方】 金银花 500 g,黄芩 500 g,连翘 1 000 g,板蓝根 500 g。

【制法】 以上四味,加水煎煮二次,第一次 2 h,第二次 1 h,合并煎液,滤过,滤液浓缩至相对密度为 1.17~1.18(75℃)的清膏,加乙醇使含醇量达 75%,充分搅拌,静置 24 h,滤过,滤液回收乙醇至无醇味,加蔗糖 100 g 或甜菊素 10 g(无蔗糖),搅拌使溶解,加水至规定量,煮沸 15 min,待温度降至 80℃以下时调节 pH 至 6.8~7.2,滤过,灌装,灭菌,制成 1 000 mL,即得。

【性状】 本品为棕黄色至深棕色的澄清液体;味甜。

【鉴别】 取本品 1 mL,加 75%乙醇 5 mL,摇匀,作为供试品溶液。另取黄芩苷对照品、绿原酸对照品,分别加 75%乙醇制成每 1 mL 含 0.1 mg 的溶液,作为对照品溶液。照薄层色谱法(通则 0502)试验,吸取上述三种溶液各 1~2 μL,分别点于同一聚酰胺薄膜上,以醋酸为展开剂,展开,取出,晾干,置紫外灯(365 nm)下检视。供试品色谱中,在与黄芩苷对照品色谱相应的位置上,显相同颜色的斑点;在与绿原酸对照品色谱相应的位置上,显相同颜色的荧光斑点。

【含量测定】 黄芩照高效液相色谱法(通则 0512)测定。

(1) 色谱条件与系统适用性试验:以十八烷基硅烷键合硅胶为填充剂;以甲醇-水-冰醋酸(50∶50∶1)为流动相;检测波长为 274 nm。理论塔板数按黄芩苷峰计算应不低于 1 500。

(2) 对照品溶液的制备:取黄芩苷对照品适量,精密称定,加 50%甲醇制成每 1 mL 含 0.2 mg 的溶液,即得。

(3) 供试品溶液的制备:精密量取本品 1 mL,置 50 mL 量瓶中,加 50%甲醇至刻度,摇匀,滤过,取续滤液,即得。

(4) 测定法:分别精密吸取对照品溶液与供试品溶液各 5 μL,注入液相色谱仪,测定,即得。

本品每 1 mL 含黄芩以黄芩苷($C_{21}H_{18}O_{11}$)计,不得少于 12.0 mg。

第三节 醌类成分分析

一、概述

醌类化合物(quinonoid)是指具有醌式结构的化合物总称,主要有苯醌、萘醌、菲醌和蒽醌四种类型,以蒽醌及其衍生物最为多见。这类成分在中药中可以游离形式存在,也可以苷的形式存在。醌类化合物多具一定的颜色,如黄色、橙色、棕红色等,这些颜色是由结构中引入的酚羟基等助色团产生。游离的醌类多具有升华性,小分子的苯醌及萘醌类还具有挥发性,能随水蒸气蒸馏。

醌类化合物由于多具有酚羟基而有一定的酸性,其酸性强弱与羧基、酚羟基的数目和位置有关。同时,由于羰基氧原子的存在,又会具有微弱的碱性,表现为可溶于浓硫酸生成烊盐而产生红色至红紫色等鲜艳的颜色。

—•笔记栏•—

二、供试品溶液的制备

游离醌类极性较小，一般溶于三氯甲烷、乙醚、丙酮、甲醇、乙醇等有机溶剂，微溶于或不溶于水。结合成苷后极性增大，易溶于甲醇、乙醇中，在热水中也可溶解，几乎不溶于苯、乙醚、三氯甲烷等低极性溶剂，甲醇或乙醇为常用提取溶剂。蒽醌类化合物多具有酚羟基，显酸性，在碱性水溶液中易溶，但加酸酸化时又可重新沉淀析出，提取分离过程中可采用碱溶酸沉法。

蒽醌类化合物常以游离型和结合型的形式同时存在于中药中，因此蒽醌类成分的含量测定包括游离总蒽醌含量测定、结合型总蒽醌含量测定、总蒽醌（游离总蒽醌+结合型总蒽醌）含量测定。测定时，应根据目的不同采用适当的方法制备供试品溶液。测定游离总蒽醌时，可用三氯甲烷或乙醚提取，提取液蒸干后，经适当方法净化，再加甲醇溶解定容，作为供试品溶液。测定结合型总蒽醌时，可以将上述采用三氯甲烷或乙醚提取完游离蒽醌的药渣加甲醇再提取，甲醇提取液蒸干后，残渣用酸水（6 mol/L 盐酸或 2.5 mol/L 硫酸溶液）加热水解，再用三氯甲烷或乙醚萃取，将萃取液蒸干，残渣加甲醇溶解定容，作为供试品溶液。测定总蒽醌（游离总蒽醌+结合型总蒽醌）时，可先用甲醇提取，提取液蒸干后，残渣进行酸水解，再用三氯甲烷或乙醚萃取，蒸干萃取液，残渣加甲醇溶解定容，作为供试品溶液。

三、定性鉴别

中药中醌类成分的鉴别常采用化学反应法和薄层色谱法。后者是《中国药典》（2020 年版）一部中收载的主要鉴别方法。

（一）化学反应法

羟基蒽醌类化合物在碱性溶液中多呈橙色、红色、紫红色或蓝色，蒽酮、蒽酚、二蒽酮类化合物需经过氧化形成蒽醌后方能发生此反应。在蒽醌类化合物结构中，如果有 α-酚羟基或邻二酚羟基时，可与 Mg^{2+} 形成络合物，呈现橙黄、橙红、紫红、紫、蓝色等，常用醋酸镁甲醇溶液。

（二）升华法

游离的蒽醌及其衍生物多具有升华性，可用升华法得到升华物，通过显微镜观察升华物的晶型及颜色进行定性鉴别。同时，可于显微镜下滴加以上化学反应试剂，观察升华物结晶形态及颜色的改变进行定性鉴别，如《中国药典》中大黄流浸膏、大黄浸膏的鉴别。

（三）色谱法

薄层色谱法是中药中醌类成分最主要的定性鉴别方法。吸附剂多用硅胶，不同的醌类选择不同的展开系统。石油醚-甲酸乙酯-甲酸、苯-甲醇等适用于分离游离蒽醌；蒽苷类采用极性较大的溶剂系统，如三氯甲烷-甲醇-水、正丙醇-醋酸乙酯-水、乙酸乙酯-甲醇-水等。

纸色谱法可用于分离一些蒽醌苷，一般在中性溶剂系统中进行，可用水、乙醇、丙醇等与石油醚、苯混合，分层后取极性小的有机溶剂层进行展开。如石油醚（60~70℃）以甲醇饱和，正丁醇以 28% 氨水饱和等。

醌类化合物多具有颜色，可直接在可见光下观察（多显黄色），在紫外光下观察（多显黄棕、红、橙等荧光）。显色剂可用氨熏或 1%~2% 氢氧化钠或氢氧化钾甲醇溶液、0.5% 醋酸镁甲醇溶液等。

【例 1】 紫草软膏的鉴别［选自《中国药典》（2020 年版）］

处方：紫草 500 g，当归 150 g，防风 150 g，地黄 150 g，白芷 150 g，乳香 150 g，没药 150 g。

取本品 10 g，加石油醚（60~90℃）80 mL 使溶解，用 2% 氢氧化钠溶液振摇提取 2 次，每次 30 mL，合并提取液，滴加盐酸使液面浮有红色油状物，加乙醚 80 mL 振摇提取，分取乙醚液，挥干，残渣加无水乙醇 1 mL 使溶解，作为供试品溶液。另取左旋紫草素对照品，加无水乙醇制成每 1 mL 中含 0.2 mg 的溶液，作为对照品溶液。照薄层色谱法（通则 0502）试验，吸取供试品溶液 10 μL、对照品溶液 5 μL，分别点于同一硅胶 G 薄层板上，以环己烷-甲苯-乙酸乙酯-甲酸（5∶5∶0.5∶0.1）为展开剂，展开，取出，晾干。供试品色谱中，在与对照品色谱相应的位置上，显相同的紫红色斑点；喷以 10%氢氧化钾的乙醇溶液，斑点变为蓝色。

四、含量测定

（一）分光光度法

多用于测定总醌及其苷类的含量。可以其中某一种醌类化合物为对照品，在特定波长下直接测定，也可采用一些化学试剂进行衍生化后测定，以提高测定方法的专属性。如可以 1,8-二羟基蒽醌为对照品，5%氢氧化钠-2%氢氧化铵混合碱液作显色剂，于波长 510 nm 处测定；可以 1,8-二羟基蒽醌为对照品，0.5%醋酸镁甲醇液作显色剂，于波长 498 nm 处测定。如《中国药典》中紫草所含羟基萘醌总色素的含量测定就是在 516 nm 波长处直接测定吸光度，再用左旋紫草素的吸收系数（$E_{1\,cm}^{1\%}$）计算的方法。

（二）高效液相色谱法

可用来测定单体醌类化合物含量，也可以其中某几种单体醌类化合物为对照测定计算总醌类化合物的含量。《中国药典》（2020 年版）一部中，醌类化合物的测定基本均采用高效液相色谱法，固定相一般采用十八烷基键合相硅胶，流动相多采用甲醇-水（水中常加少量酸），检测器常用紫外检测器。但应注意，要根据检测目的不同，按上述“供试品溶液的制备”选择合适的方法。

【例 1】　复方丹参颗粒中丹参酮 $Ⅱ_A$ 的测定［选自《中国药典》（2020 年版）］

处方：丹参 1 350 g，三七 423 g，冰片 24 g。

（1）色谱条件与系统适用性试验：以十八烷基硅烷键合硅胶为填充剂；以甲醇-水（73∶27）为流动相；检测波长为 270 nm。理论塔板数按丹参酮 $Ⅱ_A$ 峰计算应不低于 2 000。

（2）对照品溶液的制备：取丹参酮 $Ⅱ_A$ 对照品适量，精密称定，置棕色量瓶中，加甲醇制成每 1 mL 含 20 μg 的溶液，即得。

（3）供试品溶液的制备；取装量差异项下的本品，混匀，取适量，研细，取约 0.2 g，精密称定，置具塞棕色瓶中，精密加入甲醇 25 mL，密塞，称定重量，超声处理（功率 250 W，频率 33 kHz）15 min，放冷，再称定重量，用甲醇补足减失的重量，摇匀，滤过，取续滤液，即得。

（4）测定法：分别精密吸取对照品溶液与供试品溶液各 10 μL，注入液相色谱仪，测定，即得。

本品每袋含丹参以丹参酮 $Ⅱ_A$（$C_{19}H_{18}O_3$）计，不得少于 1.3 mg。

【例 2】　何首乌中结合型总蒽醌的测定［选自《中国药典》（2020 年版）］

（1）色谱条件与系统适用性试验：以十八烷基硅烷键合硅胶为填充剂；以甲醇-0.1%磷酸溶液（80∶20）为流动相；检测波长为 254 nm。理论塔板数按大黄素峰计算应不低于 3 000。

（2）对照品溶液的制备：取大黄素对照品、大黄素甲醚对照品适量，精密称定，加甲醇分别制成每 1 mL 含大黄素 80 μg，大黄素甲醚 40 μg 的溶液，即得。

（3）供试品溶液的制备：取本品粉末（过四号筛）约 1 g，精密称定，置具塞锥形瓶中，精密加入甲醇 50 mL，称定重量，加热回流 1 h，取出，放冷，再称定重量，用甲醇补足减失的重量，摇匀，滤过，取续滤液 5 mL 作为供试品溶液 A（测游离蒽醌用）。另精密量取续滤液 25 mL，置具塞锥形瓶中，水浴蒸干，精密加 8%盐酸溶液 20 mL，超声处理（功率 100 W，频率 40 kHz）5 min，加三氯甲烷 20 mL，水浴中加热回流 1 h，取出，立即冷却，置分液漏斗中，用少量三氯甲烷洗涤容器，洗液并入分液漏斗中，分取三氯甲烷液，酸液再用三氯甲烷振摇提取 3 次，每次 15 mL，合并三氯甲烷液，回收溶剂至干，残渣加甲醇使溶解，转移至 10 mL 量瓶中，加甲醇至刻度，摇匀，滤过，取续滤液，作为供试品溶液 B（测总蒽醌用）。

（4）测定法：分别精密吸取对照品溶液与上述两种供试品溶液各 10 μL，注入液相色谱仪，测定，即得。

—•笔记栏•—

结合蒽醌含量=总蒽醌含量-游离蒽醌含量

本品按干燥品计算，含结合蒽醌以大黄素($C_{15}H_{10}O_5$)和大黄素甲醚($C_{16}H_{12}O_5$)的总量计，不得少于0.10%。

(三) 薄层色谱扫描法

薄层色谱扫描法可用于检测醌类混合物中各单体成分的含量。例如，测定何首乌中大黄素、大黄素甲醚等成分的含量可采用硅胶G为吸附剂，展开剂为环己烷-丙酮-甲酸-乙醇-水(1∶3.5∶1.6∶1∶1.5)，测定波长为λ_s=440 nm，参比波长为λ_R=700 nm。由于高效液相色谱使用的普遍性，而且大部分醌类化合物在高效液相色谱上均能得到较好的分离检测，因此现在薄层色谱扫描法在实际的醌类化合物含量测定中已很少应用。

五、应用实例

大黄利胆胶囊中蒽醌类成分分析[选自《中国药典》(2020年版)]

【处方】 大黄100 g，手参100 g，余甘子100 g。

【制法】 以上三味，手参粉碎成细粉，备用；大黄、余甘子粉碎成粗粉，用60%乙醇加热回流提取三次，第一次2 h，第二次1 h，第三次0.5 h，滤过，合并提取液，减压回收乙醇，浓缩至适量，加入上述细粉，干燥，粉碎，加入淀粉适量，混匀，装入胶囊，制成1 000粒，即得。

【性状】 本品为硬胶囊，内容物为棕黄色至棕褐色的颗粒或粉末；气微，味苦、涩。

【鉴别】 取本品内容物1 g，研细，加甲醇15 mL，超声处理30 min，滤过，取滤液回收溶剂至干，残渣加水10 mL使溶解，再加盐酸1 mL，置水浴中加热30 min，立即冷却，用乙醚振摇提取2次，每次20 mL，合并乙醚液，回收溶剂至干，残渣加三氯甲烷1 mL使溶解，作为供试品溶液。另取大黄对照药材0.1 g，同法制成对照药材溶液。再取大黄酸对照品，加甲醇制成每1 mL含1 mg的溶液，作为对照品溶液。照薄层色谱法(通则0502)试验，吸取上述三种溶液各6 μL，分别点于同一以羧甲基纤维素钠为黏合剂的硅胶H薄层板上，以石油醚(30~60℃)-甲酸乙酯-甲酸(15∶5∶1)的上层溶液为展开剂，展开，取出，晾干，置紫外灯(365 nm)下检视。供试品色谱中，在与对照药材色谱相应的位置上，显相同的五个橙黄色荧光主斑点；在与对照品色谱相应的位置上，显相同的橙黄色荧光斑点；置氨蒸气中熏后，置日光下检视，斑点变为红色。

【含量测定】 大黄照高效液相色谱法(通则0512)测定。

(1) 色谱条件与系统适用性试验以十八烷基硅烷键合硅胶为填充剂；以甲醇-0.1%磷酸溶液(85∶15)为流动相；检测波长为254 nm。理论塔板数按大黄素峰计算应不低于3 000。

(2) 对照品溶液的制备：取芦荟大黄素对照品、大黄酸对照品、大黄素对照品、大黄酚对照品、大黄素甲醚对照品适量，精密称定，加甲醇分别制成每1 mL含芦荟大黄素、大黄酸、大黄素、大黄酚各80 μg，大黄素甲醚40 μg的溶液；分别精密量取上述对照品溶液各2 mL，混匀，即得(每1 mL中含芦荟大黄素、大黄酸、大黄素、大黄酚各16 μg，含大黄素甲醚8 μg)。

(3) 供试品溶液的制取：装量差异项下的本品内容物，混匀，研细，取约0.6 g，精密称定，置具塞锥形瓶中，精密加入甲醇25 mL，称定重量，加热回流1 h，放冷，再称定重量，用甲醇补足减失的重量，摇匀，滤过。精密量取续滤液5 mL，置烧瓶中，挥去溶剂，加8%盐酸溶液10 mL，超声处理2 min，再加三氯甲烷10 mL，加热回流1 h，放冷，置分液漏斗中，用少量三氯甲烷洗涤容器，并入分液漏斗中，分取三氯甲烷层，酸液再用三氯甲烷提取三次，每次10 mL，合并三氯甲烷液，减压回收溶剂至干，残渣加甲醇使溶解，转移至10 mL量瓶中，加甲醇至刻度，摇匀，滤过，取续滤液，即得。

(4) 测定法：分别精密吸取对照品溶液与供试品溶液各 10 μL，注入液相色谱仪，测定，即得。

本品每粒含大黄以芦荟大黄素($C_{15}H_{10}O_5$)、大黄酸($C_{15}H_8O_6$)、大黄素($C_{15}H_{10}O_6$)、大黄酚($C_{15}H_6O_4$)和大黄素甲醚($C_{16}H_{12}O_5$)的总量计，不得少于 0.80 mg。

第四节　三萜皂苷类成分分析

一、概述

三萜(triterpenoids)类化合物一般由 30 个碳原子按照"异戊二烯规则"缩合而成，在自然界中，以游离形式存在的三萜常称为苷元，苷元与糖基结合后，亲水性增强，其水溶液振摇后易出现泡沫，故而被称为三萜皂苷。三萜皂苷在人参、三七、酸枣仁、黄芪、白及、柴胡、商陆、地榆和白头翁等中药材及其制剂中多有分布，具有抗炎、抗肿瘤、抗菌和抗病毒等多方面药理活性，是一类重要的中药有效成分。

三萜皂苷根据苷元的结构可分为四环三萜皂苷(如达玛烷型、羊毛脂烷型、环阿屯烷型)和五环三萜皂苷(如齐墩果烷型、乌苏烷型、羽扇豆烷型)，其结构中常见的糖有葡萄糖、半乳糖、木糖、阿拉伯糖、鼠李糖、葡萄糖醛酸等。三萜皂苷可溶于水，易溶于热水、烯醇等亲水性溶剂，但其苷元则易溶于乙酸乙酯等亲脂性溶剂。

二、供试品溶液的制备

三萜皂苷的供试品溶液在制备过程中，常用含水乙醇或甲醇(一般醇浓度为 70%~90%)、丁醇、戊醇等进行提取，提取方法以超声法和热回流法为主。根据分析目的，可对提取液做进一步净化处理，以除去杂蛋白、色素、制剂辅料等杂质，萃取法和柱色谱法为最常用净化方法，常用水饱和正丁醇对三萜皂苷进行富集萃取，或用大孔吸附树脂柱色谱法去除杂质。

如需对三萜皂苷元进行测定，则按上述方法得到总皂苷后，加入酸性溶剂(硫酸或盐酸)加热使其水解，再使用乙酸乙酯等低极性溶剂进行皂苷元的萃取。

【例】　人参健脾丸中三萜皂苷供试品溶液的制备[选自《中国药典》(2020 年版)]

处方：人参 25 g，白术(麸炒)150 g，茯苓 50 g，山药 100 g，陈皮 50 g，木香 12.5 g，砂仁 25 g，炙黄芪 100 g，当归 50 g，酸枣仁(炒)50 g，远志(制)25 g。

取本品粉末 1 g，加三氯甲烷 40 mL，加热回流 1 h，弃去三氯甲烷液，药渣挥干溶剂，加水 0.5 mL 搅拌湿润，加水饱和正丁醇 10 mL，超声处理 30 min，吸取上清液加 3 倍量氨试液，摇匀，放置分层，取上层液蒸干，残渣加甲醇 1 mL 使溶解，作为供试品溶液。另取人参对照药材 1 g，同法制成对照药材溶液。再取人参皂苷 Rb_1 对照品、人参皂苷 Re 对照品、人参皂苷 Rf 对照品及人参皂苷 Rg_1 对照品，加甲醇制成每 1 mL 各含 2 mg 的混合溶液，作为对照品溶液，用于后续分析。

三、定性鉴别

(一) 薄层色谱法

三萜皂苷类成分的鉴别通常采用薄层色谱法进行，以正相硅胶作为吸附剂，由于皂苷类化合物的极性较大，薄层色谱展开的溶剂系统较为复杂，常用的溶剂系统有三氯甲烷-甲醇-水(13∶7∶2，下层)、正丁醇-冰醋酸-水(4∶1∶5，上层)、正丁醇-3 mol/L 氢氧化铵-乙醇(5∶2∶1)等。而三萜皂苷元的极性偏小，常用溶剂系统有环已烷-乙酸乙酯(1∶1)、三氯甲烷-乙酸乙酯(1∶1)、石油醚-丙酮(1∶1)等。

由于三萜类化合物大多无明显紫外吸收，薄层色谱检识多通过显色观察，常用显色剂有

—•笔记栏•—

10%硫酸乙醇溶液、三氯乙酸、磷钼酸、三氯化锑以及碘蒸气等。

（二）化学反应法

三萜皂苷在无水条件下与硫酸、三氯乙酸或 Lewis 酸作用，产生显色反应，可用于为该类成分的定性鉴别。常用显色反应包括：酸酐-浓硫酸反应（Liebermann-Burchard 反应），产生黄-蓝-红颜色变化；五氯化锑反应，产生蓝色斑点；三氯甲烷-浓硫酸反应，三氯甲烷层显红色或蓝色。

此外，利用三萜皂苷水溶液易起泡的原理，泡沫反应也可作为该类成分定性鉴别方法，但化学反应法与泡沫法由于专属性较差，中药制剂化学成分较为复杂，因此，多采用薄层色谱法进行定性鉴别。

【例】 三七伤药片的薄层色谱鉴别[选自《中国药典》(2020 年版)]

处方：三七 52.5 g，制草乌 52.5 g，雪上一枝蒿 23 g，冰片 1.05 g，骨碎补 492.2 g，红花 157.5 g，接骨木 787.5 g，赤芍 87.5 g。

取本品 10 片，除去包衣，研细，加甲醇 15 mL，超声处理 1 h，滤过，滤液回收溶剂至干，残渣加甲醇 5 mL 使溶解，作为供试品溶液。另取人参皂苷 Rg_1 对照品、三七皂苷 R_1 对照品，加甲醇制成每 1 mL 各含 2 mg 的混合溶液，作为对照品溶液。照薄层色谱法（通则 0502）试验，吸取上述两种溶液各 2 μL，分别点于同一硅胶 G 薄层板上，以三氯甲烷-正丁醇-甲醇-水（2 : 4 : 1 : 2）的下层溶液为展开剂，展开，取出，晾干，喷以 10%硫酸乙醇溶液，在 105℃ 加热数分钟。供试品色谱中，在与对照品色谱相应的位置上，显相同的紫红色斑点。

四、含量测定

（一）总皂苷的含量测定

1. 比色法　除甘草酸和远志皂苷外，大多数中药含有的三萜皂苷仅在紫外区末端有弱吸收，因此紫外光谱法并不适用于总皂苷的含量分析，但皂苷可与浓硫酸、高氯酸、硫酸、酸酐试剂等反应而显色，通过比色法来实现定量分析。该方法灵敏度高、方法简便易行，但专属性较差，显色结果往往受试剂浓度、反应温度和反应时间的影响而出现较大波动。

【例】 麦冬中总皂苷的含量测定[选自《中国药典》(2020 年版)]

（1）对照品溶液的制备：取鲁斯可皂苷元对照品适量，精密称定，加甲醇制成每 1 mL 含 50 μg 的溶液，即得。

（2）标准曲线的制备：精密量取对照品溶液 0.5 mL、1 mL、2 mL、3 mL、4 mL、5 mL、6 mL，分别置具塞试管中，于水浴中挥干溶剂，精密加入高氯酸 10 mL，摇匀，置热水中保温 15 min，取出，冰水冷却，以相应的试剂为空白，照紫外-可见分光光度法（通则 0401），在 397 nm 波长处测定吸光度，以吸光度为纵坐标，浓度为横坐标，绘制标准曲线。

（3）测定法：取本品细粉约 3 g，精密称定，置具塞锥形瓶中，精密加入甲醇 50 mL，称定重量，加热回流 2 h，放冷，再称定重量，用甲醇补足减失的重量，摇匀，滤过，精密量取续滤液 25 mL，回收溶剂至干，残渣加水 10 mL 使溶解，用水饱和正丁醇振摇提取 5 次，每次 10 mL，合并正丁醇液，用氨试液洗涤 2 次，每次 5 mL，弃去氨液，正丁醇液蒸干。残渣用 80%甲醇溶解，转移至 50 mL 量瓶中，加 80%甲醇至刻度，摇匀。精密量取供试品溶液 2~5 mL，置 10 mL 具塞试管中，照标准曲线的制备项下的方法，自“于水浴中挥干溶剂”起，依法测定吸光度，从标准曲线上读出供试品溶液中鲁斯可皂苷元的重量，计算，即得。本品按干燥品计算，含麦冬总皂苷以鲁斯可皂苷元（$C_{27}H_{42}O_4$）计，不得少于 0.12%。

2. 重量法　重量法可用于总皂苷含量分析，操作简单，对样品中的三萜皂苷进行提取、净化后可得到其总皂苷，再经干燥、恒重及称量可计算其总皂苷含量。重量法主要用于含有三萜皂苷的原料药质量控制，通常采用正丁醇为萃取溶剂，制备得到总皂苷流浸膏。

(二) 三萜皂苷类单体成分含量测定

1. 高效液相色谱法 三萜皂苷单体化合物多数无明显紫外吸收,仅在末端(200 nm)有较弱吸收,应用传统的紫外检测器时灵敏度较差,在定量分析中有所局限。蒸发光散射检测器(ELSD)对于无紫外吸收的化合物检测是一个良好的选择,尤其适合皂苷类成分的分析,其灵敏度、重现性和精密度等均适用于单体成分的含量测定。

【例】 黄芪颗粒中黄芪甲苷的含量测定[选自《中国药典》(2020 年版)]

处方:黄芪 1 000 g。

(1) 色谱条件与系统适用性试验:以十八烷基硅烷键合硅胶为填充剂;以乙腈-水(35∶65)为流动相;蒸发光散射检测器检测。理论塔板数按黄芪甲苷峰计算应不低于 4 000。

(2) 对照品溶液的制备:取黄芪甲苷对照品适量,精密称定,加甲醇制成每 1 mL 含 0.4 mg 的溶液,即得。

(3) 供试品溶液的制备:取本品装量差异项下内容物,研细,取 10 g 或 7 g 或 3 g(根据规格取样),精密称定,精密加水 50 mL,称定重量,超声处理(功率 720 W,频率 40 kHz)30 min,再称定重量,用水补足减失的重量,摇匀,滤过,精密量取续滤液 25 mL,用水饱和的正丁醇振摇提取 4 次,每次 25 mL,合并正丁醇提取液,用氨试液洗涤 3 次,每次 30 mL,弃去洗液,分取正丁醇液蒸干,残渣用甲醇溶解并转移至 5 mL 量瓶中,加甲醇稀释至刻度,摇匀,即得。

(4) 测定法:精密吸取对照品溶液 10 μL、20 μL,供试品溶液 10~20 μL,注入液相色谱仪,测定,以外标两点法对数方程计算,即得。

本品每袋含黄芪以黄芪甲苷($C_{41}H_{68}O_{14}$)计,不得少于 3.0 mg。

2. 薄层色谱扫描法 中药样品中的皂苷成分经提取、净化和富集后,可用薄层色谱进行分离,单体皂苷可获得较好的分离度,并可通过显色剂显色检识,利用薄层色谱扫描法实现定量分析。高效薄层色谱法(HPTLC)近年也不断应用于复杂样品中皂苷成分的分析,具有分离度高、上样量少等特点。

五、应用实例

甘草浸膏中三萜皂苷类成分分析[选自《中国药典》(2020 年版)]

【制法】 取甘草,润透,切片,加水煎煮三次,每次 2 h,合并煎液,放置过夜使沉淀,取上清液浓缩至稠膏状,取出适量,照【含量测定】项下的方法,测定甘草酸含量,调节使符合规定,即得;或干燥,使成细粉,即得。

【性状】 本品为棕褐色的块状固体或粉末;有微弱的特殊臭气和持久的特殊甜味。

【鉴别】

(1) 取本品细粉约 1~2 mg,置白瓷板上,加硫酸溶液(4→5)数滴,即显黄色,渐变为橙黄色至橙红色。

(2) 取本品 1 g,加水 40 mL 溶解,用正丁醇振摇提取 3 次,每次 20 mL(必要时离心),合并正丁醇液,用水洗涤 3 次,每次 20 mL,正丁醇液蒸干,残渣加甲醇 5 mL 使溶解,作为供试品溶液。另取甘草酸铵对照品,加甲醇制成每 1 mL 含 2 mg 的溶液,作为对照品溶液,照薄层色谱法(通则 0502)试验,吸取上述两种溶液各 5 μL,分别点于同一用 1%氢氧化钠溶液制备的硅胶 G 薄层板上,以乙酸乙酯-甲酸-冰醋酸-水(15∶1∶1∶2)为展开剂,展开,取出,晾干,喷以 10%硫酸乙醇溶液,在 105℃加热至斑点显色清晰,置紫外灯(365 nm)下检视。供试品色谱中,在与对照品色谱相应的位置上,显相同的橙黄色荧光斑点。

【含量测定】 照高效液相色谱法(通则 0512)测定。

(1) 色谱条件与系统适用性试验:以十八烷基硅烷键合硅胶为填充剂,以乙腈为流动相 A,

—•笔记栏•—

以 0.05%磷酸溶液为流动相 B,按下表中的规定进行梯度洗脱;检测波长为 237 nm。理论塔板数按甘草酸峰计算应不低于 5 000。

时间(min)	流动相 A(%)	流动相 B(%)
0~8	19	81
8~35	19→50	81→50
35~36	50→100	50→0
36~40	100→19	0→81

(2) 对照品溶液的制备:取甘草苷对照品适量,精密称定,用 70%乙醇制成每 1 mL 含甘草苷 20 μg 的对照品溶液;取甘草酸铵对照品适量,精密称定,用 70%乙醇制成每 1 mL 含甘草酸铵 0.2 mg(折合甘草酸为 0.195 9 mg)的对照品溶液。

(3) 供试品溶液的制备:取本品,研细,取约 0.2 g,精密称定,置具塞锥形瓶中,精密加入 70%乙醇 100 mL,密塞,称定重量,超声处理(功率 250 W,频率 40 kHz) 30 min,取出,放冷,再称定重量,用 70%乙醇补足减失的重量,摇匀,滤过,取续滤液,即得。

(4) 测定法:分别精密吸取对照品溶液与供试品溶液各 10 μL,注入液相色谱仪,测定,即得。

本品按干燥品计算,含甘草苷($C_{21}H_{22}O_9$)不得少于 0.5%,甘草酸($C_{42}H_{62}O_{16}$)不得少于 7.0%。

第五节 挥发性成分分析

一、概述

挥发性成分是指中药中一类具有芳香气味并易挥发的成分。中药中挥发性成分化学组成复杂,主要包括挥发油和其他分子量较小、易挥发的化合物。其中挥发油是中药中一类具有显著生理活性的有效成分。如丁香油具有镇痛、局麻作用,薄荷油具有清凉、祛风、消炎等作用,土荆芥油具有驱虫作用,桉油具有祛风止痛作用。因此,中药中的挥发油和一些挥发性成分常作为中药质量控制的指标成分。

通常挥发性成分特别是挥发油,极性较小,不溶于水,易溶于各种有机溶剂,如石油醚、乙醚、环己烷、油脂、二硫化碳。在高浓度的乙醇中挥发油也可溶解,但在低浓度乙醇中溶解度较低。挥发油的沸点通常在 70~300℃之间,可随水蒸气蒸馏;大多数挥发油的相对密度在 0.85~1.065 之间,折光率在 1.43~1.61 之间;几乎所有的挥发油都具有旋光性,比旋度在+97°~+117°范围内。

二、供试品溶液制备

中药中挥发性成分提取时,依据理化性质和溶解性,多选择亲脂性溶剂如石油醚、乙醚等提取,提取时为了防止挥发性成分损耗,多在常温状态下操作。常采用挥发油提取器提取中药中的挥发油,也可采用水蒸气法提取。一些具升华性的成分也可采用升华法提取。对于干扰成分较少的挥发油的测定,可选择合适的溶剂提取后直接进行测定。对药味较多、成分复杂的中药制剂,一般需进行净化处理,常用的方法有液-液萃取法、色谱法、固相萃取法等。

三、定性鉴别

（一）化学反应法

主要利用中药中挥发油化学成分中含有的不同官能团进行鉴别。例如，含有双键的萜类成分可与溴发生加成反应使溴水褪色；含有酚类成分的挥发油溶于乙醇后，加入三氯化铁的乙醇溶液，可产生蓝、蓝紫或绿色，也可和香草醛-盐酸发生反应显色；含有萜类成分的挥发油可与浓硫酸、香草醛-硫酸、茴香醛-硫酸等发生反应显色；含有醛类成分的挥发油可与氨制硝酸银产生银镜反应，含有酮类成分的挥发油可用2,4-二硝基苯肼、氨基脲、羟胺等试剂发生沉淀反应；含有α,β-不饱和内酯结构成分的挥发油可与亚硝酰铁氰化钠试剂及氢氧化钠溶液发生反应先显红色，随后逐渐消失。由于化学反应法专属性较差，挥发油化学成分复杂、干扰因素多，因此在挥发油的鉴别中使用较少。

（二）色谱法

1. 薄层色谱法　硅胶薄层色谱法是分离检识挥发性成分的常用方法。依据化合物的极性大小分离。挥发油中常见化合物类型的极性通常较小，常以石油醚或环己烷等极性较小的有机溶剂为主，根据待分离成分的极性大小，加入适量极性溶剂如乙酸乙酯调整展开剂的极性，以实现分离。挥发油经薄层色谱展开完成后，少数具有荧光性质可在紫外灯下直接检视，大多数成分需要喷显色剂显色，如硫酸、香草醛-硫酸、茴香醛-硫酸、香草醛-盐酸等，其中以香草醛-硫酸最为常用。

可采用硝酸银-硅胶或硝酸银-氧化铝作为吸附剂来分离含有双键的挥发性成分。硝酸银可与含双键的化合物形成π络合物，π络合物的稳定性及形成的难易程度与双键的多少和位置有关，可据此实现分离。

【例】　薄荷素油中挥发油的鉴别［选自《中国药典》（2020年版）］

取本品0.1 g，加无水乙醇5 mL使溶解，作为供试品溶液。另取薄荷素油对照提取物，同法制成对照提取物溶液。照薄层色谱法（通则0502）试验，吸取上述两种溶液各5 μL，分别点于同一硅胶GF_{254}薄层板上，以甲苯-乙酸乙酯（19∶1）为展开剂，展开，取出，晾干，置紫外灯（254 nm）下检视。供试品色谱中，在与对照提取物色谱相应的位置上，显相同颜色的斑点。喷以茴香醛试液，在105℃加热至斑点显色清晰。供试品色谱中，在与对照提取物色谱相应的位置上，显相同颜色的斑点；置紫外灯（365 nm）下检视，显相同颜色的荧光斑点。

2. 气相色谱法　气相色谱法是分离鉴别挥发性成分最常用的手段之一。可通过与对照品保留时间相对照，对挥发性成分进行鉴别。

（三）气相色谱-质谱联用技术与气相色谱-傅里叶变换红外光谱联用技术

气相色谱-质谱联用仪具气相的高分离功能和质谱的高鉴别功能，可用于多组分挥发油混合物的定性鉴别。利用多离子检测技术还可对未完全分离的色谱峰进行鉴别，提高了色谱分析的准确性和可靠性。

气相色谱-傅里叶变换红外光谱联用仪同样具有分离分析的双重功能，增加了定性鉴别能力。

四、含量测定

（一）总挥发油含量测定

总挥发油含量测定通常采用挥发油测定器，用蒸馏法进行测定。

相对密度1.0以下的挥发油可用《中国药典》四部，挥发油测定法中的甲法直接进行测定。取供试品适量，称定重量（准确至0.01 g），置烧瓶中，加水300~500 mL后与玻璃珠数粒，振摇混合后，连接挥发油测定器与回流冷凝管。自冷凝管上端加水使充满挥发油测定器的刻度部分，并溢流入烧瓶时为止。置电热套中或用其他适宜方法缓缓加热至沸，并保持微沸约5 h，至测定器中油量不再增加，停止加热，放置片刻，开启测定器下端的活塞，将水缓缓放出，至油层上端到

—•笔记栏•—

达刻度 0 上面 5 mm 处为止。放置 1 h 以上,再开启活塞使油层下降至其上端恰与刻度 0 线平齐,读取挥发油量,并计算供试品中挥发油的含量(%)。

相对密度 1.0 以上的挥发油用乙法,取水约 300 mL 与玻璃珠数粒,置烧瓶中,连接挥发油测定器。先自测定器上端加水使充满刻度部分,并溢流入烧瓶时为止,再用移液管加入二甲苯 1 mL,然后连接回流冷凝管。停止加热,放置 15 min 以上,读取二甲苯的容积,自油层量中减去二甲苯量,即为挥发油量,再计算供试品中挥发油的含量(%)。

【例】 薄荷中总挥发油含量测定[选自《中国药典》(2020 年版)]

本品约 5 mm 的短段适量,每 100 g 供试品加水 600 mL,照挥发油测定法(通则 2204)保持微沸 3 h 测定。

本品含挥发油不得少于 0.80%(mL/g)。

(二)单体挥发性成分含量测定

1. 气相色谱法 气相色谱法是测定中药及其制剂中挥发性成分最常用的方法。填充柱和毛细管柱均可用来测定挥发性成分。经酸洗并硅烷化处理的硅藻土或高分子多孔小球是常用的填充柱载体,固定液可选用非极性的饱和烃如硅酮或甲基硅油等或极性的聚酯、聚乙二醇类。

为了避免中药分析周期长、操作复杂,可能损失或破坏某些成分,也可使用闪蒸气相色谱法或顶空气相色谱法来测定中药及其制剂中的挥发性成分。

在进行定量时,气相色谱法可用外标法或内标法。由于定量准确性受多次进样重复性和实验条件稳定性的影响较大,因此在分离度允许的情况下,内标法更加常用。

2. 高效液相色谱法 挥发性成分含量测定也可采用高效液相色谱法,尤其是热稳定较差的挥发性成分。反相高效液相色谱法是最常用的方法,多以十八烷基键合硅胶为填充剂,以甲醇-水或乙腈-水为流动相。

【例】 神香苏合丸中挥发性成分含量测定[选自《中国药典》(2020 年版)]

处方:人工麝香 50 g,冰片 50 g,水牛角浓缩粉 400 g,乳香(制)100 g,安息香 100 g,白术 200 g,香附 200 g,木香 200 g,沉香 200 g,丁香 200 g,苏合香 200 g。

(1)色谱条件与系统适用性试验:聚乙二醇 20000(PEG-20M)弹性石英毛细管柱(柱长为 30 m,柱内径为 0.25 mm 或 0.32 mm,膜厚度为 0.25 μm);柱温为程序升温,初始温度为 80℃,以 8℃/min 的速率升至 180℃,保持 2 min,再以 10℃/min 的速率升至 200℃,保持 5 min,最后以 50℃/min 的速率升至 250℃,保持 5 min;分流比为 3∶1。理论塔板数按丁香酚峰计算应不低于 20 000。

(2)对照品溶液的制备:取丁香酚对照品适量,精密称定,加环己烷制成每 1 mL 含 0.18 mg 的溶液,即得。

(3)供试品溶液的制备:取本品适量,研细,取约 0.8 g,精密称定,置具塞锥形瓶中,精密加入环己烷 25 mL,密塞,称定重量,加热回流 2 h,放冷,再称定重量,用环己烷补足减失的重量,摇匀,滤过,取续滤液,即得。

(4)测定法:分别精密吸取对照品溶液与供试品溶液各 2 μL,注入气相色谱仪,测定,即得。

本品每 1 g 含丁香以丁香酚($C_{10}H_{12}O_2$)计,不得少于 4.5 mg。

五、应用实例

苏合香丸中挥发性成分分析[选自《中国药典》(2020 年版)]

【处方】 苏合香 50 g,安息香 100 g,冰片 50 g,水牛角浓缩粉 200 g,人工麝香 75 g,檀香 100 g,沉香 100 g,丁香 100 g,香附 100 g,木香 100 g,乳香(制)100 g,荜茇 100 g,白术 100 g,诃子

肉 100 g,朱砂 100 g。

【制法】 以上十五味,除苏合香、人工麝香、冰片、水牛角浓缩粉外,朱砂水飞成极细粉;其余安息香等十味粉碎成细粉;将人工麝香、冰片、水牛角浓缩粉分别研细,与上述粉末配研,过筛,混匀。再将苏合香炖化,加适量炼蜜与水制成水蜜丸 960 丸,低温干燥;或加适量炼蜜制成大蜜丸 960 丸,即得。

【鉴别】

(1) 取本品 0.3 g,水蜜丸研碎;大蜜丸剪碎,加乙酸乙酯 15 mL,超声处理 2 min,滤过,滤液浓缩至近干,加乙酸乙酯 0.5 mL 使溶解,作为供试品溶液。另取冰片对照品,加乙酸乙酯制成每 1 mL 含 2.5 mg 的溶液,作为对照品溶液。照薄层色谱法(通则 0502)试验,吸取上述两种溶液各 2 μL,分别点于同一高效硅胶 G 薄层板上,以甲苯-丙酮(9∶1)为展开剂,展开,取出,晾干,喷以 5%香草醛硫酸溶液,加热至斑点显色清晰。供试品色谱中,在与对照品色谱相应的位置上,显相同颜色的斑点。

(2) 取本品 1 g,水蜜丸研碎;大蜜丸剪碎,加三氯甲烷 25 mL,超声处理 30 min,滤过,滤液蒸干,残渣加三氯甲烷 1 mL 使溶解,作为供试品溶液。另取胡椒碱对照品,加三氯甲烷制成每 1 mL 含 2 mg 的溶液,作为对照品溶液。照薄层色谱法(通则 0502)试验,吸取上述两种溶液各 5 μL,分别点于同一硅胶 G 薄层板上,以环已烷-乙酸乙酯(1∶1)为展开剂,展开两次,取出,晾干,喷以硫酸乙醇溶液(1→10),置紫外灯(365 nm)下检视。供试品色谱中,在与对照品色谱相应的位置上,显相同颜色的荧光斑点。

(3) 取本品 1 g,水蜜丸研碎;大蜜丸剪碎,加乙醚 5 mL,振摇,滤过,滤液作为供试品溶液。另取麝香酮对照品,加乙醚制成每 1 mL 含 0.1 mg 的溶液,作为对照品溶液。照气相色谱法(通则 0521)试验,柱长为 2 m,以聚乙二醇 20000(PEG－20M)和 5%二苯基-95%二甲基聚硅氧烷为混合固定相,涂布浓度分别为 1.64%和 1.32%,柱温为 180℃。分别吸取对照品溶液和供试品溶液适量,注入气相色谱仪。供试品色谱中应呈现与对照品色谱峰保留时间相同的色谱峰。

(4) 取本品 6 g,水蜜丸研碎;大蜜丸剪碎,加入硅藻土 3 g,研匀。加乙醚 50 mL,超声处理 20 min,滤过,滤液蒸干,残渣用乙醚 1 mL 溶解,加在中性氧化铝柱(100~200 目,8 g,内径为 1.5 cm)上,用乙醚 80 mL 洗脱,收集洗脱液,蒸干,残渣加石油醚(60~90℃)1 mL 使溶解,作为供试品溶液。另取苏合香对照药材,加石油醚(60~90℃)制成每 1 mL 含 25 μL 的溶液,作为对照药材溶液。照薄层色谱法(通则 0502)试验,吸取上述两种溶液各 3 μL,分别点于同一高效硅胶 GF_{254} 薄层板上,以石油醚(30~60℃)-环已烷-甲酸乙酯-甲酸(10∶30∶15∶1)为展开剂,展开,取出,晾干,置硫酸乙醇溶液(1→10)中浸渍片刻,取出,吹干,在 105℃加热至斑点显色清晰,置紫外灯(254 nm)下检视。供试品色谱中,在与对照药材色谱相应的位置上,显相同颜色的荧光主斑点。

【含量测定】 照气相色谱法(通则 0521)测定。

(1) 色谱条件与系统适用性试验: 聚合-交联聚乙二醇 20000(PEG－20M)毛细管色谱柱(柱长为 30 m,内径为 0.25 mm,膜厚度为 0.25 μm);柱温为程序升温: 初始温度为 115℃,保持 8 min,再以 120℃/min 的速率升温至 180℃,保持 10 min,再以 120℃/min 的速率升温至 250℃,保持 5 min。理论塔板数按龙脑峰计算应不低于 40 000。

(2) 对照品溶液的制备: 取龙脑对照品和丁香酚对照品适量,精密称定,分别加乙酸乙酯制成每 1 mL 含龙脑 0.3 mg 的溶液和每 1 mL 含丁香酚 0.1 mg 的溶液,即得。

(3) 供试品溶液的制备: 取本品 10 丸,精密称定,水蜜丸研碎,大蜜丸剪碎,取 4 g,精密称定,精密加入 2~4 g 硅藻土,研细,精密称取适量(约相当于半丸的量),精密称定,精密加入乙酸乙酯 20 mL,称定重量,超声处理(功率 300 W,频率 50 kHz)30 min,放冷,再称定重量,用乙酸乙酯补足减失的重量,摇匀,滤过,取续滤液,即得。

(4) 测定法: 分别精密吸取对照品溶液与供试品溶液各 1 μL,注入气相色谱仪,测定,即得。

—•笔记栏•—

本品每丸含冰片以龙脑($C_{10}H_{18}O$)计,水蜜丸不得少于 14.0 mg,大蜜丸不得少于 10.0 mg;含丁香以丁香酚($C_{10}H_{12}O_2$)计,水蜜丸不得少于 5.0 mg,大蜜丸不得少于 3.5 mg。

第六节 有机酸类成分分析

有机酸类(organic acid)是指一些具有酸性的有机化合物。最常见的有机酸是羧酸,其酸性源于羧基(—COOH),结构中含有其他酸性基团,如磺酸(—SO_3H)、亚磺酸(—RSOOH)、硫羧酸(—RCOSH)等也属于有机酸。有机酸可与醇反应生成酯。有机酸广泛存在于植物的叶、花、茎、果、种子、根等各部分,如中药木瓜、山楂、乌梅、川芎、五倍子、肿节风、当归等。

一、概述

有机酸类成分是中药中一类重要的有效成分,具有多方面的生理活性。如阿魏酸具有抑制血小板聚集的作用;齐墩果酸具有防治脂肪肝、抗动脉粥样硬化的作用;绿原酸具有抗炎、利胆的作用;琥珀酸、水杨酸、丁香酸等具有防治冠心病的作用;胆酸、熊去氧胆酸等成分具有清热、消炎、解痉等作用;油酸具有抗癌的作用等。

羧酸的官能团是羧基,除甲酸外,都是由烃基和羧基两部分组成。中药中的有机酸根据烃基的结构不同可以分为脂肪族有机酸、芳香族有机酸和萜类有机酸。羧基与脂肪羟基相联结者,称为脂肪族有机酸;若脂肪烃基中仅有饱和键,则称为饱和脂肪族有机酸(琥珀酸、柠檬酸、苹果酸、酒石酸、棕榈酸等);若脂肪烃基中含有不饱和键,则称为不饱和脂族有机肪酸(油酸、巴豆酸、巴豆油酸等)。羟基与芳香烃基相连接者,称为芳香族有机酸(咖啡酸、阿魏酸、香草酸、原儿茶酸、没食子酸等)。如果有机酸中含有萜类结构,就可称为萜类有机酸(甘草酸、甘草次酸、齐墩果酸、灵芝酸、熊果酸、山楂酸等)。此外还可以根据其分子中所含羧基的数目不同分为一元有机酸、二元有机酸和多元有机酸。

有机酸结构中常含有的羧基、磺酸基等酸性官能团使分子酸性较高,在植物体内常与金属离子或生物碱结合成盐存在,其一价金属盐都易溶于水,而二价或三价金属盐较难溶于水。有机酸具有一般羧酸的性质,可生成酯、酰氯、酰胺等衍生物。八碳以下的低级脂肪酸及不饱和脂肪酸常温时多为液体,脂肪二羧酸、三羧酸和芳香酸等则为固体化合物。

有机酸的溶解度与其结构有关,低级脂肪酸比高级脂肪酸更易溶于水,含极性基团(如羧基、羟基等)越多,则在水中溶解度越大,故三羟酸、二羟酸比单羧酸在水中溶解度大,羟酸的相应不含羟基的脂肪酸易溶于水。而芳香酸类难溶于水。一般有机酸能溶于酒精或乙醚等有机溶剂,但难溶或不溶于石油醚。

《中国药典》(2020 年版)中,对有机酸类成分的鉴别主要采用薄层色谱法;含量测定项分析对象为有机酸类成分,主要为熊果酸、绿原酸、枸橼酸、阿魏酸、没食子酸、齐墩果酸、胆酸等,分析方法主要为高效液相色谱法,薄层色谱扫描法少量使用,采用滴定法或分光光度法进行总酸含量测定。

二、供试品溶液的制备

中药中有机酸类成分的提取多采用溶剂提取法,提取溶剂视有机酸类成分性质而定。由于游离的有机酸(分子量小的除外)易溶于有机溶剂而难溶于水,可选用适当的有机溶剂提取,而后进行净化除去干扰成分。如利鼻片中咖啡酸的鉴别;二至丸中齐墩果酸的鉴别与含量测定;小儿咽扁颗粒、口炎清颗粒中绿原酸的测定;天舒胶囊中阿魏酸的测定等。多羟基酸或者多元酸极性较大,而较易溶于水,可采用水提,如复方丹参片、丹参片中丹酚酸 B 的含量测定。有机酸盐则易溶于水而难溶于有机溶剂,可先酸化使有机酸游离,然后选用合适的有机溶剂提取。或有机酸在植物中成盐时,可用水或稀碱水(如 1%碳酸氢钠)直接提取,提取液酸化后滤出沉淀,然后选用合适的有机溶剂溶解。

三、定性鉴别

中药中有机酸类成分的鉴别方法有薄层色谱法、化学反应法及高效液相色谱法。薄层色谱法为《中国药典》(2020 年版)收载的主要方法。

(一) 薄层色谱法

有机酸的鉴别多采用薄层色谱法,常用的吸附剂是硅胶、聚酰胺等。当硅胶为吸附剂时,采用极性较大的展开剂,常在展开剂中加入一定量的甲酸、乙酸等以消除因解离而产生的拖尾现象。选择聚酰胺为吸附剂时,常用酸性溶剂展开。薄层色谱展开后,有荧光的有机酸如绿原酸、阿魏酸等,可在 UV 光下观察;无色又无荧光的有机酸需喷显色试剂,常用的显色剂有溴甲酚绿、溴甲酚紫、溴酚蓝、磷钼酸试剂、碘蒸气等。

【例】 乌梅丸中有机酸的鉴别[选自《中国药典》(2020 年版)]

处方:乌梅肉 120 g,花椒 12 g,细辛 18 g,黄连 48 g,黄柏 18 g,干姜 30 g,附子(制)18 g,桂枝 18 g,人参 18 g,当归 12 g。

取水丸 5 g,研碎;或取大蜜丸 10 g,剪碎。加甲醇 50 mL,超声处理 30 min,滤过,滤液蒸干,残渣加水 20 mL 使溶解,用乙醚振摇提取 2 次,每次 20 mL,合并乙醚液,蒸干,残渣加石油醚(30~60℃)浸泡 2 次,每次 15 mL(浸泡约 2 min),倾去石油醚液,残渣加无水乙醇 1 mL 使溶解,作为供试品溶液。另取乌梅对照药材 2 g,同法制成对照药材溶液。再取熊果酸对照品,加无水乙醇制成每 1 mL 含 0.2 mg 的溶液,作为对照品溶液。照薄层色谱法(通则 0502)试验,吸取上述三种溶液各 5 μL,分别点于同一硅胶 G 薄层板上,以环己烷-三氯甲烷-乙酸乙酯-甲酸(20∶5∶8∶0.1)为展开剂,展开,取出,晾干,喷以 10%硫酸乙醇溶液,在 105℃加热 5 min,置紫外灯(365 nm)检视。供试品色谱中,在与对照药材色谱和对照品色谱相应的位置上,分别显相同颜色的荧光斑点。

(二) 化学反应法

有机酸结构中含有羧基,分子表现酸性,可利用羧基与某些显色剂产生颜色反应进行鉴别。如有机酸能与氯化钙、醋酸铅或氢氧化钡生成不溶于水的盐产生沉淀;有机酸还可与醇反应生成酯,与氨或胺类缩合生成酰胺等。

(三) 高效液相色谱法

可用于有机酸定性分析,具有准确、快速等优点。中药含有多种化学成分,采用高效液相色谱法鉴别有机酸类成分,供试品需进行预处理,以减少干扰。

四、含量测定

中药中如含有有机酸类成分,可根据要求测定总有机酸含量、有机酸单体成分的含量

(一) 总有机酸含量测定

1. 酸碱滴定法 药材中总有机酸的含量测定,一般采用酸碱滴定法,根据指示剂的颜色变化来确定滴定终点。但中药提取液的颜色往往比较深,会干扰滴定终点的确定,这种情况可采用电位滴定法,此法用于中药中总有机酸含量的测定更为准确。或在酸碱滴定前对中药提取液进行预处理,进一步纯化,使其澄清,便于准确地确定滴定终点。如《中国药典》(2020 年版)以 0.1 mol/L 的氢氧化钠为滴定液,以枸橼酸为对照品,测定中药山楂中总有机酸的含量。

2. 分光光度法 部分有机酸可与显色剂反应生成有色物质,可采用分光光度法测定总有机酸含量。选择恰当的方法进行前处理,除去干扰杂质,提高准确性和灵敏度。如咖啡酸为对照,采用三氯化铁-铁氰化钾显色,在 700 nm 处测定冬葵果中总有机酸的含量。

(二) 单体有机酸类成分的含量测定

1. 高效液相色谱法 中药中的各种有机酸均可采用高效液相色谱法进行含量测定。检

—•笔记栏•—

测器、色谱柱、流动相则根据化合物的具体理化性质进行选择。如绿原酸、没食子酸、桂皮酸、阿魏酸等有较强的紫外吸收,可选择紫外检测器进行测定。而齐墩果酸、灵芝酸、熊果酸、山植酸等成分紫外吸收弱,选择蒸发光散射检测器(ELSD)效果较好。需要注意的是,有机酸在水中很容易发生电离,产生多峰现象,一般使用酸性流动相来抑制有机酸的离解。通常在流动相中加入磷酸盐缓冲液、冰醋酸、磷酸等。如采用高效液相色谱法,测定中药金银花中绿原酸的含量。《中国药典》(2020年版)中有机酸类单体成分的定量分析主要采用高效液相色谱法。

【例】 银翘解毒胶囊中绿原酸的含量测定[选自《中国药典》(2020年版)]

处方:金银花200 g,连翘200 g,薄荷120 g,荆芥80 g,淡豆豉100 g,牛蒡子(炒)120 g,桔梗120 g,淡竹叶80 g,甘草100 g。

(1) 色谱条件与系统适用性试验:以十八烷基硅烷键合硅胶为填充剂;以甲醇-三乙胺-冰醋酸-水(18∶0.3∶1∶85)为流动相;检测波长为324 nm。理论塔板数按绿原酸峰计算应不低于3 000。

(2) 对照品溶液的制备:取绿原酸对照品适量,精密称定,置棕色量瓶中,加50%甲醇制成每1 mL含35 μg的溶液,即得。

(3) 供试品溶液的制备:取装量差异项下的本品内容物,研细,取约0.25 g,精密称定,置50 mL棕色量瓶中,加50%甲醇40 mL,超声处理(功率260 W,频率40 kHz)30 min,放冷,用50%甲醇稀释至刻度,摇匀,滤过,取续滤液,即得。

(4) 测定:分别精密吸取对照品溶液与供试品溶液各10 μL,注入液相色谱仪,测定,即得。

本品每粒含金银花以绿原酸($C_{16}H_{18}O_9$)计,不得少于2.4 mg。

2. 薄层色谱扫描法 化合物本身或经显色后在可见或紫外光区有吸收的有机酸类成分,用薄层吸收扫描法测定含量;若利用化合物的荧光或荧光淬灭反应,可用薄层荧光扫描法测定有机酸类成分的含量。脂肪类、萜类等不具有紫外吸收的有机酸类物质,可用薄层色谱分离,再选用合适的显色剂,显色后测定。如采用薄层色谱扫描法测定中药体外培育牛黄中胆酸的含量。

【例】 血脂宁丸中熊果酸的含量测定[选自《中国药典》(2020年版)]

处方:决明子2.5 g,山楂50 g,荷叶7.5 g,制何首乌2.5 g。

取重量差异项下的本品,剪碎,混匀,取约2 g,精密称定,置锥形瓶中,加甲醇30 mL,超声处理(功率200 W,频率40 kHz)60 min,滤过;药渣与滤纸再加甲醇30 mL,超声处理(功率200 W,频率40 kHz)30 min,滤过;药渣用甲醇20 mL洗涤,合并滤液与洗液,置水浴上蒸干,残渣用甲醇溶解,转移至10 mL量瓶中,加甲醇至刻度,摇匀,作为供试品溶液。另取熊果酸对照品适量,精密称定,加甲醇制成每1 mL含0.1 mg的溶液,作为对照品溶液。照薄层色谱法(通则0502)试验,精密吸取供试品溶液2 μL、对照品溶液2 μL与4 μL,分别交叉点于同一硅胶G薄层板上,以三氯甲烷-甲醇(20∶0.5)为展开剂,展开,取出,晾干,喷以10%硫酸乙醇溶液,在105℃加热至斑点显色清晰,在薄层板上覆盖同样大小的玻璃板,周围用胶布固定。照薄层色谱法(通则0502薄层色谱扫描法)进行扫描,波长:λ_s=540 nm,λ_R=420 nm,测量供试品吸光度积分值与对照品吸光度积分值,计算,即得。

本品每丸含山楂按熊果酸($C_{30}H_{48}O_3$)计,不得少于4.5 mg。

3. 毛细管电泳法 在中药有机酸类成分的分析应用研究中,以毛细管区带电泳法(CZE)应用最多,它是根据带电溶质在电场中的电泳淌度的差异而实现分离的,CZE较适合带电溶质的分离,其次应用较多的为毛细管胶束电泳法(MECC)。如山茱萸、夏枯草、女贞子、枇杷叶中齐墩果酸和熊果酸的测定。

4. 气相色谱法 在中药有机酸类成分的测定中,气相色谱主要用于长链脂肪酸的分析和测定,其次为萜酸,在酚酸和小分子脂肪酸方面的应用较少。脂肪酸甲酯化是气相色谱测定脂肪酸的关键步骤,常用的如重氮甲烷法、三氟化硼催化法、硫酸盐酸催化法及快速甲酯化法等。

如γ-亚麻酸，在碱性条件下，同三氟化硼-甲醇试剂反应生成具有挥发性的γ-亚麻酸甲酯后，可用气相色谱法测定。如小半夏汤中琥珀酸、苹果酸、柠檬酸、亚油酸的测定。

此外，没有紫外吸收的有机酸，可用超临界流体色谱法测定。如怀牛膝及其制剂中齐墩果酸的测定。

五、应用实例

山楂化滞丸中有机酸类成分分析［选自《中国药典》(2020年版)］

【处方】 山楂 500 g，麦芽 100 g，六神曲 100 g，槟榔 50 g，莱菔子 50 g，牵牛子 50 g。

【制法】 以上六味，粉碎成细粉，过筛，混匀。每 100 g 粉末加红糖 25 g 及炼蜜 90~100 g 制成大蜜丸，即得。

【性状】 本品为棕色的大蜜丸；味酸、甜。

【鉴别】 取本品 9 g，切碎，加硅藻土适量，研匀，加甲醇 50 mL，置水浴上加热回流 30 min，滤过，滤液作为供试品溶液。另取熊果酸对照品，加甲醇制成每 1 mL 含 1 mg 的溶液，作为对照品溶液。照薄层色谱法（通则 0502）试验，吸取上述两种溶液各 10 μL，分别点于同一硅胶 G 薄层板上，以三氯甲烷-丙酮(9∶1)为展开剂，展开，取出，晾干，喷以 10%硫酸乙醇溶液，在 105℃加热至斑点显色清晰。供试品色谱中，在与对照品色谱相应的位置上，显相同颜色的斑点。

【含量测定】 取重量差异项下的本品，剪碎，混匀，取 3 g，精密称定，加水 10 mL，放置使溶散，滤过；药渣再用水 10 mL 洗涤，在室温干燥至呈松软的粉末状，在 100℃烘干，连同滤纸一并置索氏提取器内，加乙醚适量，低温加热回流提取 4 h，提取液回收乙醚至干，残渣用石油醚(30~60℃)浸泡 2 次(5 mL，5 mL)，每次 2 min，倾去石油醚液，残渣加适量无水乙醇-三氯甲烷(3∶2)的混合溶液，微热使溶解，转移至 5 mL 量瓶中，加上述混合溶液至刻度，摇匀，作为供试品溶液。另取熊果酸对照品适量，精密称定，加无水乙醇制成每 1 mL 含 0.5 mg 的溶液，作为对照品溶液。照薄层色谱法（通则 0502）试验，分别精密吸取供试品溶液 6 μL 及对照品溶液 4 μL 与 8 μL，交叉点于同一硅胶 G 薄层板上，以环己烷-三氯甲烷-乙酸乙酯-甲酸(20∶5∶8∶0.1)为展开剂，展开，取出，晾干，喷以 10%硫酸乙醇溶液，在 110℃加热 5~7 min，至斑点显色清晰，放冷，在薄层板上覆盖同样大小的玻璃板，周围用胶布固定，照薄层色谱法（通则 0502 薄层色谱扫描法）进行扫描，波长：λ_s=535 nm，λ_R=650 nm，测量供试品吸光度积分值与对照品吸光度积分值，计算，即得。

本品每丸含山楂以熊果酸($C_{30}H_{48}O_3$)计，不得少于 4.5 mg。

第七节　木脂素类成分分析

一、概述

木脂素(lignan)是一类由两分子苯丙素衍生物(即 C_6-C_3 单体)聚合而成的天然化合物。主要存在于植物的木质部和树脂中，多数以游离态存在且常与树胶、树脂共存，少数与糖结合成苷。组成木脂素的单体主要有桂皮酸、桂皮醛、桂皮醇、丙烯苯、烯丙苯等，由于缩合位置不同，且立体结构较为复杂，形成的木脂素结构类型较多，在自然界中分布较广。木脂素类结构中常有酚羟基、亚甲二氧基、醇羟基、甲氧基、羧基、醚环等取代基和内酯环，可利用这些官能团的性进行检识和含量测定。

常见的多数木脂素类化合物为无色结晶，一般没有挥发性，少数具有升华性，如二氢愈创木脂酸。木脂素常有多个手性碳原子或手性中心，因此大部分具有光学活性，且遇酸、碱易异构化。木脂素生理活性常与手性碳原子的构型有关，在分析含有木脂素的药物时，应对其构型也进行检查，以防在炮制、储存、运输等过程中发生构型的改变，从而降低甚至丧失临床疗效。

二、供试品溶液的制备

游离态木脂素一般难溶于水，在石油醚中溶解度较小，易溶于苯、三氯甲烷、乙醚、丙酮及乙醇等有机溶剂，有酚羟基存在的木脂素还可溶于苛性碱水溶液；成苷存在的木脂素水溶性增强，也可溶于甲醇、乙醇。进行中药中木脂素类成分分析时，可根据化合物存在状态不同选择溶剂，并在必要时采用溶剂法、吸附色谱及大孔树脂柱色谱法方法进行纯化。但应注意操作条件，防止由于遇酸、碱导致其异构化。

三、定性鉴别

（一）化学反应法

木脂素类母核没有共同的特征性化学反应，但对磷钼酸乙醇溶液、硫酸乙醇溶液等一些非特征性试剂，不同的木脂素化合物可显不同颜色，常可用于薄层色谱的显色。

此外，可利用分子结构中的官能团如酚羟基、亚甲二氧基、内酯环等的特征显色反应进行初步鉴别。如 Labat 反应和 Ecgrine 反应可作为具有亚甲二氧基的木脂素的特征反应，前者为化合物加浓硫酸，再加没食子酸，可产生蓝绿色；后者为化合物加浓硫酸，再加变色酸，并保持温度70~80℃持续 20 min，可产生蓝紫色。用三氯化铁试剂或重氮化试剂鉴别酚羟基；异羟肟酸铁反应鉴别内酯环；没食子酸浓硫酸试剂或变色酸浓硫酸试剂鉴别亚甲二氧基。这些显色反应专属性差，干扰因素较多，应采用阴性对照试验以验证其专属性。

（二）荧光法

可利用一些木脂素类化合物具有荧光的性质进行鉴别。如将牛蒡子药材粉末置白瓷板上或其乙醇提取液在紫外灯下观察显绿色荧光；将厚朴药材断面置紫外灯下，显灰绿色或淡蓝色荧光，均可用于鉴别其常见的伪品。

（三）薄层色谱法

多采用吸附色谱法进行分析，常用吸附剂为硅胶，展开剂一般选用苯、甲苯、三氯甲烷、三氯甲烷-甲醇（9：1）、三氯甲烷-乙酸乙酯（9：1）、三氯甲烷-二氯甲烷（9：1）、乙酸乙酯-甲醇（95：5）等。展开后，有色木脂素可直接在日光下观察；有荧光的木脂素在 UV 光下观察；无色又无荧光的木脂素需喷显色试剂，最常用的显色剂为非特征性试剂，可对不同的木脂素类化合物显示不同的颜色，如 10%硫酸乙醇液、茴香醛浓硫酸试剂（110℃加热 5 min）、5%或 10%磷钼酸乙醇溶液（120℃加热至斑点明显出现），三氯化锑试剂（100℃加热 10 min 紫外灯下观察），碘蒸气（熏后观察应呈黄棕色或置紫外灯下观察荧光）。

【例】 厚朴排气合剂的薄层色谱鉴别[选自《中国药典》（2020 年版）]

处方：姜厚朴 300 g，木香 200 g，麸炒枳实 200 g，大黄 100 g。

取本品 20 mL，用乙醚振摇提取 2 次，每次 20 mL，合并乙醚液，挥干，残渣加甲醇 1 mL 使溶解，作为供试品溶液。另取厚朴酚对照品、和厚朴酚对照品，分别加甲醇制成每 1 mL 含 1 mg 的溶液，作为对照品溶液。照薄层色谱法（通则 0502）试验，吸取上述三种溶液各 5 μL，分别点于同一硅胶 G 薄层板上，以石油醚（60~90℃）-乙酸乙酯-甲酸（85：25：2）为展开剂，展开，取出，晾干，喷以 5%香草醛硫酸溶液，在 105℃加热至斑点显色清晰。供试品色谱中，在与对照品色谱相应的位置上，显相同颜色的斑点。

四、含量测定

总木脂素含量测定常用分光光度法，单体木脂素的含量测定常用薄层色谱扫描法和高效液相色谱法等。

（一）分光光度法

木脂素类均有紫外吸收，可直接用紫外光谱法测定吸收度，计算含量。还可利用木脂素分子结构中取代基的特征反应使其生成有色物质，再采用分光光度法测定。如结构中含有亚甲二氧基的木脂素类成分，与变色酸-浓硫酸试剂反应生成的有色物质在570 nm处有最大吸收，可在此波长测定吸光度，计算含量。但应注意，本法干扰较多，可配合使用萃取法、柱色谱法、薄层色谱法等对样品进行净化处理，以提高检测的灵敏度和专属性。如牛蒡子、五味子种子等中总木脂素的含量测定。

（二）薄层色谱扫描法

可用于测定木脂素单体成分的含量。一般选用薄层吸附色谱，以硅胶为吸附剂，低极性有机溶剂为展开剂。在可见光或紫外光区有吸收的木脂素类成分，用薄层吸收扫描法测定含量；能发出荧光或有荧光淬灭特性的木脂素类成分，可用薄层荧光扫描法测定含量。如牛蒡苷、芝麻素、连翘苷均曾用此方法检测。

（三）高效液相色谱法

高效液相色谱法是目前测定单体木脂素含量的主要方法。一般以十八烷基硅烷键合硅胶为固定相，乙腈-水或甲醇-水系统为流动相，多采用紫外检测器。如牛蒡子中牛蒡苷、杜仲中松脂醇二葡萄糖苷、连翘中连翘苷、厚朴中厚朴酚与和厚朴酚等的含量测定均可用高效液相色谱法。

【例】 连花清瘟颗粒中连翘苷的含量测定[选自《中国药典》(2020年版)]

处方：连翘170 g，金银花170 g，炙麻黄57 g，炒苦杏仁57 g，石膏170 g，板蓝根170 g，绵马贯众170 g，鱼腥草170 g，广藿香57 g，大黄34 g，红景天57 g，薄荷脑5.0 g，甘草57 g。

(1) 色谱条件与系统适用性试验：以十八烷基硅烷键合硅胶为填充剂；以乙腈-0.1%磷酸溶液(22∶78)为流动相；检测波长为205 nm。理论塔板数按连翘苷峰计算应不低于3 500。

(2) 对照品溶液的制备：取连翘苷对照品适量，精密称定，加50%甲醇制成每1 mL含4 μg的溶液，即得。

(3) 供试品溶液的制备：取装量差异项下的本品，混匀，取适量，研细，取2 g，精密称定，置具塞锥形瓶中，精密加入甲醇25 mL，密塞，称定重量，超声处理(功率250 W，频率40 kHz) 30 min，放冷，再称定重量，用甲醇补足减失的重量，摇匀，滤过，精密量取续滤液5 mL，加在中性氧化铝柱(100~200目，3 g，内径1 cm)上，用水洗脱，收集洗脱液于25 mL量瓶中并至刻度，摇匀，滤过，取续滤液，即得。

(4) 测定法：精密吸取对照品溶液与供试品溶液各10 μL，注入高效液相色谱仪，测定，即得。

本品每袋含连翘以连翘苷($C_{27}H_{34}O_{11}$)计，不得少于0.69 mg。

五、应用实例

参芪五味子片中木脂素类成分分析[选自《中国药典》(2020年版)]

【处方】 南五味子180 g，党参60 g，黄芪120 g，炒酸枣仁30 g。

【制法】 以上四味，党参与南五味子60 g粉碎成细粉；黄芪、炒酸枣仁和剩余的南五味子分别用45%乙醇、70%乙醇和60%乙醇作溶剂，浸渍24 h后进行渗滤，收集渗滤液，回收乙醇后合并，浓缩至适量，加入上述细粉和适量的辅料，混匀，制成颗粒，干燥，压制成1 000片，或包糖衣或薄膜衣，即得。

【鉴别】

(1) 取本品，置显微镜下观察：联结乳管直径12~15 μm，含细小颗粒状物(党参)。种皮表皮石细胞淡黄棕色，表面观类多角形，壁较厚，孔沟细密，胞腔含暗棕色物(南五味子)。

(2) 取本品10片，糖衣片除去糖衣，研细，加三氯甲烷25 mL，加热回流30 min，滤过，滤液

—•笔记栏•—

回收溶剂至干，残渣加三氯甲烷 1 mL 使溶解，作为供试品溶液。另取南五味子对照药材 1 g，加三氯甲烷 25 mL，同法制成对照药材溶液。再取五味子甲素对照品，加三氯甲烷制成每 1 mL 含 1 mg 的溶液，作为对照品溶液。照薄层色谱法（通则 0502）试验，吸取上述三种溶液各 2 μl，分别点于同一硅胶 GF_{254} 薄层板上，以石油醚（30～60℃）-甲酸乙酯-甲酸（15∶5∶1）的上层溶液为展开剂，展开，取出，晾干，置紫外灯（254 nm）下检视。供试品色谱中，在与对照药材色谱和对照品色谱相应的位置上，显相同颜色的斑点。

【含量测定】 南五味子照高效液相色谱法（通则 0512）测定。

（1）色谱条件与系统适用性试验：以十八烷基硅烷键合硅胶为填充剂；以乙腈-四氢呋喃-水（18∶18∶64）为流动相；柱温：25℃；检测波长：222 nm。理论塔板数按五味子酯甲峰计算应不低于 10 000。

（2）对照品溶液的制备：取五味子酯甲对照品、五味子甲素对照品适量，精密称定，加 70% 甲醇制成每 1 mL 各含 20 μg 的混合溶液，即得。

（3）供试品溶液的制备：取本品 20 片，糖衣片除去包衣，精密称定，研细，取约 1 g，精密称定，置具塞锥形瓶中，精密加入 70% 甲醇 20 mL，密塞，称定重量，超声处理（功率 400 W，频率 40 kHz）20 min，取出，放冷，再称定重量，用 70% 甲醇补足减失的重量，摇匀，滤过，精密量取续滤液 2 mL（剩余滤液备用），置 10 mL 量瓶中，用 70% 甲醇稀释至刻度，摇匀，滤过，取续滤液，即得。

（4）测定法：分别精密吸取对照品溶液与供试品溶液各 10 μL，注入液相色谱仪，测定，即得。

本品每片含南五味子以五味子酯甲（$C_{30}H_{32}O_9$）和五味子甲素（$C_{24}H_{32}O_6$）计，分别不得少于 0.25 mg。

第八节 多糖类成分分析

一、概述

多糖是由 10 个以上单糖分子通过苷键聚合而成的高分子化合物，一般由几百个甚至几千个单糖分子组成。多糖经酸水解后能生成多个单糖。常见的多糖有淀粉、菊糖、黏液质、果胶、树胶、纤维素和甲壳素等。中药中的多糖常以药材进行命名，如黄芪多糖、人参多糖、柴胡多糖、当归多糖、党参多糖、灵芝多糖、猪苓多糖等。近年的研究发现一些中药中的多糖具有以调节免疫为主的生物活性，如黄芪多糖、红芪多糖、党参多糖、人参多糖等均具有免疫调节作用，人参多糖还具有抗突变作用，红芪多糖还具有保护心脑等靶器官及调节血糖的作用，香菇多糖、灵芝多糖、猪苓多糖具有抗肿瘤作用，茶叶多糖具有抗凝血和降血脂作用，昆布多糖具有抗动脉粥样硬化作用等。

中药中的多糖大部分没有对照品，现阶段的研究多依靠将其通过酸水解后，检测所生成的单糖对其进行鉴别或含量测定。常见的组成多糖的单糖主要有 *D*-葡萄糖、*D*-半乳糖、*L*-阿拉伯糖、*L*-鼠李糖、*D*-半乳糖醛酸和 *D*-葡萄糖醛酸等。

二、供试品溶液的制备

多糖根据分子量大小及结构组成特点，有些是水溶性多糖，有些可形成胶体溶液，有些多糖不溶于水，可根据特点进行供试品溶液的制备。如水溶性多糖及可形成胶体溶液的多糖多可采用热水提取，后经乙醇沉淀的方法进行纯化，再根据所选方法溶于水等溶剂，或进行酸水解处理后再进行检测分析；对于不溶于水的多糖（如纤维素、甲壳素等），可采用酶水解、酸水解的处理方式，将其水解成可溶于水的单糖或小分子低聚糖，再进行检测分析。

三、定性鉴别

（一）化学反应法

多糖在浓酸的作用下可水解成单糖，继而脱水生成具有呋喃环的糠醛及其衍生物，糠醛衍生物可与许多芳胺、酚类及具有活性次甲基的化合物缩合生成有色化合物，称为糠醛形成反应，可用于区别不同类型的糖。常用的是莫利希反应，但需注意，多糖、低聚糖、单糖、苷类与莫利希反应均为阳性。此外，菲林反应和多伦反应可用于还原性糖的鉴别。还可先用菲林反应使游离糖形成砖红色氧化亚铜沉淀滤除，滤液再进行 Molish 反应，以排除单糖对多糖鉴别的干扰。

【例】　莲子中多糖的鉴别[选自《中国药典》(2020 年版)]

取本品粉末 0.5 g，加水 5 mL，浸泡，滤过，滤液置试管中，加 α-萘酚试液数滴，摇匀，沿管壁缓缓滴加硫酸 1 mL，两液接界处出现紫色环。

（二）色谱法

常将多糖进行酸水解，使生成相应的单糖或低聚糖，再进行色谱鉴别。

1. 薄层色谱法　　常用的吸附剂或载体有硅胶、氧化铝、纤维素、硅藻土等。常用极性较大的含水溶剂系统为展开剂，如正丁醇-醋酸-水(4∶1∶5，上层)、正丁醇-乙酸乙酯-水(4∶1∶5，上层)、三氯甲烷-甲醇-水(65∶35∶10，下层)、丙酮-水(96∶4)、正丁醇-乙酸乙酯-异丙醇-醋酸-水-吡啶(7∶20∶12∶7∶6∶6)等。常用的显色剂有苯胺-邻苯二甲酸的正丁醇饱和水溶液、3,5-二羟基甲苯-盐酸试剂、过碘酸加联苯胺试剂、硫酸水或醇溶液、α-萘酚-硫酸试剂、茴香醛-硫酸试剂、间苯二酚-硫酸试剂、苯胺-二苯胺磷酸试剂等。

【例】　灵芝中多糖的薄层色谱鉴别[选自《中国药典》(2020 年版)]

取本品粉末 1 g，加水 50 mL，加热回流 1 h，趁热滤过，滤液置蒸发皿中，用少量水分次洗涤容器，合并洗液并入蒸发皿中，置水浴上蒸干，残渣用水 5 mL 溶解，置 50 mL 离心管中，缓缓加入乙醇 25 mL，不断搅拌，静置 1 h，离心(转速为 4 000 r/min)，取沉淀物，用乙醇 10 mL 洗涤，离心，取沉淀物，烘干，放冷，加 4 mol/L 三氟乙酸溶液 2 mL，置 10 mL 安瓿瓶或顶空瓶中，封口，混匀，在 120℃水解 3 h，放冷，水解液转移至 50 mL 烧瓶中，用 2 mL 水洗涤容器，洗涤液并入烧瓶中，60℃减压蒸干，用 70%乙醇 2 mL 溶解，置离心管中，离心，取上清液作为供试品溶液。另取半乳糖对照品、葡萄糖对照品、甘露糖对照品和木糖对照品适量，精密称定，加 70%乙醇制成每 1 mL 各含 0.1 mg 的混合溶液，作为对照品溶液。照薄层色谱法(通则 0502)试验，吸取上述两种溶液各 3 μL，分别点于同一高效硅胶 G 薄层板上，以正丁醇-丙酮-水(5∶1∶1)为展开剂，展开，取出，晾干，喷以对氨基苯甲酸溶液(取 4-氨基苯甲酸 0.5 g，溶于冰醋酸 9 mL 中，加水 10 mL 和 85%磷酸溶液 0.5 mL，混匀)，在 105℃加热约 10 min，置紫外灯(365 nm)下检视。供试品色谱中，在与对照品色谱相应的位置上，显相同颜色的荧光斑点。其中最强荧光斑点为葡萄糖，甘露糖和半乳糖荧光斑点强度相近，位于葡萄糖斑点上、下两侧，木糖斑点在甘露糖上，荧光斑点强度最弱。

2. 纸色谱法　　糖的纸色谱常用水饱和的有机溶剂为展开剂，如常用的 BAW 系统[正丁醇-乙酸-水(4∶1∶5，上层)]、醋酸乙酯-吡啶-水(2∶1∶2)和水饱和苯酚等。对于难区分的糖，还可采用由硼酸等缓冲液浸过的滤纸，以硼酸等缓冲液饱和的正丁醇-乙酸乙酯(1∶1)溶剂系统下行法展开。分析糖的纸色谱常用的显色剂与硅胶薄层色谱相同，但不宜用含硫酸的显色试剂。喷显色剂后一般需在 105℃加热数分钟显色。

3. 高效液相色谱法　　采用高效液相色谱法鉴别多糖时，同样需要先通过水解等将其分解为小分子单糖或其衍生物后再分析，多选用氨基柱和示差折光检测器，以乙腈-水为流动相。

4. 气相色谱法　　采用气相色谱法(GC)鉴别多糖时，同样需先水解，将水解液中和后，可通过制备成三甲基硅烷化衍生物再检测；也可通过将醛糖用四氢硼钠还原成多元醇，然后制成乙酰化物或三氟乙酰化物来检测。采用 GC 检测时，以相应单糖对照品同样方法制备衍生物作为对照。若采用 GC-MS 检测，不仅可测出多糖的组成，并且可测得单糖之间的摩尔比。

（三）电泳法

糖属于多元醇，分子结构中多存在相邻羟基，易与硼酸络合，形成复盐，增加电导性，因此用纸电泳检识糖时，多用硼酸盐为缓冲液。一些多糖也可根据其特点，选用醋酸盐缓冲液等。染色剂则常用甲苯胺蓝、茴香胺、高碘酸西夫试剂、阿里新蓝、麝香草酚、碱性硝酸银等，其中甲苯

—•笔记栏•—

胺蓝不易使中性糖染色，多用于酸性多糖。中性多糖因带静电荷少，导电性弱，在电场中移动速度慢，常需采用较高电压或延长电泳时间，才能收到较好效果。若为单一多糖，电泳后斑点一般较小，且显色均一；若多糖不均一，则斑点加宽，颜色深浅不匀。

四、含量测定

（一）比色法

对于总多糖的含量测定，现在还是多采用比色法，即在样品中加入适当的试剂显色后在可见光区测定吸光度，计算含量。主要有苯酚-硫酸法、蒽酮-硫酸法、3,5-二硝基水杨酸法（DNS）等。

1．苯酚-硫酸比色法　多糖经浓无机酸（常用硫酸）作用，脱水生成糠醛或糠醛衍生物，糠醛或糠醛衍生物能与酚类化合物（常用苯酚、α-萘酚、地衣酚、间苯二酚等）缩合生成有色物质，其中苯酚-硫酸法最为常用。

苯酚和硫酸的用量以及显色温度、时间等因素均会影响测定结果。可采用所检测的多糖组成中某一主要组分单糖（如葡萄糖等）作为对照品，绘制标准曲线；并根据多糖中各单糖的组成比计算校正系数，加以校正，进行总多糖含量的计算。

【例】　金樱子中多糖的含量测定［选自《中国药典》（2020年版）］

（1）对照品溶液的制备：取经105℃干燥至恒重的无水葡萄糖60 mg，精密称定，置100 mL量瓶中，加水溶解并稀释至刻度，摇匀，即得（每1 mL中含无水葡萄糖0.6 mg）。

（2）标准曲线的制备：精密量取对照品溶液0.5 mL、1.0 mL、1.5 mL、2.0 mL、2.5 mL，分别置50 mL量瓶中，各加水至刻度，摇匀。分别精密量取上述溶液2 mL，置具塞试管中，各精密加4%苯酚溶液1 mL，混匀，迅速精密加入硫酸7 mL，摇匀，置40℃水浴中保温30 min，取出，置冷水浴中放置5 min，取出，以相应试剂为空白，照紫外-可见分光光度法（通则0401），在490 nm的波长处测定吸光度，以吸光度为纵坐标，浓度为横坐标，绘制标准曲线。

（3）测定法：取金樱子肉粗粉约0.5 g，精密称定，置具塞锥形瓶中，精密加水50 mL，称定重量，静置1 h，加热回流1 h，放冷，再称定重量，用水补足减失的重量，摇匀，滤过，精密量取续滤液1 mL，置100 mL量瓶中，加水至刻度，摇匀，精密量取25 mL，置50 mL量瓶中，加水至刻度，摇匀，精密量取2 mL，置具塞试管中，照标准曲线的制备项下的方法，自各精密加4%苯酚溶液1 mL起，依法测定吸光度，从标准曲线上读出供试品溶液中金樱子多糖的重量（μg），计算，即得。

本品金樱子肉按干燥品计算，含金樱子多糖以无水葡萄糖（$C_6H_{12}O_6$）计，不得少于25.0%。

2．蒽酮-硫酸比色法　蒽酮-硫酸法的原理与苯酚-硫酸法类似，即多糖遇浓硫酸脱水生成糖醛或其衍生物，可与蒽酮试剂缩合产生蓝绿色物质，于620 nm处有最大吸收。蒽酮不仅能与单糖也能与双糖、糊精、淀粉等直接起作用，样品也可不必经过水解。需要注意的是，色氨酸含量较高的蛋白质对蒽酮-硫酸显色反应有一定干扰。

【例】　昆布中多糖的含量测定［选自《中国药典》（2020年版）］

（1）对照品溶液的制备：取岩藻糖对照品适量，精密称定，加水制成每1 mL含0.12 mg的溶液，即得。

（2）标准曲线的制备：精密吸取对照品溶液0.2 mL、0.4 mL、0.6 mL、0.8 mL、1.0 mL、1.2 mL，分别置15 mL具塞试管中，各加水至2.0 mL，迅速精密加入0.1%蒽酮硫酸溶液6 mL，立即摇匀，放置15 min，立即置冰浴中冷却15 min，取出，以相应试剂为空白，照紫外-可见分光光度法（通则0401），在580 nm波长处测定吸光度，以吸光度为纵坐标，浓度为横坐标，绘制标准曲线。

（3）测定法：取本品粉末（过三号筛）约1 g，精密称定，置圆底烧瓶中，加水200 mL，静置1 h，加热回流4 h，放冷，转移至250 mL的离心杯中离心（转速为9 000 r/min）30 min。吸取上清液，转移至250 mL量瓶中，沉淀用少量水分次洗涤，移置50 mL离心管中，离心（转速为9 000 r/min）30 min。吸取上清液，置同一量瓶中，加水至刻度，摇匀。精密量取上清液5 mL，置100 mL离心管中，边搅拌边缓慢滴加乙醇75 mL，摇匀，4℃放置12 h，取出，离心（转速为9 000 r/min）30 min，弃去上清液，沉淀加沸水适量溶解，放冷，转移至 20 mL 量瓶中，加水至刻度，摇匀，离心，精密量取上清液 2 mL，置 15 mL 具塞试管中，照标准曲线的制备项下的方法，自"迅速精密加入 0.1%蒽酮硫酸溶液 6 mL"起，依法测定吸光度，从标准曲线上读出供试品溶液中含岩藻糖的重量（mg），计算，即得。

本品按干燥品计算，含昆布多糖以岩藻糖（$C_6H_{12}O_5$）计，不得少于 2.0%。

3. 3,5-二硝基水杨酸（DNS）比色法　在碱性溶液中，3,5-二硝基水杨酸可与还原糖发生氧化还原反应，生成 3-氨基-5-硝基水杨酸，该产物在煮沸条件下显棕红色，在 550 nm 波长处测定吸收度。且在一定范围内其吸光度值与样品中还原糖的含量呈线性关系。DNS 法显色深浅对还原糖的种类没有选择性，只与糖游离出还原基团的数量有关。

（二）滴定法

将多糖水解后可利用滴定法（如碘量法、费林滴定法、高锰酸钾法、高碘酸氧化法等）测定含量。如应用碘量法可先分别检测出样品中以无水葡萄糖计的总糖和单糖的含量，根据，便可计算出多糖含量（多糖量=总糖量-单糖量）。

（三）高效液相色谱法

在高效液相色谱法中，对已知分子量且有对照品的多糖，多采用凝胶色谱柱为固定相。没有对照品的多糖，仍需将其酸水解后再进行高效液相色谱法测定（常用氨基键合硅胶柱、示差折光检测器），在确定组成该多糖的单糖种类和比例基础上，以单糖的量推算多糖的量。但其稳定性差，可在流动相中加入 0.01%TEPA（四乙酸胺）改善分离效果。

【例】　蜂蜜中糖的测定[选自《中国药典》（2020 年版）]

（1）色谱条件与系统适用性试验：以 Prevail Carbohyrate ES 为色谱柱，以乙腈-水（75∶25）为流动相；示差折光检测器检测。理论塔板数按果糖峰计算应不低于 2 000。

（2）标准曲线的制备：分别精密称取果糖对照品 1.0 g，葡萄糖对照品 0.8 g，置同一具塞锥形瓶中，精密加入 40%乙腈 20 mL，溶解，摇匀，作为果糖、葡萄糖对照品储备液。另精密称取蔗糖对照品 0.2 g，麦芽糖对照品 0.2 g，置同一具塞锥形瓶中，精密加入 40%乙腈 10 mL，溶解，摇匀，作为蔗糖、麦芽糖对照品储备液。分别精密量取果糖、葡萄糖对照品储备液和蔗糖、麦芽糖对照品储备液，加 40%乙腈配成不同浓度的果糖、葡萄糖、蔗糖、麦芽糖混合对照品溶液。每一浓度溶液配制中，储备液的用量和稀释体积见下表。

精密吸取混合对照品溶液各 15 μL，注入液相色谱仪，分别测定。以对照品浓度为横坐标，以峰面积值为纵坐标，绘制标准曲线，计算回归方程。

（3）供试品溶液的制备：取本品约 1 g，精密称定，置具塞锥形瓶中，精密加入 40%乙腈 20 mL，溶解，摇匀，滤过，取续滤液，即得。

（4）测定法：精密量取供试品溶液 15 μL，注入液相色谱仪，测定，按标准曲线法计算含量。

本品含蔗糖和麦芽糖分别不得过 5.0%；含果糖（$C_6H_{12}O_6$）和葡萄糖（$C_6H_{12}O_6$）的总量不得少于 60.0%，果糖与葡萄糖含量比值不得小于 1.0。

序号	果糖、葡萄糖对照品储备液体积（mL）	蔗糖、麦芽糖对照品储备液体积（mL）	稀释体积（mL）	混合对照品溶液浓度（mg/mL）			
				果糖	葡萄糖	蔗糖	麦芽糖
1	1.0	0.125	5	10	8	0.5	0.5
2	3.0	0.5	10	15	12	1.0	1.0
3	2.0	0.5	5	20	16	2.0	2.0
4	5.0	2.0	10	25	20	4.0	4.0
5	3.0	1.5	5	30	24	6.0	6.0

（四）气相色谱法

同前所述，用气相色谱法分析多糖时，需先水解，水解液中和后，通过制备成三甲基硅烷化衍生物、乙酰化物或三氟乙酰化物等来检测。可测出多糖的单糖组成及单糖间的摩尔比，以此推算多糖的量。

五、应用实例

枸杞子中多糖成分分析［选自《中国药典》（2020年版）］

本品为茄科植物宁夏枸杞 Lycium barbarum L. 的干燥成熟果实。夏、秋二季果实呈红色时采收，热风烘干，除去果梗，或晾至皮皱后，晒干，除去果梗。

【鉴别】 取本品 0.5 g，加水 35 mL，加热煮沸 15 min，放冷，滤过，滤液用乙酸乙酯 15 mL 振摇提取，分取乙酸乙酯液，浓缩至 1 mL，作为供试品溶液。另取枸杞子对照药材 0.5 g，同法制成对照药材溶液。照薄层色谱法（通则 0502）试验，吸取上述两种溶液各 5 μL，分别点于同一硅胶 G 薄层板上，以乙酸乙酯-三氯甲烷-甲酸（3：2：1）为展开剂，展开，取出，晾干，置紫外灯（365 nm）下检视。供试品色谱中，在与对照药材色谱相应的位置上，显相同颜色的荧光斑点。

【含量测定】 苯酚-硫酸法测定枸杞多糖的含量。

（1）对照品溶液的制备：取无水葡萄糖对照品 25 mg，精密称定，置 250 mL 量瓶中，加水适量溶解，稀释至刻度，摇匀，即得（每 1 mL 中含无水葡萄糖 0.1 mg）。

（2）标准曲线的制备：精密量取对照品溶液 0.2 mL、0.4 mL、0.6 mL、0.8 mL、1.0 mL，分别置具塞试管中，分别加水补至 2.0 mL，各精密加入 5%苯酚溶液 1 mL，摇匀，迅速精密加入硫酸 5 mL，摇匀，放置 10 min，置 40℃ 水浴中保温 15 min，取出，迅速冷却至室温，以相应的试剂为空白，照紫外-可见分光光度法（通则 0401），在 490 nm 的波长处测定吸光度，以吸光度为纵坐标，浓度为横坐标，绘制标准曲线。

（3）测定法：取本品粗粉约 0.5 g，精密称定，加乙醚 100 mL，加热回流 1 h，静置，放冷，小心弃去乙醚液，残渣置水浴上挥尽乙醚。加入 80%乙醇 100 mL，加热回流 1 h，趁热滤过，滤渣与滤器用热 80%乙醇 30 mL 分次洗涤，滤渣连同滤纸置烧瓶中，加水 150 mL，加热回流 2 h。趁热滤过，用少量热水洗涤滤器，合并滤液与洗液，放冷，移至 250 mL 量瓶中，用水稀释至刻度，摇匀，精密量取 1 mL，置具塞试管中，加水 1.0 mL，照标准曲线的制备项下的方法，自“各精密加入 5%苯酚溶液 1 mL”起，依法测定吸光度，从标准曲线上读出供试品溶液中含葡萄糖的重量（mg），计算，即得。

本品按干燥品计算，含枸杞多糖以葡萄糖（$C_6H_{12}O_6$）计，不得少于 1.8%。

第九节　动物药、矿物药分析

一、动物药分析

（一）概述

我国应用动物药历史悠久，如牛黄、麝香、蟾酥等均有独特确切的疗效。动物药按药用部位划分包括全体类、组织类、角骨类、贝壳类、生理或病理产物类和加工制成品类等。按所含活性成分可分为以下几类：蛋白质（酶）、多肽及氨基酸类（如蚯蚓的溶栓酶）、蜂毒中的蜂毒素、鹿茸中的多肽；生物碱类（如蛤蚧及全蝎中的肉毒碱）、河豚中的河豚毒素、地龙中的次黄嘌呤；多糖类（如肝素、甲壳动物和昆虫体壁外的甲壳素、鲨鱼及深海软骨鱼骨骼所含的杂多糖）；甾体类化合物（如紫河车中的黄体酮、动物胆汁中的熊去氧胆酸、鹅去氧胆酸以及一些动物分泌的蜕皮甾酮、蟾毒甾体等）；酚、酮、酸类成分（如蜂蜜中的王浆酸、麝香中的麝香酮、地龙中的花生四烯酸、胆汁酸);萜类成分(如螃蟹甲中的一种环烯醚萜类成分糙苏素、斑蝥中的斑蝥素等)。

(二)定性鉴别

以化学反应法和薄层色谱法为主,其中以薄层色谱法最为常用。

【例】 龟甲的薄层色谱鉴别[选自《中国药典》(2020年版)]

取本品粉末1 g,加甲醇10 mL,超声处理30 min,滤过,滤液蒸干,残渣加甲醇1 mL使溶解,作为供试品溶液。另取龟甲对照药材1 g,同法制成对照药材溶液。再取胆固醇对照品,加甲醇制成每1 mL含1 mg的溶液,作为对照品溶液。照薄层色谱法(通则0502)试验,吸取供试品溶液和对照药材溶液各10~20 μL、对照品溶液5~10 μL,分别点于同一硅胶G薄层板上,以甲苯-乙酸乙酯-甲醇-甲酸(15∶2∶1∶0.6)为展开剂,展开16 cm,取出,晾干,喷以硫酸无水乙醇溶液(1→10),在105℃加热至斑点显色清晰。供试品色谱中,在与对照药材色谱和对照品色谱相应的位置上,显相同颜色的斑点。

(三)含量测定

根据所检测动物药类型及其所含成分类型不同可采用化学分析法、高效液相色谱法、薄层色谱扫描法、气相色谱法等,其中以高效液相色谱法最为常用。

1. 化学分析法　适用于某类总成分的测定,可采用重量法或滴定法,如应用配位滴定法测定石决明中碳酸钙的含量。

【例】 石决明中碳酸钙的含量测定[选自《中国药典》(2020年版)]

取本品细粉约0.15 g,精密称定,置锥形瓶中,加稀盐酸10 mL,加热使溶解,加水20 mL与甲基红指示液1滴,滴加10%氢氧化钾溶液至溶液显黄色,继续多加10 mL,加钙黄绿素指示剂少量,用乙二胺四醋酸二钠滴定液(0.05 mol/L)滴定至溶液黄绿色荧光消失而显橙色。每1 mL乙二胺四醋酸二钠滴定液(0.05 mol/L)相当于5.004 mg的碳酸钙($CaCO_3$)。

本品含碳酸钙($CaCO_3$)不得少于93.0%。

2. 分光光度法　可直接用紫外光谱法测定吸收度,计算含量。还可利用分子结构中取代基的特征反应使其生成有色物质,再采用分光光度法测定。

【例】 人工牛黄中胆酸的含量测定[选自《中国药典》(2020年版)]

(1)对照品溶液的制备:取胆酸对照品12.5 mg,精密称定,置25 mL量瓶中,加60%冰醋酸溶液使溶解,并稀释至刻度,摇匀,即得(每1 mL中含胆酸0.5 mg)。

(2)标准曲线的制备:精密量取对照品溶液0.2 mL、0.4 mL、0.6 mL、0.8 mL、1 mL,分别置具塞试管中,各管加入60%冰醋酸溶液稀释成1.0 mL,再分别加新制的糠醛溶液(1→100)1.0 mL,摇匀,在冰浴中放置5 min,精密加入硫酸溶液(取硫酸50 mL与水65 mL混合)13 mL,混匀,在70℃水浴中加热10 min,迅速移至冰浴中,放置2 min,以相应的试剂为空白,照紫外-可见分光光度法(通则0401),在605 nm波长处测定吸光度,以吸光度为纵坐标,浓度为横坐标,绘制标准曲线。

(3)测定法:取本品约0.1 g,精密称定,置50 mL量瓶中,加60%冰醋酸溶液适量,超声处理5 min,用60%冰醋酸溶液稀释至刻度,摇匀,滤过,弃去初滤液,精密量取续滤液各1 mL,分别置甲、乙两个具塞试管中,于甲管中加新制的糠醛溶液1 mL,乙管中加水1 mL作空白,照标准曲线制备项下的方法,自“在冰浴中放置5 min”起,依法测定吸光度,从标准曲线上读出供试品溶液中含胆酸的重量,计算,即得。

本品按干燥品计算,含胆酸($C_{24}H_{40}O_5$)不得少于13.0%。

3. 高效液相色谱法　对于动物药及其制剂的含量测定,高效液相色谱法的应用最为广泛。如斑蝥中斑蝥素的测定、蟾蜍中脂蟾毒配基和华蟾酥毒基的测定、蜂胶中白杨素和高良姜素的测定,麝香保心丸、熊胆救心丸、牙痛一粒丸、六应丸中脂蟾毒配基、华蟾酥毒基的测定,梅花点舌丸中华蟾毒毒基的测定,熊胆胶囊和复方熊胆滴眼液中牛黄熊去氧胆酸的测定,安宫牛黄丸中胆红素的测定,清开灵注射液及其软胶囊等中胆酸的测定,冬虫夏草和金水宝胶囊中腺

—•笔记栏•—

苷的测定等。

【例】 牛黄蛇胆川贝液中胆酸的含量测定[选自《中国药典》(2020 年版)]

处方：人工牛黄 1.6 g，川贝母 48.4 g，蛇胆汁 8.1 g，薄荷脑 0.04 g。

(1) 色谱条件与系统适用性试验：以十八烷基硅烷键合硅胶为填充剂；甲醇-0.2%醋酸溶液(75∶25)为流动相；用蒸发光散射检测器检测。理论塔板数按胆酸峰计算应不低于 3 000。

(2) 对照品溶液的制备：取胆酸对照品适量，精密称定，加甲醇制成每 1 mL 含 80 μg 的溶液，即得。

(3) 供试品溶液的制备：精密量取本品 10 mL，加稀盐酸 1 mL，用三氯甲烷振摇提取 5 次，每次 15 mL，合并三氯甲烷液，蒸干，残渣加甲醇使溶解并转移至 10 mL 量瓶中，加甲醇至刻度，摇匀，滤过，取续滤液，既得。

(4) 测定法：分别精密吸取对照品溶液 5 μL、20 μL，供试品溶液 10 μL，注入液相色谱仪，测定，以外标两点法对数方程计算，即得。

本品每 1 mL 含人工牛黄和蛇胆汁以胆酸($C_{24}H_{40}O_5$)计，不得少于 45 μg。

4. 薄层色谱扫描法 薄层色谱扫描法已逐渐被高效液相色谱法等所取代，但是仍有部分使用，特别是胆酸等结构中没有共轭结构，无紫外吸收，无法用紫外检测器或荧光检测器测定含量，更适宜于用此法。如灵宝护心丹中牛黄胆酸的含量测定。

【例】 灵宝护心丹中胆酸的含量测定[选自《中国药典》(2020 年版)]

处方：人工麝香 4 g，蟾酥 42 g，人工牛黄 150 g，冰片 48 g，红参 240 g，三七 240 g，琥珀 120 g，丹参 400 g，苏合香 100 mL。

取本品适量，研细，取约 0.5 g，精密称定，置具塞锥形瓶中，加石油醚(60～90℃)4 mL，浸泡 1 h，滤过，滤渣及滤纸挥去溶剂，放回锥形瓶中，精密加入冰醋酸无水乙醇溶液(1→10)15 mL，摇匀，密塞，称定重量，浸泡 12 h，再称定重量，用冰醋酸无水乙醇溶液(1→10)补足减失的重量，摇匀，滤过，取续滤液作为供试品溶液。另取胆酸对照品适量，精密称定，加冰醋酸无水乙醇溶液(1→10)制成每 1 mL 含 1 mg 的溶液，作为对照品溶液。照薄层色谱法(通则 0502)试验，精密吸取供试品溶液 10 μL、对照品溶液 2 μL 与 4 μL，分别交叉点于同一硅胶 G 薄层板上，以正己烷-乙酸乙酯-甲酸-醋酸(6∶32∶1∶1)为展开剂，展开，取出，晾干，喷以 10%磷钼酸无水乙醇溶液，在 105℃加热至斑点显色清晰，放冷，在薄层板上覆盖同样大小的玻璃板，周围用胶布固定，照薄层色谱法(通则 0502 薄层色谱扫描法)进行扫描，波长：λ_s = 620 nm，测量供试品吸光度积分值与对照品吸光度积分值，计算，即得。

本品每 1 g 含人工牛黄以胆酸($C_{24}H_{40}O_5$)计，不得少于 2.5 mg。

5. 气相色谱法 可用于熊胆、麝香、蟾酥等及其制剂的含量测定，多用氢火焰离子化检测器检测。

【例】 麝香风湿胶囊中麝香酮的含量测定[选自《中国药典》(2020 年版)]

处方：制川乌 15 g，全蝎 10 g，地龙(酒洗)25 g，黑豆(炒)25 g，蜂房(酒洗)30 g，人工麝香 0.5 g，乌梢蛇(去头酒浸)200 g。

色谱条件与系统适用性试验：以 100%二甲基聚硅氧烷为固定相的毛细管柱(柱长为 10 m，柱内径为 0.32 mm，膜厚度为 0.25 μm)；柱温为 180℃。理论塔板数按麝香酮峰计算应不低于 2 000。

(1) 对照品溶液的制备：取麝香酮对照品适量，精密称定，加无水乙醇制成每 1 mL 含 15 μg 的溶液，即得。

(2) 供试品溶液的制备：取本品 40 粒，精密称定内容物的重量，研匀，取约 5 g，精密称定，精密加入无水乙醇 25 mL，密塞，振摇，放置 24 h，充分振摇，滤过，取续滤液，即得。

(3) 测定法：分别精密吸取对照品溶液与供试品溶液各 1 μL，注入气相色谱仪，测定，即得。

本品每粒含人工麝香以麝香酮($C_{15}H_{30}O$)计，不得少于 13.5 μg。

（四）应用实例

1. 牛黄消炎片中人工牛黄与蟾酥的分析

【处方】 人工牛黄4.8 g，珍珠母9.6 g，蟾酥2.9 g，青黛3.8 g，天花粉9.6 g，大黄9.6 g，雄黄9.6 g。

【制法】 以上七味，雄黄水飞成极细粉，珍珠母粉碎成极细粉；大黄、天花粉粉碎成细粉；青黛和人工牛黄分别研细；蟾酥加白酒研成糊状，与上述粉末及辅料适量混匀，制粒，干燥，压制成1 000片，包糖衣或薄膜衣，即得。

【性状】 本品为糖衣片或薄膜衣片，除去包衣后显黄棕色；味苦，有麻辣感。

【鉴别】 取胆酸对照品，加乙醇制成每1 mL含0.5 mg的溶液，作为对照品溶液。照薄层色谱法（通则0502）试验，吸取对照品溶液及【鉴别】(2)项下的供试品溶液各5 μL，分别点于同一硅胶G薄层板上，以异辛烷-乙酸乙酯-冰醋酸（15∶7∶5）为展开剂，展开，取出，晾干，喷以10%硫酸乙醇溶液，在105℃加热至斑点显色清晰，置紫外灯（365 nm）下检视。供试品色谱中，在与对照品色谱相应的位置上，显相同颜色的荧光斑点。

【含量测定】

（1）蟾酥照高效液相色谱法（通则0512）测定。

1）色谱条件与系统适用性试验：以十八烷基硅烷键合硅胶为填充剂；以乙腈-0.5%磷酸二氢钾溶液（用磷酸调节pH至3.2）（50∶50）为流动相；柱温：40℃；检测波长：296 nm。理论塔板数按华蟾酥毒基峰计算应不低于4 000。

2）对照品溶液的制备：取华蟾酥毒基对照品、脂蟾毒配基对照品适量，精密称定，加甲醇制成每1 mL各含50 μg的溶液，即得。

3）供试品溶液的制备：取本品25片，除去包衣，精密称定，研细，取10片量，精密称定，置具塞锥形瓶中，精密加入甲醇25 mL，密塞，称定重量，摇匀，放置过夜，超声处理（功率250 W，频率50 kHz）20 min，放冷，再称定重量，用甲醇补足减失的重量，摇匀，滤过，取续滤液，即得。

4）测定法：分别精密吸取对照品溶液与供试品溶液各10 μL，注入液相色谱仪，测定，即得。

本品每片含蟾酥以华蟾酥毒基（$C_{26}H_{34}O_6$）和脂蟾毒配基（$C_{24}H_{32}O_4$）的总量计，不得少于0.10 mg。

（2）人工牛黄照高效液相色谱法（通则0512）测定。

1）色谱条件与系统适用性试验：以十八烷基硅烷键合硅胶为填充剂；以甲醇-0.1%醋酸溶液（75∶25）为流动相；用蒸发光散射检测器检测。理论塔板数按胆酸峰计算应不低于5 000。

2）对照品溶液的制备：取胆酸对照品适量，精密称定，加甲醇制成每1 mL含0.4 mg的溶液，即得。

3）供试品溶液的制备：精密量取蟾酥【含量测定】项下的供试品溶液10 mL，蒸干，残渣加甲醇适量使溶解，转移至5 mL量瓶中，加甲醇至刻度，摇匀，滤过，取续滤液，即得。

4）测定法：分别精密吸取对照品溶液10 μL、15 μL，供试品溶液20 μL，注入液相色谱仪，测定，以外标两点法对数方程计算，即得。

本品每片含人工牛黄以胆酸（$C_{24}H_{40}O_5$）计，不得少于0.20 mg。

2. 蟾酥的鉴别与含量测定[选自《中国药典》（2020年版）]

本品为蟾蜍科动物中华大蟾蜍 Bufo bufo gargarizans Cantor 或黑眶蟾蜍 Bufo melanostictus Schneider 的干燥分泌物。多于夏、秋二季捕捉蟾蜍，洗净，挤取耳后腺和皮肤腺的白色浆液，加工，干燥。

【鉴别】

（1）取蟾酥粉末0.1 g，加甲醇5 mL，浸泡1 h，滤过，滤液加对二甲氨基苯甲醛固体少量，滴加硫酸数滴，即显蓝紫色（蟾毒色胺类化合物反应）。取蟾酥粉末0.1 g，加三氯甲烷5 mL，滤过，滤液蒸干，残渣加醋酐少量使溶解，滴加硫酸，初显蓝紫色，渐变为蓝绿色（蟾毒和蟾毒配基反应）。

—•笔记栏•—

(2) 取【含量测定】项下供试品溶液 10 mL,水浴蒸干,用甲醇 2 mL 溶解,作为供试品溶液。另取蟾酥对照药材 0.2 g,加甲醇 10 mL,加热回流 30 min,滤过,滤液作为对照药材溶液。照薄层色谱法(通则 0502)试验,吸取上述两种溶液各 10 μL,分别点于同一硅胶 G 薄层板上,以环己烷-三氯甲烷-丙酮(4:3:3)为展开剂,展开,取出,晾干,喷以 10%硫酸乙醇溶液,加热至斑点显色清晰,分别置日光和紫外灯(365 nm)下检视。供试品色谱中,在与对照药材色谱相应的位置上,显相同颜色的斑点或荧光斑点。

【特征图谱】 照高效液相色谱法(通则 0512)测定。

(1) 色谱条件与系统适用性试验:同【含量测定】项。

(2) 参照物溶液的制备:取蟾酥对照药材 25 mg,按【含量测定】项下供试品溶液制备方法制成对照药材参照物溶液;另取【含量测定】项下的对照品溶液,作为对照品参照物溶液。

(3) 供试品溶液的制备:取【含量测定】项下的供试品溶液,即得。

(4) 测定法:分别精密吸取参照物溶液与供试品溶液各 5 μL,注入液相色谱仪,测定,即得。

(5) 供试品特征:图谱中应呈现 5 个特征峰,并应与对照药材参照物色谱峰中的 5 个特征峰相对应,其中峰 4 应与华蟾酥毒基参照物峰的保留时间相一致。

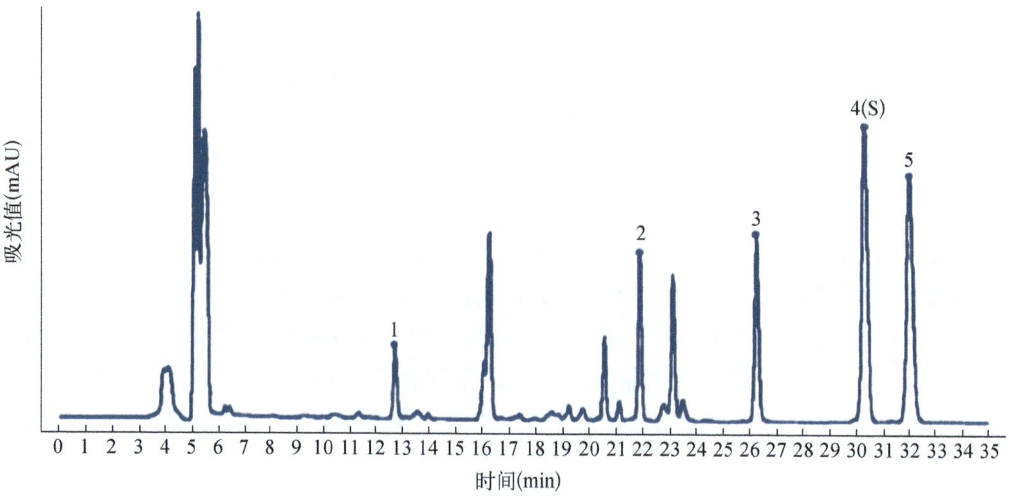

对照特征图谱

峰 1:日蟾毒它灵;峰 2:蟾毒它灵;峰 3:蟾毒灵;峰 4(S):华蟾酥毒基;峰 5:脂蟾毒配基

【含量测定】 照高效液相色谱法(通则 0512)测定。

(1) 色谱条件与系统适用性试验:以十八烷基硅烷键合硅胶为填充剂。以乙腈为流动相 A,以 0.3%乙酸溶液为流动相 B。按下表中的规定进行梯度洗脱。柱温:30℃。流速:0.6 mL/min。检测波长:296 nm。理论塔板数按华蟾酥毒基峰计算应不低于 10 000。

时间(min)	流动相 A(%)	流动相 B(%)
0~15	28→54	72→46
15~35	54	46

(2) 对照品溶液的制备:取华蟾酥毒基对照品适量,精密称定,加甲醇制成每 1 mL 含 100 μg 的溶液,即得。

(3) 供试品溶液的制备:取本品细粉约 25 mg,精密称定,置具塞锥形瓶中,精密加入甲醇 20 mL,称定重量,加热回流 1 h,放冷,再称定重量,用甲醇补足减失的重量,摇匀,滤过,取续滤液,即得。

(4) 测定法:分别精密吸取上述对照品溶液 10 μL 与供试品溶液 10~20 μL,注入液相色谱仪，测定，以华蟾酥毒基对照品为参照，以其相应的峰为 S 峰，计算蟾毒灵和脂蟾毒配基的相对保留时间，其相对保留时间应在规定值的±5%范围之内。相对保留时间及校正因子见下表：

待测成分（峰）	相对保留时间（min）	校正因子
蟾毒灵	0.873	0.923
华蟾酥毒基	1.00	1.00
脂蟾毒配基	1.05	1.04

以华蟾酥毒基对照品为对照，分别乘以校正因子，计算华蟾酥毒基、蟾毒灵和脂蟾毒配基的含量。

本品按干燥品计算，含蟾毒灵（$C_{24}H_{34}O_4$）、华蟾酥毒基（$C_{26}H_{34}O_6$）和脂蟾毒配基（$C_{24}H_{32}O_4$）的总量不得少于 7.0%。

二、矿物药分析

（一）概述

无机元素广泛存在于多种中药中。矿物药主要含有无机成分，涉及无机元素主要包括砷（如雄黄等）、汞（如朱砂、轻粉、红粉等）、铁（如赭石、磁石、禹余粮等）、钙（如石膏、钟乳石、花蕊石、紫石英等）、硅（如滑石、青礞石等）、硫（如芒硝、玄明粉、硫黄等）、氯（如大青盐等），以及铅、铜等其他一些元素。

矿物药在进行定性定量分析之前，通常需预先将样品进行适当的分解处理，以便使待测无机元素在提取时充分释放转入溶液中，然后才可进行测定。常用的分解方法可分为溶解法（湿法）和溶融法（干法）。溶解法是将试样溶解在水、酸或其他溶剂中进行处理，常采用水、稀酸、浓酸、混合酸的顺序。溶解法不能将试样完全分解时，可采用熔融法。熔融法是将试样与固体试剂混合，在高温下加热至全熔或半熔，使欲测组分转变为可溶于水或酸中的化合物。溶剂可分为碱性溶剂（如碳酸钠、氢氧化钠）和酸性溶剂（如硫酸氢钾、焦硫酸钾）、氧化性溶剂（如过氧化钠、碳酸钠加硝酸钾）和还原性溶剂（如碳酸钠加硫）等。可根据不同矿物药的性质选用合适的分解方法。

（二）定性鉴别

矿物药的鉴别多用化学反应法（离子反应、火焰反应、沉淀反应和气体反应等）和热分析法。

1. 化学反应法　可根据中药所含的无机元素，参考《中国药典》四部通则中“一般鉴别试验”，采用化学反应进行鉴别。这些鉴别试验涉及亚锡盐、汞盐、钙盐、钠盐、钡盐、铋盐、钾盐、铁盐、铵盐、银盐、铜盐、锌盐、锑盐、铝盐、镁盐、锂盐、硫酸盐、亚硫酸盐、亚硫酸氢盐、硝酸盐、硼酸盐、碳酸盐、碳酸氢盐、醋酸盐、磷酸盐、氯化物、溴化物、碘化物等。如鉴别胆矾时利用其硫酸盐加氯化钡生成白色沉淀的性质；鉴别明矾时利用其钾盐的焰色反应显紫色的特点；鉴别硫黄时利用其燃烧易熔融，火焰为蓝色，并有二氧化硫刺激性气味的特点。

【例】　雄黄、石膏、磁石的化学鉴别［选自《中国药典》(2020 年版)］

（1）雄黄的鉴别：① 取本品粉末 10 mg，加水润湿后，加氯酸钾饱和的硝酸溶液 2 mL，溶解后，加氯化钡试液，生成大量白色沉淀。放置后，倾出上层酸液，再加水 2 mL，振摇，沉淀不溶解。② 取本品粉末 0.2 g，置坩埚内，加热熔融，产生白色或黄白色火焰，伴有白色浓烟。取玻片覆盖后，有白色冷凝物，刮取少量，置试管内加水煮沸使溶解，必要时滤过，溶液加硫化氢试液数滴，即显黄色，加稀盐酸后生成黄色絮状沉淀，再加碳酸铵试液，沉淀复溶解。

（2）石膏的鉴别：取石膏粉末 0.2 g，加稀盐酸 10 mL，加热使溶解，溶液显钙盐与硫酸盐的鉴别反应。

（3）磁石的鉴别：取磁石粉末 0.1 g，加盐酸 2 mL，振摇，静置，上清液显铁盐的鉴别反应。

—•笔记栏•—

2. 热分析法　热分析法是在程序控制温度下，精确记录物质的理化性质随温度变化的关系，研究其在受热过程中所发生的晶形转变、熔融、蒸发、脱水等物理变化，以及热分解、氧化、还原等化学变化，以及伴随发生的温度、能量或质量改变的仪器分析方法。用以对该物质进行物理常数、熔点和沸点的确定以及作为鉴别和纯度检查的方法。根据矿物药性质和检测目的不同，常用的热分析法有热重法、差热分析法、差示扫描量热法等。

（三）含量测定

在矿物药的含量测定分析中，对于含量较高的物质，通常可选择经典的化学分析法（如滴定法和重量法），对含量较低的物质可选择分光光度法、原子吸收光谱法和电感耦合等离子质谱法等。另外，热分析法也可用于矿物药的定量分析。

1. 化学分析法　将矿物药样品分解后制备成溶液，可根据待测物质特点选择配位滴定、酸碱滴定和氧化还原滴定进行测定，可采用分离法或掩蔽法消除干扰。或将样品分解液通过适当处理后得到沉淀，取沉淀干燥至恒重，精密称定，再根据其重量换算为样品含量。《中国药典》（2020年版）中雄黄、轻粉、红粉、石膏、钟乳石、花蕊石、紫石英等均是采用各种滴定法进行含量测定。

【例1】　冰硼散中硫化汞的含量测定［选自《中国药典》（2020年版）］

处方：冰片 50 g，硼砂（煅）500 g，朱砂 60 g，玄明粉 500 g。

取本品约 3 g，精密称定，置锥形瓶中，加硫酸 10 mL 与硝酸钾 1.5 g，加热使朱砂溶解，放冷，加水 50 mL，并加 1%高锰酸钾溶液至显粉红色，再滴加 2%硫酸亚铁溶液至红色消失后，加硫酸铁铵指示液 2 mL，用硫氰酸铵滴定液（0.1 mol/L）滴定。每 1 mL 硫氰酸铵滴定液（0.1 mol/L）相当于 11.63 mg 的硫化汞（HgS）。

本品每 1 g 含朱砂以硫化汞（HgS）计，应为 40~60 mg。

【例2】　麝香痔疮栓中炉甘石（氧化锌）的含量测定［选自《中国药典》（2020年版）］

处方：人工麝香 0.6 g，珍珠 0.6 g，冰片 67.5 g，炉甘石粉 135 g，三七 15 g，五倍子 75 g，人工牛黄 6.3 g，颠茄流浸膏 30 mL。

取重量差异项下的本品，切碎，混匀，取约 0.4 g，精密称定，置坩埚中，电炉上小火灼烧至无黑烟，移至 800℃马弗炉中炽灼 2.5 h，放冷，用盐酸溶液（5→100）冲洗 3 次，每次 15 mL，洗液并入锥形瓶中，分别加入浓氨试液 10 mL、水 25 mL、氨-氯化铵缓冲液（pH10.0）10 mL，摇匀，再加 30%三乙醇胺 15 mL 与铬黑 T 指示剂少量，用乙二胺四醋酸二钠滴定液（0.05 mol/L）滴至溶液由紫红色变为纯蓝色，即得。每 1 mL 乙二胺四醋酸二钠滴定液（0.05 mol/L）相当于 4.069 mg 氧化锌（ZnO）。

本品每粒含炉甘石粉以氧化锌（ZnO）计，不得少于 73.0 mg。

2. 分光光度法　利用一些无机金属元素可与某些化合物形成有色络合物的性质，采用分光光度法进行测定。如砷盐的检查，可利用砷化氢与 Ag－DDC 三乙胺的三氯甲烷溶液作用，产生新生态银，在 510 nm 处有吸收，以测定砷的含量。此外，可利用高价汞与双硫腙作用生成橙色络合物测定矿物药中汞的含量；利用镉与双硫腙作用生成玫瑰红络合物测定矿物药中镉的含量；利用三价铬与二苯基止巴腙作用形成紫色络合物的性质测定矿物药中铬的含量等。

3. 原子吸收光谱法　近年来，原子吸收光谱法已被广泛应用于矿物药及其制剂中各种微量元素的分析。该法能测定几乎全部金属元素，灵敏度高，选择性好，抗干扰能力强，适用范围广。如《中国药典》收录的龙牡壮骨颗粒中钙的含量测定。

4. 电感耦合等离子光谱法　电感耦合等离子光谱法具有多谱线同时检测、检测速度快、动态线性范围宽、灵敏度高等优点，可应用于矿物药及其制剂中各种微量元素的分析。测定时样品由载气带入雾化后，以气溶胶形式进入等离子体的轴向通道，在高温和惰性气体中被充分蒸发、原子化、电离和激发。电感耦合等离子光谱法根据测定原理不同分为电感耦合发射光谱法和电感耦合质谱法。两种方法不同之处在于电感耦合发射光谱法发射出所含元素的特征谱线，经分光系统进入光谱检测器，依据元素特征谱线上的响应值与其浓度成正比的性质进行定量分析；而电感耦合质谱法则是样品气溶胶被蒸发、原子化、电离和激发后，转化成带正电荷的离子进入质谱仪采集系统，根据离子的质荷定量分析。

【例】 雄黄中三价砷和五价砷的检查[选自《中国药典》(2020年版)]

照汞、砷元素形态及价态测定法(通则2322)中砷形态及其价态测定法测定。

(1) 对照品贮备溶液的制备：分别精密量取亚砷酸根溶液标准物质、砷酸根溶液标准物质适量，加水制成每1 mL各含2 μg(均以砷计)的混合溶液，即得。

(2) 标准曲线溶液的制备：精密吸取对照品贮备溶液适量，加0.02 mol/L乙二胺四醋酸二钠溶液分别制成每1 mL含两种价态砷各5 ng、20 ng、50 ng、100 ng、200 ng、500 ng、1 000 ng(均以砷计)的系列溶液，即得。

(3) 供试品溶液的制备：取本品粉末(过五号筛)约30 mg，精密称定，置250 mL塑料量瓶中，加人工肠液约200 mL，摇匀，置37℃水浴中超声处理(功率300 W，频率45 kHz)2 h(每隔15 min充分摇匀一次)，放冷，用人工肠液稀释至刻度，摇匀，取适量置50 mL塑料离心管中，静置20~24 h，用洗耳球轻轻吹去上层表面溶液，吸取中层溶液约15 mL(吸取时应避免带入颗粒)，用微孔滤膜(10 μm)滤过，精密量取续滤液5 mL，置50 mL塑料量瓶中，加0.02 mol/L乙二胺四醋酸二钠溶液稀释至刻度，摇匀，即得。同法制备试剂空白溶液。

(4) 测定法：分别精密吸取标准曲线溶液与供试品溶液各20 μL，注入液相色谱-电感耦合等离子体质谱联用仪，测定。以标准曲线溶液测得不同价态砷的峰面积为纵坐标，相应浓度为横坐标，绘制标准曲线，计算供试品中价态砷含量，即得。

本品含三价砷和五价砷的总量以砷(As)计，不得过7.0%。

(四) 应用实例

朱砂的鉴别、检查与含量测定

本品为硫化物类矿物辰砂族辰砂，主含硫化汞(HgS)。采挖后，选取纯净者，用磁铁吸净含铁的杂质，再用水淘去杂石和泥沙。

【性状】 本品为粒状或块状集合体，呈颗粒状或块片状。鲜红色或暗红色，条痕红色至褐红色，具光泽。体重，质脆，片状者易破碎，粉末状者有闪烁的光泽。气微，味淡。

【鉴别】

(1) 取本品粉末，用盐酸湿润后，在光洁的铜片上摩擦，铜片表面显银白色光泽，加热烘烤后，银白色即消失。

(2) 取本品粉末2 g，加盐酸-硝酸(3∶1)的混合溶液2 mL使溶解，蒸干，加水2 mL使溶解，滤过，滤液显汞盐(通则0301)与硫酸盐(通则0301)的鉴别反应。

【检查】

(1) 铁取本品1 g，加稀盐酸20 mL，加热煮沸10 min，放冷，滤过，滤液置250 mL量瓶中，加氢氧化钠试液中和后，加水至刻度。取10 mL，照铁盐检查法(通则0807)检查，如显颜色，与标准铁溶液4 mL制成的对照液比较，不得更深(0.1%)。

(2) 二价汞照汞、砷元素形态及价态测定法(通则2322)中汞元素形态及其价态测定法测定。

1) 对照品贮备溶液的制备：精密吸取汞元素标准溶液(1 mg/mL，介质类型为硝酸)适量，加水制成每1 mL含汞100 ng的溶液，即得。

2) 标准曲线溶液的制备：精密吸取对照品贮备溶液适量，加8%甲醇分别制成每1 mL含汞0.5 ng、1 ng、5 ng、10 ng、20 ng、50 ng的系列溶液，即得。

3) 供试品溶液的制备：取本品粉末(过五号筛)约30 mg，精密称定，置250 mL塑料量瓶中，一式2份，一份加人工胃液约200 mL，另一份加人工肠液约200 mL，摇匀，置37℃水浴中超声处理(功率300 W，频率45 kHz)2 h(每隔15 min充分摇匀一次)，放冷，分别用相应溶液稀释至刻度，摇匀，取适量至50 mL塑料离心管中，静置20~24 h，用洗耳球轻轻吹去上层表面溶液，吸取中层溶液约15 mL(吸取时应避免带入颗粒)，用微孔滤膜(10 μm)滤过，精密量取续滤液2 mL，

—•笔记栏•—

置 10 mL 塑料量瓶中，加水稀释至刻度，摇匀，即得。同法制备试剂空白溶液。

4）测定法：分别精密吸取标准曲线溶液与供试品溶液各 20 μL，注入液相色谱-电感耦合等离子体质谱联用仪，测定。以标准曲线溶液测得的二价汞峰面积为纵坐标，相应浓度为横坐标，绘制标准曲线，计算供试品中二价汞含量，即得。

本品含二价汞以汞(Hg)计，不得过 0.10%。

【含量测定】 取本品粉末约 0.3 g，精密称定，置锥形瓶中，加硫酸 10 mL 与硝酸钾 1.5 g，加热使溶解，放冷，加水 50 mL，并加 1%高锰酸钾溶液至显粉红色，再滴加 2%硫酸亚铁溶液至红色消失后，加硫酸铁铵指示液 2 mL，用硫氰酸铵滴定液（0.1 mol/L）滴定。每 1 mL 硫氰酸铵滴定液（0.1 mol/L）相当于 11.63 mg 的硫化汞(HgS)。

本品含硫化汞(HgS)不得少于 96.0%。

揭开中药丹参有效成分之谜，研发创新中药

第七章习题

【小结】

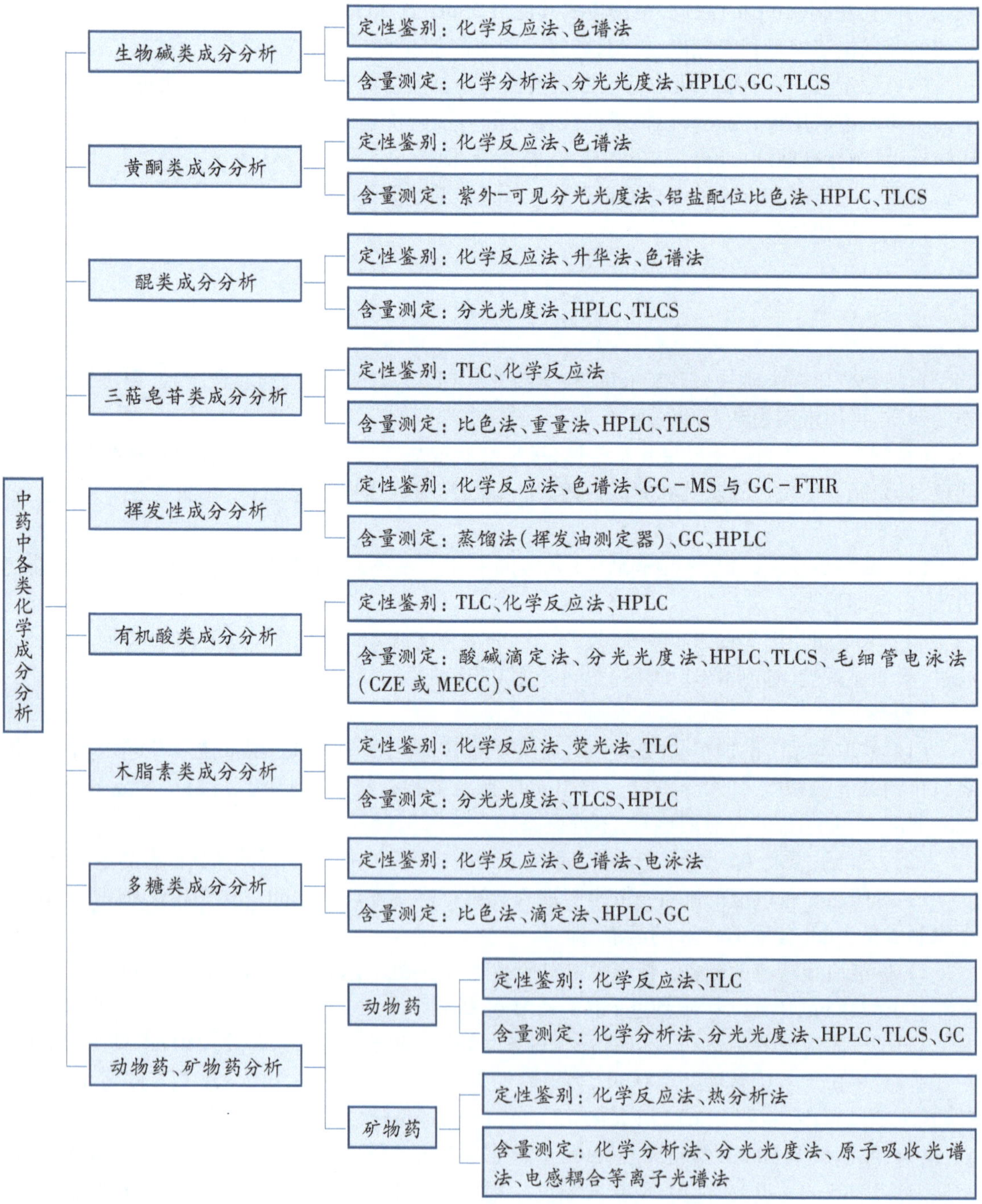

第八章　中药各类制剂的分析

—·笔记栏·—

第八章微课

中药制剂是指用饮片、植物油脂、提取物、有效成分或有效部位等中药原料药物或与适宜辅料制成一定剂型。中药制剂的质量与中药材、饮片的质量，提取、浓缩、干燥、制剂成型以及贮藏等过程的影响密切相关。应充分了解中药材、饮片、提取物、中间产物、制剂的质量概貌，明确其在整个生产过程中的关键质量属性，关注每个关键环节的量值传递规律。中药剂型有三十余种，不同剂型因制备工艺、辅料种类的不同而有不同的质量要求，《中国药典》对每种剂型规定了制剂通则检查项目。另外，样品预处理过程也受到剂型和辅料的影响，因此在提取、净化样品时应综合考虑被测成分的理化性质和存在状态结合制备工艺、剂型特点、辅料干扰程度等因素，选择适合的供试品溶液制备方法。

第一节　中药口服制剂的分析

一、固体制剂的分析

中药口服固体制剂主要包括片剂、胶囊剂、丸剂、颗粒剂、散剂、茶剂等，每种剂型根据工艺、辅料及给药特点又可分为各种亚类，原料用药包括饮片提取液和细粉等形式，因此样品分析前先要了解制剂的制法，根据工艺特点、辅料种类、剂型亚类等判断需要进行的制剂通则检查项目，还要结合原料、用药形式等合理选择供试品溶液制备方法。

（一）制剂通则检查

中药口服固体制剂通则检查主要包括重量差异、水分、微生物限度、崩解时限、粒度、溶化性、均匀度等项目，见表8-1。因剂型不同检查项目名称可能不同，但检查方法和原理差不多，比如片剂的崩解时限和丸剂的溶散时限。有些剂型因包装不同，检查项目名称和方法也有所差异，如颗粒剂，单剂量包装检查装量差异，多剂量包装检查装量。

表8-1　中药固体制剂通则检查项目

项目名称	片　剂	胶囊剂	丸　剂	颗粒剂	散　剂	茶　剂
重量差异	+	+	+	+	+	+
水分	−	+	+	+	+	+
微生物限度	+	+	+	+	+	+
崩解时限	+	+	+	−	−	−
粒度	−	−	−	+	+	−
溶化性	−	−	−	+	−	+
均匀度	+	−	−	−	+	−

1. 重量差异　中药口服固体制剂均应进行重量差异相关检查。片剂、滴丸、糖丸、块状茶剂、多剂量包装丸剂应检查重量差异，胶囊剂、袋装茶剂、煎煮茶剂以及单剂量包装的丸剂（糖丸除外）、颗粒剂、散剂应检查装量差异，多剂量包装的颗粒剂、散剂、丸剂（装量以重量标示）应检

—•笔记栏•—

查装量。包糖衣的丸剂、片剂应以丸芯、片芯进行重量差异检查，凡规定检查含量均匀度的制剂一般不再进行重量差异检查。相应检查方法以丸剂举例如下。

重量差异：以10丸为1份（丸重1.5 g及1.5 g以上的以1丸为1份），取供试品10份，分别称定重量，再与每份标示重量（每丸标示量×称取丸数）相比较（无标示重量的丸剂，与平均重量比较），按《中国药典》相关规定，超出重量差异限度的不得多于2份，并不得有1份超出限度1倍。

装量差异：取供试品10袋（瓶），分别称定每袋（瓶）内容物的重量，每袋（瓶）装量与标示装量相比较，按《中国药典》相关规定，超出装量差异限度的不得多于2袋（瓶），并不得有1袋（瓶）超出限度1倍。

装量：照最低装量检查法（通则0942）检查装量，应符合规定。

2. 水分　照水分测定法（通则0832）测定中药制剂中水分含量，除另有规定外，蜜丸和浓缩蜜丸不得过15.0%，水蜜丸和浓缩水蜜丸不得过12.0%，水丸、糊丸、浓缩水丸不得过9.0%；中药硬胶囊剂不得过9.0%；颗粒剂不得超过8.0%；散剂不得过9.0%；含糖块状茶剂不得过3.0%，不含糖块状茶剂、袋装茶剂与煎煮茶剂不得过12.0%。蜡丸和内容物为液体或半固体的硬胶囊剂不检查水分。

3. 微生物限度　除煎煮茶剂外，其余各种中药口服固体制剂均应照微生物计数法（通则1105）、控制菌检查法（通则1106）及非无菌药品微生物限度标准（通则1107）检查微生物限度，应符合规定。

4. 崩解时限　除另有规定外，片剂和胶囊剂按照崩解时限检查法（通则0921）检查，均应符合规定。阴道片照融变时限检查法（通则0922）检查，应符合规定；咀嚼片不进行崩解时限检查。凡规定检查溶出度、释放度的片剂和胶囊剂，一般不再进行崩解时限检查。

丸剂需要进行溶散时限检查：除另有规定外，取供试品6丸，选择适当孔径筛网的吊篮，照崩解时限检查法（通则0921）片剂项下的方法加挡板进行检查。除另有规定外，小蜜丸、水蜜丸和水丸应在1 h内全部溶散；浓缩水丸、浓缩蜜丸、浓缩水蜜丸和糊丸应在2 h内全部溶散。滴丸不加挡板检查，应在30 min内全部溶散，包衣滴丸应在1 h内全部溶散。操作过程中如供试品黏附挡板妨碍检查时，应另取供试品6丸，以不加挡板进行检查。上述检查，应在规定时间内全部通过筛网。如有细小颗粒状物未通过筛网，但已软化且无硬心者可按符合规定论。蜡丸照崩解时限检查法（通则0921）片剂项下的肠溶衣片检查法检查，应符合规定。除另有规定外，大蜜丸及研碎、嚼碎后或用开水、黄酒等分散后服用的丸剂不检查溶散时限。

5. 粒度　颗粒剂和儿科用散剂应做粒度检查。除另有规定外，颗粒剂照粒度和粒度分布测定法（通则0982第二法双筛分法）测定，不能通过一号筛与能通过五号筛的总和不得超过15%。儿科散剂按下法检查粒度：取供试品10 g，精密称定，置规定号的药筛中（筛下配有密合的接收容器），筛上加盖，按水平方向旋转振摇至少3 min，并不时在垂直方向轻叩筛，取筛下的颗粒及粉末，称定重量，计算其所占比例（%）。

6. 溶化性　含糖块状茶剂和颗粒剂应做溶化性检查。含糖块状茶检查法：取供试品1块，加20倍量的热水，搅拌5 min，应全部溶化，可有轻微浑浊，不得有焦屑等。可溶颗粒检查法：取供试品10 g（单剂量包装取1袋），加热水200 mL，搅拌5 min，立即观察，应全部溶化或轻微浑浊。泡腾颗粒检查法：取供试品3袋，将内容物分别转移至盛有200 mL水的烧杯中，水温为15~25℃，应迅速产生气体而呈泡腾状，5 min内颗粒均应完全分散或溶解在水中。颗粒剂按上述方法检查，均不得有异物，不得有焦屑。含中药原粉的茶剂和颗粒剂、混悬颗粒以及已规定检查溶出度或释放度的颗粒剂可不进行溶化性检查。

7. 均匀度　散剂应进行外观均匀度检查：取供试品适量，置光滑纸上，平铺约5 cm^2，将其表面压平，在明亮处观察，应色泽均匀，无花纹与色斑。分散片应进行分散均匀性检查：取供试品6片，照崩解时限检查法（通则0921）检查，不锈钢丝网的筛孔内径为710 μm，水温为15~25℃，应在3 min内全部崩解并通过筛网，如有少量不能通过筛网，但已软化成轻质上漂且无硬心者，符合要求。

（二）供试品溶液的制备

中药口服固体制剂在样品提取前需先粉碎、混匀，再称量，如片剂、丸剂、颗粒剂、块状茶剂等，粉碎一般是在研钵中将样品研细，过筛或不过筛，再称取一定量进行提取，但是要注意如果辅料中含有大量炼蜜会使研磨无法进行，需要加入固体稀释剂，常用硅藻土分散辅料的黏性。如果样品是粉末状的，如散剂、袋装茶剂等，可直接取样称量，无须粉碎。胶囊剂的内容物可能是粉末状固体、半固体、液体、乳状体、混悬液或油膏状等，样品预处理时需去除囊壳，取内容物直接加溶剂提取。

1. 片剂　　片剂的亚类剂型很多，所用辅料种类也很多，淀粉、糊精、糖粉、硫酸钙等为常用赋形剂。中药片剂样品分析前先了解一下制法，明确所含辅料种类，判断辅料对样品分析的干扰程度。大多数口服普通片以中药提取物加赋形剂压制而成，干扰组分主要为赋形剂，片剂所用赋形剂基本上是水溶性或者是在有机溶剂中溶解度小的，选用适于待测成分溶解的有机溶剂提取，可直接去除辅料的干扰。

样品提取时需将药片研细后再取样，如果是包衣片要去除包衣后取片芯进行研细，研细的目的是使待测成分分散均匀，并且提高提取效率。样品研细时药片的用量根据分析目的不同而有不同的要求，通常含量测定时取 10 片或 20 片进行研细，薄层色谱鉴别时可酌情减少片数，比如取 5 片。多数情况下，根据待测成分的溶解性选择适宜的有机溶剂和提取方式即可制备好供试品溶液。如果处方成分复杂，可再进一步使用液-液萃取法、柱色谱法、固相萃取法等手段进行净化处理。

2. 胶囊剂　　硬胶囊样品分析时可将囊壳打开，倾出内容物，根据内容物的制备工艺特点选择适合的提取方法。中药胶囊剂多为饮片经提取制成清膏或稠膏，加入辅料，如淀粉、糊精、硬脂酸镁等，也可以把少量饮片粉碎成细粉直接与提取物混匀，干燥，制颗粒，装入囊壳，处方中饮片提取的挥发油可能会用环糊精做成包合物，如果是肠溶胶囊内容物有肠溶材料包衣，所以硬胶囊提取时要根据内容物的特点选择最佳供试品溶液制备方法。

软胶囊样品取样时要注意剪开囊壳，倾出内容物，囊壁黏附的药物也应取下，根据待测成分的性质选择合适的溶剂和提取方式。

案例

十滴水软胶囊中大黄的鉴别

取本品 2 粒的内容物，用甲醇振摇提取 2 次，每次 5 mL，合并甲醇液，蒸干，残渣加水 10 mL 使溶解，加盐酸 1 mL，置水浴中加热回流 1 h，放冷，用乙酸乙酯提取 2 次，每次 20 mL，合并乙酸乙酯液，浓缩至约 1 mL，作为供试品溶液。

问题：加盐酸的目的是什么？

3. 丸剂　　分析丸剂时要根据所用辅料的种类选择不同样品处理方法，以提高待测成分的提取率，并去除干扰。

（1）水丸、水蜜丸、糊丸、蜡丸：这四种丸剂所用黏合剂对样品预处理影响不大，可直接置于研钵中研细后再加溶剂提取。根据待测成分的溶解性选择适合的溶剂提取，因入药形式为饮片细粉，所以提取时可参考相应药材的提取方法，提取方式常用加热提取或超声处理，以破坏细胞壁，促进待测成分溶出。

（2）蜜丸：蜜丸中由于含有大量的炼蜜，不能像片剂那样直接研细，可用小刀切碎或用剪刀剪碎，再加溶剂提取。如果需要充分混匀，或者为了粉碎得更细使待测成分更易于提出，可将剪碎或切碎的蜜丸与硅藻土混匀后再研细，硅藻土的用量一般为样品量(g)的 0.5~2 倍。含量测定时，为保证测定结果的重复性和准确性，硅藻土一般经称量后加入一定量，如果取样量较少，

—•笔记栏•—

为使取样更有代表性可采取下述方法：取蜜丸样品，剪碎，混匀，取一定量，精密称定（W_1），精密加入硅藻土一定量（W_2），研碎，取一定量，精密称定（W_3），加溶剂提取，则实际取样量为：

$$W = \frac{W_1}{W_1 + W_2} \times W_3$$

案例

二十七味定坤丸中西洋参的含量测定

取本品剪碎，取适量，精密称定，精密加入半量的硅藻土，研碎，过三号筛，取约 12 g，精密称定，置索氏提取器中，加入二氯甲烷适量，加热回流提取 3 h，弃去二氯甲烷提取液，残渣挥干，置索氏提取器中，加入甲醇 70 mL，加热回流提取至提取液无色，提取液蒸干，残渣趁热加水 40 mL 使溶解，用水饱和的正丁醇振摇提取 5 次（20 mL、20 mL、15 mL、15 mL、10 mL），合并正丁醇提取液，用氨试液洗涤 2 次，每次 20 mL，合并氨洗液，用水饱和的正丁醇提取 2 次，每次 10 mL，合并正丁醇提取液，用正丁醇饱和的水洗涤 2 次，每次 15 mL，弃去水洗液，正丁醇液蒸干，残渣用甲醇溶解并转移至 25 mL 量瓶中，加甲醇至刻度，摇匀，滤过，取续滤液，即得。

问题：

（1）本品为蜜丸，加硅藻土研磨的目的是什么？

（2）为什么加入的硅藻土需要精密称量？

（3）浓缩丸：由于浓缩丸的原料饮片全部或部分在制备过程中已被提取，黏合剂用量减少，成分溶出更加容易，可直接研细后加溶剂提取。

（4）滴丸：所用基质分水溶性基质和非水溶性基质，其中聚乙二醇类水溶性基质最为常用，如元胡止痛滴丸、都梁滴丸、复方丹参滴丸、宫炎平滴丸、藿香正气滴丸等。以聚乙二醇类为基质的滴丸，提取溶剂为水时，可直接提取，不用研细；如果以有机溶剂为提取溶剂，则需将滴丸研细后再提取。

案例

复方丹参滴丸中丹参的含量测定

取本品 10 丸，精密称定，置 10 mL 量瓶中，加水适量，超声处理（功率 120 W，频率 40 kHz）15 min 使溶解，放冷，加水至刻度，摇匀，滤过，取续滤液，即得。

问题：

（1）查阅《中国药典》（2020 年版），该中成药所用基质是什么？溶解性如何？

（2）本例中待测成分是什么？溶解性如何？解释本例使用水做提取溶剂的原因。

4. 颗粒剂　颗粒剂的辅料主要有稀释剂、黏合剂、分散剂、着色剂以及矫味剂，以蔗糖、淀粉、糊精较为多用，因此在制备供试品溶液时要注意去除这些水溶性辅料的影响。有的颗粒剂为改善口感，加了大量蔗糖，使样品黏性增加，研细时需加入硅藻土起到分散均匀的作用。

案例

灵莲花颗粒中益母草的鉴别

取本品 4 g，加硅藻土 2 g，研匀，加乙醇 50 mL，超声处理 30 min，滤过，滤液回收溶剂至干，残渣加 0.1 mol/L 盐酸溶液 8 mL 使溶解，滤过，滤液加入新配制雷氏盐饱和溶液 12 mL，置冰箱中冷藏放置 1 h，用 G3 垂熔玻璃漏斗滤过，沉淀用约 20 mL 水洗涤，加丙酮 5 mL 使溶解，作为供试品溶液。

问题：

(1) 本例中加硅藻土的作用是什么？

(2) 本例中加雷氏盐净化的原理是什么？

5. 散剂　中药口服散剂中通常不含辅料，需要时可加矫味剂、芳香剂、着色剂等，样品分析时，可直接取样，称量，参考相应药材的提取方法，加适宜的溶剂提取，制备成供试品溶液。

案例

四味土木香散中土木香的鉴别

取本品 3 g，加甲醇 20 mL，超声处理 10 min，滤过，滤液作为供试品溶液。

问题：对比《中国药典》(2020 年版) 中土木香的【鉴别】项，计算样品取样量。

6. 茶剂　茶剂可直接研细，根据饮片入药形式和待测成分的性质选择适合的提取溶剂和提取方式。

案例

川芎茶调袋泡茶中川芎和羌活的含量测定

取本品研细，取约 1.5 g，精密称定，精密加 45% 乙醇-冰醋酸（20∶1）混合溶液 20 mL，密塞，称定重量，加热回流 1 h，放冷，再称定重量，用 45% 乙醇-冰醋酸（20∶1）混合溶液补足减失的重量，摇匀，离心，取上清液，即得。

问题：阿魏酸用 45% 乙醇-冰醋酸（20∶1）作提取溶剂的原因是什么？

（三）应用实例

人参健脾丸

【处方】　人参 25 g，白术（麸炒）150 g，茯苓 50 g，山药 100 g，陈皮 50 g，木香 12.5 g，砂仁 25 g，炙黄芪 100 g，当归 50 g，酸枣仁（炒）50 g，远志（制）25 g。

【制法】　以上十一味，粉碎成细粉，过筛，混匀。每 100 g 粉末用炼蜜 40~50 g 加适量的水泛丸，干燥，制成水蜜丸；或加炼蜜 110~120 g 制成大蜜丸，即得。

【性状】　本品为棕褐色至棕黑色的水蜜丸或大蜜丸；气香，味甜、微苦。

【鉴别】

(1) 取本品，置显微镜下观察：草酸钙针晶束存在于黏液细胞中，长 80~240 μm，针晶直径 2~5 μm（山药）。草酸钙簇晶直径 20~68 μm，棱角锐尖（人参）。内种皮厚壁细胞黄棕色或棕红色，表面观类多角形，壁厚，胞腔含硅质块（砂仁）。

(2) 取本品水蜜丸 8 g，研碎；或取大蜜丸 12 g，剪碎，加硅藻土 6 g，研匀，置索氏提取器中，

—•笔记栏•—

加甲醇 100 mL,加热回流提取 3 h,放冷,滤过,滤液蒸干,残渣用水 30 mL 溶解,转移至分液漏斗中,用水饱和的正丁醇振摇提取 3 次,每次 20 mL,合并正丁醇提取液,用氨试液洗涤 2 次,每次 20 mL,正丁醇液蒸干,残渣用水 30 mL 溶解,滤过,滤液通过 D101 型大孔吸附树脂柱(内径为 1.5 cm,柱高为 12 cm),先后用水 50 ml、40%乙醇 30 mL 和 70%乙醇 50 mL 洗脱,收集 70%乙醇洗脱液,蒸干,残渣加甲醇 0.5 mL 使溶解,作为供试品溶液。另取人参皂苷 Rg_1 对照品、人参皂苷 Re 对照品、人参皂苷 Rb_1 对照品及黄芪甲苷对照品,分别加甲醇制成每 1 mL 含 1 mg 的溶液,作为对照品溶液。照薄层色谱法(通则 0502)试验,吸取上述五种溶液各 5~10 μL,分别点于同一硅胶 G 薄层板上,以三氯甲烷-甲醇-水(13∶6∶2)10℃以下放置过夜的下层溶液为展开剂,展开,取出,晾干,喷以 10%硫酸乙醇溶液,在 105℃加热至斑点显色清晰。供试品色谱中,在与对照品色谱相应的位置上,显相同颜色的斑点。

(3) 取本品水蜜丸 8 g,研碎;或取大蜜丸 12 g,剪碎,加硅藻土 6 g,研匀,用乙醚 30 mL 加热回流 20 min,放冷,滤过,滤液挥干,残渣加乙酸乙酯 0.5 mL 使溶解,作为供试品溶液。另取当归对照药材 1 g,同法制成对照药材溶液。照薄层色谱法(通则 0502)试验,吸取上述两种溶液各 5 μL,分别点于同一硅胶 G 薄层板上,以正己烷-乙酸乙酯(9∶1)为展开剂,展开,取出,晾干,置紫外灯(365 nm)下检视。供试品色谱中,在与对照药材色谱相应的位置上,显相同颜色的荧光斑点。

(4) 取白术对照药材 0.5 g,加正己烷 2 mL,超声处理 15 min,滤过,滤液作为对照药材溶液。照薄层色谱法(通则 0502)试验,吸取"【鉴别】(3)"项下的供试品溶液及上述对照药材溶液各 10 μL,分别点于同一硅胶 G 薄层板上,以石油醚(60~90℃)-乙酸乙酯(50∶1)为展开剂,置用展开剂预平衡 15 min 的展开缸内展开,取出,晾干,喷以 5%香草醛硫酸溶液,加热至斑点显色清晰。供试品色谱中,在与对照药材色谱相应的位置上,显相同颜色的斑点,并显一桃红色主斑点。

【检查】 应符合丸剂项下有关的各项规定(通则 0108)。

【含量测定】 照高效液相色谱法(通则 0512)测定。

(1) 色谱条件与系统适用性试验:以十八烷基硅烷键合硅胶为填充剂;以甲醇-醋酸-水(35∶4∶61)为流动相;检测波长为 284 nm。理论塔板数按橙皮苷峰计算应不低于 2 000。

(2) 对照品溶液的制备:取橙皮苷对照品适量,精密称定,加甲醇制成每 1 mL 含 0.25 mg 的溶液。

(3) 供试品溶液的制备:取本品水蜜丸适量,研碎,取约 4 g,精密称定;或取重量差异项下的大蜜丸,剪碎,混匀,取约 6 g,精密称定,加硅藻土 6 g,充分研磨成薄片后剪碎,置索氏提取器中,加石油醚(60~90℃)80 mL,加热回流 3 h,弃去石油醚,药渣挥干,加甲醇 80 mL,加热回流 5 h,放冷,滤过,滤液转移至 100 mL 量瓶中,用少量甲醇分次洗涤容器,洗液滤入同一量瓶中,加甲醇至刻度,摇匀,即得。

(4) 测定法:分别精密吸取对照品溶液与供试品溶液各 10 μL,注入液相色谱仪,测定,即得。

本品含陈皮以橙皮苷($C_{28}H_{34}O_{15}$)计,水蜜丸每 1 g 不得少于 1.7 mg;大蜜丸每丸不得少于 6.9 mg。

二、液体制剂的分析

中药口服液体制剂主要包括合剂、口服液、酒剂、酊剂、流浸膏剂、浸膏剂。中药合剂是在传统汤剂基础上发展起来的,系指饮片用水或其他溶剂,采用适宜方法提取制成的口服液体制剂(单剂量灌装者也可称"口服液")。酒剂系指饮片用蒸馏酒提取调配而制成的澄明液体制剂。酊剂系指饮片用规定浓度的乙醇提取或溶解而制成的澄明液体制剂,也可用流浸膏稀释制成,供口服或者外用。流浸膏剂、浸膏剂系指饮片用适宜的溶剂提取,蒸去部分或全部溶剂，调整至规定浓度而成的制剂，这两种制剂大多作为配制其他制剂的原料，只有少数品种可直接用于临床。外观性状上，合剂应澄清，在贮存期间不得有发霉、酸败、异物、变色、产生气体或其他变质现象，允许有少量摇之易散的沉淀；酒剂在贮存期间允许有少量摇之易散的沉淀；酊剂应澄清，在组分无显著变化的前提下，久置允许有少量摇之易散的沉淀；流浸膏剂久置若产生沉淀时，在乙醇和有效成分含量符合该品种项下规定的情况下，可滤过除去沉淀。

（一）制剂通则检查

中药口服液体制剂通则检查项目见表8-2。

表8-2 中药口服液体制剂通则检查项目

项目名称	合剂、口服液	酒 剂	酊 剂	流浸膏剂	浸膏剂
装量	+	+	+	+	+
微生物限度	+	+	+	+	+
乙醇量	-	+	+	+®	-
甲醇量	-	+	+	+®	-
总固体	-	+	-	-	-

注："+"表示要考察，"-"表示不要考察，"®"表示含乙醇的流浸膏剂。

1. 装量　照最低装量检查法（通则0942）检查，应符合规定。单剂量灌装的合剂应按下法检查：取供试品5支，将内容物分别倒入经标化的量入式量筒内，在室温下检视，每支装量与标示装量相比较，少于标示装量的不得多于1支，并不得少于标示装量的95%。

2. 乙醇量　照乙醇量测定法（通则0711）测定，应符合规定。

3. 甲醇量　照甲醇量测定法（通则0871）测定，应符合规定。

4. 总固体　含糖、蜂蜜的酒剂：精密量取供试品上清液50 mL，置蒸发皿中，水浴上蒸至稠膏状，除另有规定外，加无水乙醇搅拌提取4次，每次10 mL，滤过，合并滤液，置已干燥至恒重的蒸发皿中，蒸至近干，精密加入硅藻土1 g（经105℃干燥3 h，移置干燥器中冷却30 min），搅匀，在105℃干燥3 h，移置干燥器中，冷却30 min，迅速精密称定重量，扣除加入的硅藻土量，遗留残渣应符合各品种项下的有关规定。

不含糖、蜂蜜的酒剂：精密量取供试品上清液50 mL，置已干燥至恒重的蒸发皿中，水浴上蒸干，在105℃干燥3 h，移置干燥器中，冷却30 min，迅速精密称定重量，遗留残渣应符合各品种项下的有关规定。

5. 微生物限度　除另有规定外，照非无菌产品微生物限度检查：微生物计数法（通则1105）和控制菌检查（通则1106）及非无菌药品微生物限度标准（通则1107）检查，应符合规定。

（二）供试品溶液的制备

1. 合剂与口服液　合剂所用溶剂多为水，因此杂质含量较大，特别是水溶性杂质，有一定的黏度，很难直接分析，大多情况下需纯化后进行分析。合剂常用纯化方法有液-液萃取法和固相萃取法，可结合定性定量方法选择使用。在液-液萃取法中还可利用待测成分的酸、碱性，先将提取液调成酸性或碱性，再用有机溶剂进行萃取。口服液因其制剂制备工艺中多已含有纯化步骤，杂质含量相对较少，有的可稀释后或直接进行分析。但当药味较多、成分复杂时，分析前仍需纯化处理，方法与一般合剂相似。

—·笔记栏·—

案例

儿感退热宁口服液中东莨菪内酯的鉴别

取本品 10 mL，用乙酸乙酯提取 2 次，每次 20 mL，合并乙酸乙酯提取液，蒸干，残渣加甲醇 1 mL 使溶解，作为供试品溶液。

问题：

(1) 乙酸乙酯提取液蒸干，残渣加甲醇 1 mL 溶解的原因？

(2) 乙酸乙酯提取液能否直接用作供试品？

2. 酒剂与酊剂　酒剂和酊剂因含醇量较高，因此蛋白质、多糖、黏液质、鞣质等水溶性大分子杂质较少，澄明度也好，样品的前处理相对简单，大多可直接进行分析。但对于一些成分复杂的酒剂、酊剂，仍需纯化处理后方可进行分析，常用的净化方法是液-液萃取法和固相萃取法。但要注意的是，纯化前应先将酒剂或酊剂中的乙醇除去方可进行。

案例

十滴水中樟脑和桉油精的含量测定

精密量取本品 1 mL，置 10 mL 量瓶中，精密加入环己酮的内标溶液(10 mg/mL) 1 mL，加 70% 乙醇至刻度，摇匀，即得。

问题：

(1) 十滴水中樟脑和桉油精的含量测定供试溶液未进行纯化处理的原因？

(2) 十滴水中樟脑和桉油精定量分析的方法是什么？

3. 流浸膏剂与浸膏剂　流浸膏剂、浸膏剂的制备工艺简单，杂质相对较少，个别制剂可经稀释后直接测定；若杂质较多需净化处理时。可采用稀释后提取法、回流提取法及柱色谱分离法等，有时还需考虑所加液体或固体稀释剂可能产生的干扰。浸膏剂在预处理时可先加水或烯醇稀释后，常采用溶剂萃取法、柱色谱法等方法进行分离、净化。有时也可向浸膏剂中加适量的惰性材料，如硅藻土、纤维素等，低温烘干后，按固体样品处理。如阿胶三宝膏中黄芪的含量测定时，取本品 10 g，精密称定，置具塞锥形瓶中，加入等量的硅藻土，拌匀，在 60℃ 烘干(适时搅拌)，放冷，精密加入甲醇 100 mL，称定重量，再进行超声提取。

(三) 应用实例

八 正 合 剂

【处方】 瞿麦 118 g，车前子(炒) 118 g，萹蓄 118 g，大黄 118 g，滑石 118 g，川木通 118 g，栀子 118 g，甘草 118 g，灯心草 59 g。

【制法】 以上九味，车前子用 25% 乙醇浸渍，收集浸渍液。大黄用 50% 乙醇，浸渍 24 h 后进行渗漉，收集渗滤液，减压回收乙醇。其余瞿麦等七味加水煎煮三次，煎液滤过，滤液合并，滤液浓缩至约 1 300 mL，与浸渍液、渗滤液合并，静置，滤过，滤液浓缩至近 1 000 mL 加入苯甲酸钠 3 g，加水至 1 000 mL，搅匀，分装，即得。

【性状】 本品为棕褐色的液体；味苦、微甜。

【鉴别】

(1) 取本品 20 mL，加在中性氧化铝柱(200~300 目，10 g，柱内径为 10~15 mm)上，用 40% 甲醇 100 mL 洗脱，收集洗脱液，回收溶剂至干，残渣加水 30 mL 使溶解，用水饱和的正丁醇振摇提取2次,每次20 mL,合并正丁醇液,用水洗涤2次,每次20 mL,弃去水液,取正丁醇液回收溶剂至干,残渣加甲醇1 mL使溶解,作为供试品溶液。另取甘草对照药材0.5 g,加甲醇20 mL,加热回流1 h,滤过,滤液自“加在中性氧化铝柱”起,同法制成对照药材溶液。照薄层色谱法(通则0502)试验,吸取供试品溶液10~20 μL、对照药材溶液10 μL,分别点于同一以1%氢氧化钠溶液制备的硅胶G薄层板上,以乙酸乙酯-甲酸-冰醋酸-水(15∶1∶1∶2)为展开剂,展开,取出,晾干,喷以10%硫酸乙醇溶液,加热至斑点显色清晰,在日光下检视,供试品色谱中,在与对照药材色谱相应的位置上,显相同颜色的斑点。

(2) 取本品20 mL,加乙醇60 mL,摇匀,静置24 h,滤过,滤液挥去乙醇,用乙醚振摇提取2次,每次15 mL,弃去乙醚液,水层用乙酸乙酯振摇提取3次(20 mL,15 mL,10 mL),合并提取液,回收溶剂至干,残渣加甲醇1 mL使溶解,作为供试品溶液。另取栀子苷对照品,加甲醇制成每1 mL含1 mg的溶液,作为对照品溶液,照薄层色谱法(通则0502)试验,吸取上述两种溶液各分别点于同一硅胶G薄层板上,以乙酸乙酯-丙酮-甲酸-水(6∶4∶0.5∶0.5)为展开剂,展开,取出,晾干,喷以10%硫酸乙醇溶液,在105℃加热至斑点显色清晰,在日光下检视。供试品色谱中,在与对照品色谱相应的位置上,显相同颜色的斑点。

(3) 取本品100 mL,用水饱和的正丁醇振摇提取2次(50 mL,25 mL),合并正丁醇液,用2%氢氧化钠溶液洗涤5次,每次30 mL,弃去碱液,分取正丁醇液,用水洗涤至中性,取正丁醇液,回收溶剂至干,残渣加乙醇25 mL使溶解,加盐酸2 mL,加热回流1 h,回收溶剂至干,残渣加水10 mL使溶解,加水饱和的乙酸乙酯振摇提取2次,每次10 mL,合并乙酸乙酯液,回收溶剂至干,残渣加甲醇1 mL使溶解,作为供试品溶液。另取川木通对照药材2 g,加水100 mL煮沸30 min,放冷,滤过,滤液自“用水饱和的正丁醇振摇提取2次”起,同法制成对照药材溶液。再取齐墩果酸对照品,加甲醇制成每1 mL含1 mg的溶液,作为对照品溶液,照薄层色谱法(通则0502)试验,吸取上述三种溶液各10~20 μL,分别点于同一硅胶G薄层板上,以环己烷-丙酮(4∶1)为展开剂,展开,取出,晾干,喷以10%硫酸乙醇溶液,在105℃加热至斑点显色清晰,在日光下检视。供试品色谱中,在与对照药材色谱和对照品色谱相应的位置上,显相同颜色的斑点。

【检查】

相对密度:应不低于1.02(通则0601)。

pH:应为4.0~6.0(通则0631)。

其他:应符合合剂项下有关的各项规定(通则0181)。

【含量测定】　栀子:照高效液相色谱法(通则0512)测定。

(1) 色谱条件与系统适用性试验:以十八烷基硅烷键合硅胶为填充剂;以乙腈-水(12∶88)为流动相;检测波长为238 nm。理论塔板数按栀子苷峰计算应不低于1 500。

(2) 对照品溶液的制备:取栀子苷对照品适量,精密称定,加甲醇制成每1 mL含0.1 mg的溶液,即得。

(3) 供试品溶液的制备:精密量取本品5 mL置50 mL量瓶中,加稀乙醇至刻度,摇匀,离心,取上清液,即得。

(4) 测定法:分别精密吸取对照品溶液10 μL、供试品溶液5~10 μL,注入液相色谱仪,测定,即得。

本品每1 mL含栀子以栀子苷($C_{17}H_{24}O_{10}$)计,不得少于0.60 mg。

三、半固体制剂的分析

中药口服半固体制剂包括糖浆剂和煎膏剂。糖浆剂和煎膏剂是用规定方法制成的含有大量蜂蜜或蔗糖的半固体状的水溶液制剂,有时糖浆剂中还加有一定量的防腐剂。除另有规定外,糖浆剂应澄清,在贮存期间不得有发霉、酸败、产生气体或其他变质现象,允许有少量摇之易散的沉淀。煎膏剂应无焦臭、异味,无糖的结晶析出。

—•笔记栏•—

(一)制剂通则检查

中药口服半固体制剂通则检查项目见表8－3。

表8－3 中药口服半固体制剂通则检查项目

项目名称	糖浆剂	煎膏剂
含糖量	+	+
pH	+	－
相对密度	+	+
不溶物	－	+
装量	+	+
微生物限度	+	+

1. 含糖量　糖浆剂和煎膏剂的含糖量对其质量的稳定性有影响,含糖量过高,在贮存过程中容易析出糖的结晶(泛砂),含糖量过低,则容易发酵、长霉。因此,控制糖浆剂和煎膏剂中的含糖量是保证制剂质量的重要环节。除另有规定外,糖浆剂含蔗糖量应不低于45%(g/mL);煎膏剂中加入炼蜜或糖(或转化糖)的量,一般不超过清膏量的3倍。测定含糖量,可采用折光率法或费林容量法。前者是用折光计测定糖浆的折光率,从折光计上可直接读取含糖量的数值;后者是从测定转化糖的形式测定样品中总糖的含量。二者专属性均较差,应注意制剂中其他物质对测定结果的影响。

2. pH　糖浆剂的pH有时与制剂本身的稳定性及防腐剂的抑菌能力关系密切。因此,一般应对其作出规定,如儿康宁糖浆pH应为4.0~5.0,杏仁止咳糖浆pH应为5.0~7.0。

3. 相对密度　由于相对密度与制剂中的含糖量及制剂中可溶性物质的总量有关。因此,一般应规定糖浆剂、煎膏剂的相对密度,如川贝枇杷糖浆相对密度应不低于1.13,夏枯草膏的相对密度应为1.42~1.46。《中国药典》规定,糖浆剂和煎膏剂要测定相对密度,这是与含糖量有一定关系的检查项目,煎膏剂在测定相对密度时,要先经适当稀释后,再依法测定。

4. 不溶物　由于煎膏剂在制备过程中容易产生焦屑等异物。因此,《中国药典》规定,必须对其进行不溶物检查。检查方法是:取供试品5 g,加热水200 mL,搅拌使溶化,放置3 min后观察,不得有焦屑等异物(微量细小纤维颗粒不在此限)。加饮片细粉的煎膏剂,应在未加入细粉前检查,符合规定后方可加入细粉。加入药粉后不再检查不溶物。

5. 装量　单剂量灌装的糖浆剂必须做装量差异检查,以保证服用时剂量的准确。煎膏剂和多剂量灌装的糖浆剂均应做最低装量检查,检查结果应符合《中国药典》的规定。

6. 微生物限度　糖浆剂和煎膏剂微生物限度相同,细菌数不得超过100个/g,霉菌、酵母菌数不得超过100个/g,均不得检查出大肠杆菌。

(二)供试品溶液的制备

1. 糖浆剂　糖浆剂因含有较多的蔗糖,溶液较为黏稠,往往给分析工作带来许多困难,在分析前需分离、净化处理。分离、净化的方法有溶剂萃取法、柱色谱法等。在液-液萃取法中,根据指标成分的性质,可选一合适的溶剂直接进行萃取,使被分析成分与其他成分分离,也可将药液调至不同的pH,再用合适的溶剂萃取,以利于酸、碱性成分的提出。如健儿糖浆中总黄酮的定量分析,是将糖浆用盐酸调节pH至1~2,再用乙酸乙酯萃取后测定。当指标性成分具有挥发性时,可将其蒸馏出来,如止咳糖浆中盐酸麻黄碱的含量测定,是取一定量的糖浆,加氢氧化钠碱化,进行蒸馏,收集馏出液作为供试品溶液。除此之外,有时也可利用柱色谱法对样品进行净

—•笔记栏•—

化、分离。例如，对一些含有生物碱的样品，先将其调至酸性，上阳离子交换树脂柱，生物碱类成分被吸附，依次用蒸馏水和氨水洗脱，这样就可排除糖浆剂中糖分的干扰。

2. 煎膏剂　煎膏剂因黏稠度更大，在预处理时，可向煎膏剂中加入适量的惰性材料，如硅藻土、纤维素等，低温烘干后，按固体样品处理，如用不同极性的溶剂提取等处理方法净化。有时也可先加水或烯醇稀释后，按与糖浆剂相似的方法分离、净化。

（三）应用实例

川贝枇杷糖浆

【处方】　川贝母流浸膏 45 mL，桔梗 45 g，枇杷叶 300 g，薄荷脑 0.34 g。

【制法】　以上四味，川贝母流浸膏系取川贝母 45 g，粉碎成粗粉，用 70% 乙醇作溶剂，浸渍 5 天后，缓缓渗漉，收集初渗滤液 38 mL，另器保存，继续渗漉，待可溶性成分完全漉出，续渗滤液浓缩至适量，与初渗滤液混合，继续浓缩至 45 mL，滤过。桔梗和枇杷叶加水煎煮二次，第一次 2.5 h，第二次 2 h，合并煎液，滤过，滤液浓缩至适量，加入蔗糖 400 g 及防腐剂适量，煮沸使溶解，滤过，滤液与川贝母流浸膏混合，放冷，加入薄荷脑和含适量杏仁香精的乙醇溶液，加水至 1 000 mL，搅匀，即得。

【性状】　本品为棕红色的黏稠液体；气香，味甜、微苦、凉。

【鉴别】　取本品 20 mL，用水饱和的正丁醇振摇提取 3 次，每次 15 mL，合并正丁醇液，蒸干，残渣加水 3～5 mL 使溶解，放冷，通过 D101 型大孔吸附树脂柱（内径为 1.5 cm，柱高为 8 cm），以水 50 mL 洗脱，弃去水洗脱液，再用稀乙醇洗脱至洗脱液无色，收集洗脱液，蒸干，残渣加甲醇 1 mL 使溶解，作为供试品溶液。另取枇杷叶对照药材 2 g，加水 100 mL，煎煮 1 h，滤过，滤液同法制成对照药材溶液。照薄层色谱法（通则 0502）试验，吸取上述两种溶液各 10～20 μL，分别点于同一硅胶 G 薄层板上使成条状，以环己烷-乙酸乙酯-冰醋酸（8∶4∶0.1）为展开剂，展开，取出，晾干，喷以 5% 香草醛硫酸溶液，在 105℃ 加热至斑点显色清晰。供试品色谱中，在与对照药材色谱相应的位置上，显相同颜色的主斑点。

【检查】

相对密度：应不低于 1.13（通则 0601）。

其他：应符合糖浆剂项下有关的各项规定（通则 0116）。

【含量测定】　照气相色谱法（通则 0521）测定。

（1）色谱条件与系统适用性试验：改性聚乙二醇毛细管柱（柱长为 30 m，内径为 0.32 mm，膜厚度为 0.25 μm），柱温为 110℃；分流进样，分流比为 25∶1。理论塔板数按萘峰计算应不低于 5 000。

（2）校正因子测定：取萘适量，精密称定，加环已烷制成每 1 mL 含 15 mg 的溶液，作为内标溶液。另取薄荷脑对照品 75 mg，精密称定，置 5 mL 量瓶中，用环已烷溶解并稀释至刻度，摇匀。精密量取 1 mL，置 20 mL 量瓶中，精密加入内标溶液 1 mL，加环已烷至刻度，摇匀。吸取 1 μL，注入气相色谱仪，计算校正因子。

（3）测定法：精密量取本品 50 mL，加水 250 mL，照挥发油测定法试验，自测定器上端加水使充满刻度部分并溢流入烧瓶时为止，加环已烷 3 mL，连接回流冷凝管，加热至沸并保持微沸 4 h，放冷，将测定器中的液体移至分液漏斗中，冷凝管及挥发油测定器内壁用少量环已烷洗涤，并入分液漏斗中，分取环已烷液，水液再用环已烷提取 2 次，每次 3 mL，用铺有无水硫酸钠 0.5 g 的漏斗滤过，合并环已烷液，置 20 mL 量瓶中，精密加入内标溶液 1 mL，加环已烷至刻度，摇匀，即得。吸取 1 μL，注入气相色谱仪，测定，即得。

本品每 1 mL 含薄荷脑（$C_{10}H_{20}O$）应不少于 0.20 mg。

—•笔记栏•—

第二节 中药外用膏剂的分析

中药外用膏剂系指采用适宜的基质将药物制成专供外用的半固体或近似固体的一类剂型。中药外用膏剂主要包括软膏剂、贴膏剂、膏药。

一、软膏剂

软膏剂系指原料药物与油脂性或水溶性基质混合制成的均匀的半固体外用制剂。软膏剂常用的基质材料有凡士林、液状石蜡、蜂蜡、植物油、单硬脂酸甘油酯、高级醇、聚乙二醇、乳化剂等及其混合物。根据需要可加入保湿剂、抑菌剂、抗氧剂及透皮促进剂等。软膏剂应色泽均匀，质地细腻，具有适当黏稠性，易涂布于皮肤或黏膜上而不融化，但能软化，无酸败、异臭、变色、变硬等变质现象。

（一）制剂通则检查

1. 粒度　除另有规定外，含药材细粉的软膏剂，取适量供试品，置于载玻片上，涂成薄层，覆以盖玻片，共涂 3 片，照粒度测定法测定，均不得检出大于 180 μm 的粒子。

2. 装量　照《中国药典》最低装量检查法检查。

3. 无菌　用于烧伤或严重创伤的软膏剂，照无菌检查法检查，应符合规定。

4. 微生物限度　软膏剂应不得检出金黄色葡萄球菌、铜绿假单胞菌。细菌数不得超过 1 000 个/g(个/mL)，霉菌、酵母菌数不得超过 100 个/g(个/mL)。

（二）供试品溶液的制备

软膏剂进行定性鉴别及含量测定时，应注意基质对鉴别试验产生的影响。对于乳剂型软膏，可采用加热、加电解质、加相反类型乳化剂使乳剂破裂，再使用适当溶剂将药物提取出来后，进行定性、定量分析。

对于一般软膏剂可采用以下方法进行分析。

1. 滤除基质测定法　称取一定量软膏，加入适当溶剂，加热时软膏液化，再放冷，待基质凝固后，将基质与上清液分开，如此重复多次，合并滤液后测定。

2. 提取分离法　在适宜的酸性或碱性介质中，先用不相混溶的有机溶剂将基质提取后除去，再进行测定。也可用有机溶剂将样品溶解，再用酸或碱性水溶液进行萃取分离后测定。

3. 灼烧法　如软膏中被测成分为无机物，将样品灼烧，使基质分解除尽，然后对灼烧后的无机化合物进行测定。

4. 离心法　取样品，加适宜的溶剂，混匀，再进行离心，滤过，滤液可作为供试品溶液进行分析。

（三）应用实例

马应龙八宝眼膏

【处方】 煅炉甘石 32.7 g，琥珀 0.15 g，人工麝香 0.38 g，人工牛黄 0.38 g，珍珠 0.38 g，冰片 14.8 g，硼砂 1.2 g，硇砂 0.05 g。

【制法】 以上八味，煅炉甘石、琥珀、珍珠、硼砂、硇砂分别粉碎成极细粉；人工麝香、人工牛黄、冰片分别研细，与上述粉末配研，过筛，加至经灭菌、滤过后放冷的液状石蜡 20 g 中，搅匀，再加至已干热灭菌、滤过并冷至约 50℃ 的凡士林 890 g 和羊毛脂 40 g 中，搅匀，使凝固，制成 1 000 g，即得。

【性状】 本品为浅黄色至浅黄棕色的软膏；气香，有清凉感。

【鉴别】

(1) 取本品 2 g,加乙醇 5 mL,加热使其融化,搅拌 5 min,滤过,取滤渣加稀盐酸 5 mL,置水浴上加热 5 min,放冷,滤过,滤液加 10%氢氧化钠溶液 6 mL,摇匀,滤过。取滤液 1 mL,加稀盐酸 2 mL 和亚铁氰化钾试液 1~2 滴,即生成白色沉淀。

(2) 取本品 10 g,加乙醇 20 mL,置水浴上加热使其融化,搅拌 5 min,在冰浴中冷却片刻,取出,滤过,取滤液置水浴上蒸干,残渣加乙醇 1 mL 使溶解,作为供试品溶液。另取胆酸对照品,加乙醇制成每 1 mL 含 0.5 mg 的溶液,作为对照品溶液。照薄层色谱法试验,吸取上述两种溶液各 10 μL,分别点于同一硅胶 G 薄层板上,以正己烷-乙酸乙酯-甲醇-醋酸(6∶32∶1∶1)为展开剂,展开,取出,晾干,喷以 10%磷钼酸乙醇溶液,在 100℃加热至斑点显色清晰。供试品色谱中,在与对照品色谱相应的位置上,显相同颜色的斑点。

(3) 取本品 2 g,加乙醇 5 mL,置水浴上加热使其融化后取出,搅拌 5 min,在冰浴中冷却,滤过,滤液作为供试品溶液。另取冰片对照品,加乙醇制成每 1 mL 含 1 mg 的溶液,作为对照品溶液。照薄层色谱法试验,吸取上述两种溶液各 5 μL,分别点于同一硅胶 G 薄层板上,以正己烷-乙醚(8∶2)为展开剂,展开,取出,晾干,喷以 1%香草醛硫酸溶液,在 100℃加热至斑点显色清晰。供试品色谱中,在与对照品色谱相应的位置上,显相同颜色的斑点。

【检查】 应符合眼用制剂项下有关的各项规定(通则 0105)。

【含量测定】 照气相色谱法(通则 0521)测定。

(1) 色谱条件与系统适用性试验:聚乙二醇 20000(PEG－20M)毛细管柱(柱长为 30 m,柱内径为 0.32 mm,膜厚度为 1.0 μm),柱温为 140℃。理论塔板数按水杨酸甲酯峰计算应不低于 8 000。

(2) 校正因子测定:取水杨酸甲酯适量,精密称定,加环己烷-乙酸乙酯(1∶1)混合溶液使溶解,并稀释成每 1 mL 含 0.3 mg 的溶液,摇匀,作为内标溶液;另取冰片对照品约 15 mg,精密称定,置 50 mL 量瓶中,加内标溶液使溶解并稀释至刻度,摇匀,吸取 1 μL,注入气相色谱仪,测定,计算校正因子。

(3) 测定法:取本品 0.2 g,精密称定,置 50 mL 具塞锥形瓶中,精密加入内标溶液 10 mL,密塞,振摇使完全溶解,冰浴 5 min,滤过,取续滤液 1 μL,注入气相色谱仪,测定,即得。

本品每 1 g 含冰片($C_{10}H_{18}O$)不得少于 10.0 mg。

二、膏药

膏药系指饮片、食用植物油与红丹(铅丹)或官粉(铅粉)炼制成膏料,摊涂于裱褙材料上制成的供皮肤贴敷的外用制剂。前者称为黑膏药,后者称为白膏药。膏药的膏体应油润细腻、光亮、老嫩适度、摊涂均匀、无飞边缺口,加温后能粘贴于皮肤上且不移动。黑膏药应乌黑、无红斑;白膏药应无白点。

(一) 制剂通则检查

1. 软化点　照膏药软化点测定法测定,应符合规定。

2. 重量差异　取供试品 5 张,分别称定每张总重量,剪取单位面积(cm^2)的裱背,称定重量,换算出裱背重量,总重量减去裱背重量,即为膏药重量,与标示重量相比较,不得超出《中国药典》中规定的范围。

(二) 供试品溶液的制备

膏药制备时,处方中一部分粗料药,在下丹成膏前与植物油一起"熬枯去渣",还有一部分细料药的细粉是在下丹成膏后,再向膏中兑入,混匀。细料大多为主要药物,是质量分析的主要对象。因膏药基质易溶于三氯甲烷,膏药的质量分析主要是应设法排除基质的干扰,可利用膏药基质易溶于三氯甲烷的特点,将基质除去,再进行质量分析。细料药物中所含不溶于三氯甲烷的成分,也可以用适当的理化方法从残渣中检出,作为定性鉴别的依据。也可根据被测成分的性质,采用适当溶剂提取后再分析。

—•笔记栏•—

（三）应用实例

拔 毒 膏

【处方】 金银花 70 g，连翘 70 g，大黄 70 g，桔梗 70 g，地黄 70 g，栀子 70 g，黄柏 70 g，黄芩 70 g，赤芍 70 g，当归 35 g，川芎 35 g，白芷 35 g，白蔹 35 g，木鳖子 35 g，蓖麻子 35 g，玄参 35 g，苍术 35 g，蜈蚣 5 g，樟脑 28 g，穿山甲 35 g，没药 18 g，儿茶 18 g，乳香 18 g，红粉 18 g，血竭 18 g，轻粉 18 g。

【制法】 以上二十六味，轻粉、红粉分别水飞成极细粉；乳香、没药、儿茶、血竭粉碎成细粉，与上述轻粉等粉末配研，过筛，混匀；除樟脑外，其余金银花等十九味酌予碎断，与食用植物油 4 800 g，同置锅内炸枯，炼油至滴水成珠，滤过，去渣，取出约五分之一的炼油于另器中，加入红丹 1 500~2 100 g，搅拌成稀糊状，再与其余五分之四炼油合并，搅匀，收膏，将膏浸泡于水中。取膏，用文火熔化，加入樟脑及上述轻粉等粉末，搅匀，分摊于布或纸上，即得。

【性状】 本品为摊于布上或纸上的黑膏药。

【鉴别】 取本品 2.5 g，剪碎，加乙醇 10 mL，超声处理 20 min，滤过，滤液作为供试品溶液。另取樟脑对照品，加乙醇制成每 1 mL 含 1 mg 的溶液，作为对照品溶液。照气相色谱法（通则 0521）试验，以聚乙二醇 20000（PEG-20M）为固定相，涂布浓度为 5%，柱长为 2 m，柱温 120℃。分别吸取对照品溶液与供试品溶液各 1 μL，注入气相色谱仪。供试品色谱中应呈现与对照品色谱峰保留时间相同的色谱峰。

【检查】 软化点：应为 50~65℃（通则 2102）。

三、贴膏剂

贴膏剂系指原料药物与适宜的基质制成膏状物、涂布于背衬材料上供皮肤贴敷、可产生全身性或局部作用的一种薄片状柔性制剂，根据基质不同分为凝胶贴膏和橡胶贴膏。凝胶贴膏常用的基质有聚丙烯酸钠、羧甲基纤维素钠、山梨糖醇、聚乙烯醇、明胶、甘油等。橡胶贴膏常用基质中除橡胶外，尚有热塑性橡胶、凡士林、羊毛脂、氧化锌和松香等。

（一）制剂通则检查

1. 凝胶贴膏

（1）含膏量：取供试品 1 片，除去盖衬，精密称定，置烧杯中加适量水，加热煮沸至背衬与膏体分离后，将背衬取出，用水洗涤至背衬无残留膏体，晾干，在烘箱中 105℃ 干燥 30 min，移置于干燥器中，冷却 30 min，精密称定，减失重量即为膏重，按标示面积换算成 100 cm^2 的含膏量，应符合各该品种项下的有关规定。

（2）赋形性：取供试品 1 片，置 37℃、相对湿度 64% 的恒温恒湿箱中 30 min，取出，用夹子将供试品固定在一平整钢板上，钢板与水平面的倾斜度为 60°，放置 24 h，膏面应无流淌现象。

（3）黏附力：除另有规定外，照黏附力测定法（通则 0952 第一法）测定，应符合各品种项下的规定。

（4）含量均匀度：除另有规定或来源于动、植物多组分且难以建立测定方法的，照含量均匀度检查法（通则 0941）测定，应符合规定。

（5）微生物限度：照微生物计数法（通则 1105）、控制菌检查法（通则 1106）及非无菌药品微生物限度标准（通则 1107）检查，应符合规定。

2. 橡胶贴膏

（1）含膏量：取供试品 2 片（每片标示面积大于 35 cm^2，切取 35 cm^2），除去盖衬，精密称定重量，置有盖玻璃容器中，加三氯甲烷或乙醚等适量溶剂浸渍，并时时振摇，待布与膏料分离后，将布取出，用上述溶剂洗涤至布上不残附膏料，挥去溶剂，在烘箱中 105°C 干燥 30 min，移置干燥器中，冷却 30 min，精密称定，减失重量即为膏重，按标示面积换算成 100 cm^2 的含膏量，应符合各该品种项下的有关规定。

（2）耐热性：除另有规定外，取供试品 2 片，除去盖衬，在 60℃加热 2 h，放冷后，膏背面应无渗油现象；膏面应有光泽，用手指试触应仍有黏性。

（3）黏附力：除另有规定外，照黏附力测定法（通则 0952 第二法）测定，应符合各品种项下的规定。

（4）微生物限度：照微生物计数法（通则 1105）、控制菌检查法（通则 1106）及非无菌药品微生物限度标准（通则 1107）检查，每 10 cm^2 不得检出金黄色葡萄球菌和铜绿假单胞菌。

（二）供试品溶液的制备

凝胶贴膏的基质为亲水性基质，因此，可用极性溶剂将基质和药物先与盖衬分离，再进行净化。若测定的成分为非极性物质，可用非极性溶剂提取，也可用回流提取法或色谱法进行净化分离。

橡胶贴膏的组成比较复杂，主药含量又少，定性或定量测定中要注意被测成分与基质的分离，以免影响测定结果。可采用下列方法进行：① 直接测定法，利用一定的化学反应或者借助仪器，直接在橡胶膏制剂表面上测定其药物的成分；② 提取测定法，用一定的方法提取橡胶膏制剂中的待测成分，然后测定其组分；③ 镜检测定法，借助显微镜检查橡胶膏剂中的待测成分，其原理是利用待测成分在一定条件下，可形成一定形状的结晶而加以鉴别；④ 色谱测定法，该法主要适用于药物组成复杂的橡胶型硬膏制剂，利用色谱法分离出单个成分，然后再以样品作对照鉴别待测成分。例如，橡胶膏中含有樟脑、薄荷脑、冰片等挥发性成分时，可采用闪蒸-气相色谱法进行定性、定量分析，方法简便，样品用量少，不需特别处理样品。

（三）应用实例

消炎止痛膏

【处方】 颠茄流浸膏 200 g，樟脑 80 g，冰片 100 g，薄荷脑 280 g，麝香草酚 68 g，盐酸苯海拉明 16 g，水杨酸甲酯 60 g，桉油 40 g。

【制法】 以上八味，混匀；另取橡胶 820 g、氧化锌 960 g、松香 600 g、羊毛脂 100 g，制成基质，再加入上述颠茄流浸膏与樟脑等八味，搅匀，制成涂料，进行涂膏，切段，盖衬，切成小块，即得。

【性状】 本品为淡黄色的片状橡胶膏；气芳香。

【鉴别】

（1）取本品 10 片【规格】(1)，或 5 片【规格】(2)，除去盖衬，剪成小块，置 250 mL 烧瓶中，加乙醇 100 mL，加热回流 1 h，取乙醇液，浓缩至约 2 mL，加 5%硫酸溶液 20 mL，搅拌，滤过，滤液加氨试液使成碱性，用三氯甲烷振摇提取 2 次（30 mL，20 mL），合并三氯甲烷液，蒸干，残渣加无水乙醇 1 mL 使溶解，作为供试品溶液。另取硫酸天仙子胺对照品，加无水乙醇制成每 1 mL 含 2 mg 的溶液，作为对照品溶液。照薄层色谱法（通则 0502）试验，吸取上述供试品及对照品溶液各 10~20 μL，分别点于同一硅胶 G 薄层板上，以丙酮-水-浓氨试液（90 : 7 : 3）为展开剂，展开，取出，晾干，在 100~105℃干燥 5~10 min，趁热喷以稀碘化铋钾试液。供试品色谱中，在与硫酸天仙子胺对照品色谱相应的位置上，显相同颜色的斑点。

（2）取本品 4 片【规格】(1)或 2 片【规格】(2)，除去盖衬，剪成小块，置 500 mL 圆底烧瓶中，加水 200 mL，照挥发油测定法测定，自测定器上端加水使充满刻度部分，并溢流入烧瓶中为止，再加乙酸乙酯 5 mL，加热至沸腾，并保持微沸 1 h，放冷，分取乙酸乙酯层，置 25 mL 量瓶中，加乙酸乙酯至刻度，摇匀，作为供试品溶液。取樟脑对照品、冰片对照品、薄荷脑对照品、麝香草酚对照品和水杨酸甲酯对照品适量，加乙酸乙酯制成每 1 mL 含樟脑 0. 2 mg、冰片 1. 2 mg、薄荷

—•笔记栏•—

脑 2.5 mg、麝香草酚 1 mg 和水杨酸甲酯 1 mg 的混合溶液，作为对照品溶液。照气相色谱法（通则 0521）试验，以聚乙二醇 20000（PEG－20M）为固定相的毛细管柱（柱长为 30 m，内径为 0.32 mm，膜厚度为 0.25 μm）；柱温为程序升温：初始温度 90℃，保持 5 min 后，以 5℃/min 的速率升温至 170℃，保持 10 min，进样口温度 200℃，检测器温度 250℃，分流比 2∶1。分别吸取对照品溶液与供试品溶液各 1 μL，注入气相色谱仪，测定。供试品色谱中，应呈现与对照品色谱峰保留时间相同的色谱。

【检查】

阿托品：取硫酸天仙子胺对照品、硫酸阿托品对照品，分别加无水乙醇制成每 1 mL 各含 2 mg 的溶液，作为对照品溶液。照薄层色谱法（通则 0502）试验，吸取上述对照品溶液及【鉴别】（1）项下供试品溶液各 10～20 μL，分别点于同一硅胶 G 薄层板上，以丙酮-水-浓氨试液（90∶7∶3）为展开剂，展开，取出，晾干，在 100～105℃干燥 5～10 min，趁热依次喷以稀碘化铋钾试液及 10%亚硝酸钠溶液（临用新配），放置 5～10 min。供试品色谱中，在与硫酸天仙子胺对照品相应位置上的斑点应由棕色变为红棕色，不得出现与硫酸阿托品相同的灰蓝色斑点。

含膏量：取本品，用乙醚作溶剂，依法检查（通则 0122 第一法）。每 100 cm^2 中含膏量应为 1.5～1.9 g。

黏附性：取本品（剪成 4 cm×5 cm）5 片，作为供试品。照贴膏剂黏附力测定法（通则 0952 第二法）测定，取供试品固定于试验板表面，加载 1 000 g 砝码，30 min 后取出，测量供试品在试验板上的位移值，即得。

本品平均位移值不得大于 5 mm。

其他：应符合贴膏剂项下有关的各项规定（通则 0122）。

第三节 中药栓剂的分析

中药栓剂系指原料药物（中药提取物或中药饮片细粉）与适宜基质等制成供腔道给药的固体制剂，常用基质为半合成脂肪酸甘油酯、可可豆脂、聚氧乙烯硬脂酸酯、聚氧乙烯山梨聚糖脂肪酸酯等物质，根据需要可加入表面活性剂、稀释剂、润滑剂和抑菌剂等。《中国药典》（2020 年版）一部收载了化痔栓、双黄连栓等 11 种栓剂。

（一）制剂通则检查

1. 重量差异　取供试品 10 粒，精密称定总重量，求得平均粒重后，再分别精密称定每粒的重量。每粒重量与平均粒重相比较（有标示粒重的中药栓剂，每粒重量应与标示粒重比较），按《中国药典》（2020 年版）相关规定，超出重量差异限度的不得多于 1 粒，并不得超出限度 1 倍。凡规定检查含量均匀度的栓剂，一般不再检查重量差异。

2. 融变时限　除另有规定外，照融变时限检查法（通则 0922）检查，应符合规定。

3. 膨胀值　除另有规定外，阴道膨胀栓应检查膨胀值：取本品 3 粒，用游标卡尺测其尾部棉条直径，滚动约 90°再测一次，每粒测两次，求出每粒测定的 2 次平均值（R_i）；将上述 3 粒栓用于融变时限测定结束后，立即取出剩余棉条，待水断滴，均轻置于玻璃板上，用游标卡尺测定每个棉条的两端以及中间三个部位，滚动约 90°后再测定三个部位，每个棉条共获得六个数据，求出测定的 6 次平均值（r_i），计算每粒的膨胀值（P_i），3 粒栓的膨胀值均应大于 1.5。

$$P_i=\frac{r_i}{R_i}$$

4. 微生物限度　除另有规定外，照非无菌产品微生物限度检查：微生物计数法和控制菌检查法及非无菌药品微生物限度标准检查，应符合规定。

（二）供试品溶液的制备

中药提取物或饮片细粉必须和适宜的基质混匀后才能制成一定形状的栓剂，因此，在供试品溶液的制备过程中需要系统考虑栓剂基质及中药复杂成分对分析测定的影响。基质的存在对栓剂的分析带来一定的困难，在分析前一般需要根据基质及待测成分的性质选择性地将其去除。栓剂常用的基质可分为亲水性基质和油脂性基质，亲水性基质常用甘油明胶、聚乙二醇类（PEG）、吐温类等，油脂性基质包括可可脂、半合成脂肪酸甘油酯类、香果脂及氢化油类等。

除去栓剂中基质的主要方法包括：

（1）栓剂与硅藻土等惰性材料混合、研匀，根据待测组分理化性质和基质类型选择恰当溶剂回流提取。如待测组分极性较大，基质为油脂性的，一般选择水或烯醇为提取溶液；而待测组分极性较小，基质为亲水性的，一般选择有机溶剂提取。

（2）油脂性基质的中药栓剂可将其切成小块，加适量水，在温水浴上加热使其融化，搅拌一定时间，取出，置冰浴中使基质凝固，滤过，如此反复 2~3 次，合并水溶液，可将水溶性成分提出。

（3）针对具有一定酸碱性的成分也可使用萃取法将待测组分从栓剂中提取出来。将栓剂切成小块后加恰当的有机溶剂溶解，置分液漏斗中，采用酸性溶液萃取碱性成分，或碱性溶液萃取酸性成分。如待测成分为生物碱，可以加一定浓度的盐酸或硫酸萃取，至生物碱提取完全后，合并提取液并碱化后，用恰当有机溶剂萃取；如待测成分为酸性成分，可以加一定浓度的碱性水溶液萃取，提取完全后，合并提取液并酸化，用适宜有机溶剂萃取即可。

（4）如果基质对待测成分影响较小，也可将栓剂在一定温度（通常为 80℃或 90℃）的水浴中加热融化后，趁热加入恰当的溶剂充分振摇提取，滤过。

案例

野菊花栓中野菊花的鉴别

本品研碎，取 0.5 g，加石油醚（60~90℃）5 mL，置 50℃水浴中温浸 15 min，时时振摇，倾去上清液，药渣再用石油醚同法处理 1 次，弃去石油醚液，药渣挥尽溶剂，加甲醇 20 mL，在 60℃水浴中浸渍 15 min，时时振摇，放冷，滤过，滤液作为供试品溶液。

问题：

（1）加入石油醚（60~90℃）温浸的目的是什么？

（2）供试品溶液制备过程中应注意哪些问题？

（三）应用实例

银翘双解栓

【处方】 连翘 1 860.46 g，金银花 930.23 g，黄芩 1 023.26 g，丁香叶 465.12 g。

【制法】 以上四味，连翘、金银花加水煎煮二次，每次 40 min，合并煎液，滤过，滤液浓缩成相对密度为 1.20~1.25（60℃）的清膏，放冷，加入乙醇使含醇量达 70%，静置 12 h 滤过，滤液备用；丁香叶加水煎煮二次，每次 40 min，合并煎液，滤过，滤液浓缩成相对密度为 1.20~1.25（60℃）的清膏，放冷，加入乙醇使含醇量达 70%，静置 12 h，滤过，滤液与上述滤液合并，回收乙醇，浓缩至相对密度为 1.32~1.42（60℃）的稠膏；黄芩粉碎成粗粉（过 20 目筛），加水煎煮三次，第一次 2 h，第二次、第三次各 1 h，煎液分次滤过，滤液浓缩成相对密度为 1.0~1.05（80℃）的清膏，于 80℃时用 2 mol/L 盐酸调节 pH 至 1.0~2.0，保温 1 h，静置 12 h，滤过，药渣加 6~8 倍量水，用 40%氢氧化钠溶液调节 pH 至 7.0~7.5，并使其溶解，加入等量乙醇，搅拌，滤过，滤液于

—•笔记栏•—

80℃时用2 mol/L盐酸调节pH至1.0~2.0,保温1 h,静置12 h,滤过,药渣用水洗至pH为5.0,继用50%乙醇洗至pH为7.0,再用乙醇精制,得黄芩提取物。将黄芩提取物加入上述稠膏中,用40%氢氧化钠溶液调节pH至7,在水浴中加热,缓缓加入14.54 mL聚山梨酯80、羊毛脂58.15 g、山梨醇单棕榈酸酯46.52 g、半合成脂肪酸甘油酯774.19 g,溶解后混匀,注入栓剂模中,冷却,制成1 000粒(1.5 g/粒)或1 500粒(1.0 g/粒),即得。

【性状】 本品为黄棕色子弹形栓剂。

【鉴别】

(1) 取本品1粒,加水20 mL,温热使溶解,放冷,滤过,滤液蒸干,残渣加75%乙醇1 mL使溶解,作为供试品溶液。另取黄芩苷对照品、绿原酸对照品,分别加75%乙醇制成每1 mL含0.4 mg的溶液,作为对照品溶液。照薄层色谱法(通则0502)试验,吸取上述三种溶液各1 μL,分别点于同一聚酰胺薄膜上,以醋酸为展开剂,展开,取出,晾干,置紫外灯(365 nm)下检视。供试品色谱中,在与对照品色谱相应的位置上,显相同颜色的荧光斑点。

(2) 取本品1粒,加水20 mL,温热使溶解,放冷,滤过,滤液蒸干,残渣加甲醇1 mL使溶解,作为供试品溶液。另取连翘对照药材0.5 g,加甲醇10 mL,加热回流20 min,滤过,滤液作为对照药材溶液。照薄层色谱法(通则0502)试验,吸取上述两种溶液各2 μL,分别点于同一硅胶G薄层板上,以三氯甲烷-甲醇(5∶1)为展开剂,展开,取出,晾干,喷以10%硫酸乙醇溶液,在105℃加热至斑点显色清晰。供试品色谱中,在与对照药材色谱相应的位置上,显相同颜色的斑点。

【检查】 应符合栓剂项下有关的各项规定(通则0107)。

【含量测定】

(1) 黄芩:照高效液相色谱法(通则0512)测定。

1) 色谱条件与系统适用性试验:以十八烷基硅烷键合硅胶为填充剂;以甲醇-冰醋酸-水(50∶1∶50)为流动相;检测波长为276 nm。理论塔板数按黄芩苷峰计算应不低于1 600。

2) 对照品溶液的制备:取黄芩苷对照品适量,精密称定,加50%甲醇制成每1 mL含0.1 mg的溶液,即得。

3) 供试品溶液的制备:取重量差异项下的本品2粒,剪碎,混匀,取约0.1 g,精密称定,置50 mL烧杯中,加水30 mL,加热使溶解,冷却,滤过,滤液置50 mL量瓶中,用水洗涤容器与滤器,洗液并入同一量瓶中,加水至刻度,摇匀,滤过,取续滤液,即得。

4) 测定法:分别精密吸取对照品溶液与供试品溶液各5 μL,注入液相色谱仪,测定,即得。

本品每粒含黄芩以黄芩苷($C_{21}H_{18}O_{11}$)计,【规格】(1)不得少于45 mg;【规格】(2)不得少于67.5 mg。

(2) 金银花:照高效液相色谱法(通则0512)测定。

1) 色谱条件与系统适用性试验:以十八烷基硅烷键合硅胶为填充剂;以甲醇-冰醋酸-水(15∶1∶85)为流动相;检测波长为324 nm。理论塔板数按绿原酸峰计算应不低于2 000。

2) 对照品溶液的制备:取绿原酸对照品适量,精密称定,置棕色量瓶中,加水制成每1 mL含10 μg的溶液,即得。

3) 供试品溶液的制备:取重量差异项下的本品,剪碎,混匀,取约0.5 g,精密称定,置锥形瓶中,加热水40 mL使溶解,放冷,滤过,滤液置100 mL量瓶中,容器与滤器用热水洗涤2次(30 mL,20 mL),洗液并入同一棕色量瓶中,加水至刻度,摇匀,滤过,取续滤液,即得。

4) 测定法:分别精密吸取对照品溶液与供试品溶液各20 μL,注入液相色谱仪,测定,即得。

本品每粒含金银花以绿原酸($C_{16}H_{18}O_9$)计,【规格】(1)不得少于1.7 mg;【规格】(2)不得少于2.7 mg。

第四节　中药注射剂的分析

中药注射剂是以中医药理论为指导，采用现代科学技术和方法，从药材或复方中提取的有效物质制成的可供注入人体内，包括肌肉、穴位、静脉注射和静脉滴注使用的灭菌溶液或乳状液、混悬液，以及供临用前配成溶液的无菌粉末或浓溶液等注入人体的制剂，是传统中医药理论与现代生产工艺相结合的产物，突破了中药传统的给药方式，具有生物利用度高、疗效确切、作用迅速等特点。在神志昏迷患者的抢救、不能口服的重症患者和急救患者等方面，发挥着独特作用。

(一) 制剂通则检查

中药注射剂制剂通则检查项目见表 8-4。

表 8-4　中药注射剂制剂通则检查项目

项目名称	注射液			注射用无菌粉末	注射用浓溶液
	溶液型	乳状液型	混悬型		
性状	+	+	+	+	+
装量	+	+	+	-	+
装量差异	-	-	-	+	-
渗透压摩尔浓度	±	±	-	-	-
可见异物	+	+	+	+	+
不溶性微粒	+	-	-	+	+
有关物质检查	+	+	+	+	+
重金属及有害元素残留	+	+	+	+	+
无菌检查	+	+	+	+	+
细菌内毒素或热原	±	±	-	±	±
pH	+	+	+	+	+
水分	-	-	-	+	-
炽灼残渣	±	±	±	±	±
颜色	±	±	±	±	±

注："+"表示要考察，"-"表示不要考察，"±"表示根据具体情况或视不同品种而定。

(二) 中药注射剂指纹图谱

中药注射剂的质量受诸多因素影响，主要包括原料的质量、加工炮制方法和制备工艺等，其中，原药材化学成分的不稳定是影响中药注射剂质量的关键因素。因此，仅对中药注射剂中单个或几个有效成分进行定性、定量分析，难以有效地控制其质量。为全面控制中药注射剂的质量，保证不同批次产品质量的均一、稳定，我国首先在中药注射剂的质量控制中推行指纹图谱技术，先后颁布了《中药注射剂指纹图谱研究的技术要求（暂行）》（2000 年）和《中药注射剂指纹图谱实验研究技术指南（试行）》（2004 年）。规定中药注射剂在固定中药材品种、产地和采收期的前提下，原料（药材、饮片、提取物、有效部位等）、中间体和制剂均应分别建立指纹图谱，并应

—•笔记栏•—

进行原料、中间体、制剂指纹图谱的相关性研究。

中药注射剂的指纹图谱应全面反映注射剂所含成分的信息。注射剂中含有的大类成分，一般都应在指纹图谱中得到体现，必要时应建立多张指纹图谱，以适应检测不同大类成分的需要。经质量研究明确结构的成分，应当在指纹图谱中得到体现，一般不低于已明确成分的90%，对于不能体现的成分应有充分合理的理由。指纹图谱的评价可采用相对峰面积、相对保留时间、非共有峰面积或者相似度等指标进行评价。同时，也可根据产品特点增加特征峰比例等指标及指纹特征描述，并规定非共有峰数及相对峰面积。

（三）供试品溶液的制备

中药注射剂一般以中药饮片或提取物为原料进行制备，其原料药物均有相应的质量控制，并严格按各品种规定的方法进行提取和纯化，在制备过程中除去了大量的杂质，同时在一定程度上保留了中药多成分的特点。因此，中药注射剂前处理方法较简便，通常可直接分析或经溶解、稀释后进行分析。对于药味较多，成分间干扰较大的注射剂，可根据成分的理化性质选择适宜的净化方法，常用的有液-液萃取、固相萃取和大孔树脂柱色谱法等。

案例

止喘灵注射液中洋金花的含量测定

精密量取本品20 mL，加2 mol/L盐酸溶液调pH至2，用三氯甲烷20 mL振摇提取1次，弃去三氯甲烷液，酸水层用浓氨试液调节pH至9，用三氯甲烷振摇提取5次，每次20 mL，合并三氯甲烷液，置温水浴上回收三氯甲烷至干，残渣用0.07 mol/L磷酸钠溶液（用磷酸调pH至6.0）溶解，转移至5 mL量瓶中，并稀释至刻度，摇匀，即得。

问题：

（1）用2 mol/L盐酸溶液调pH至2的原因？

（2）pH调至酸性、碱性，均用三氯甲烷振摇提取，酸性时弃去三氯甲烷液；碱性时三氯甲烷液保留，为什么？

（四）应用实例

清开灵注射液

【处方】 胆酸3.25 g，珍珠母（粉）50.0 g，猪去氧胆酸3.75 g，栀子25.0 g，水牛角（粉）25.0 g，板蓝根200.0 g，黄芩苷5.0 g，金银花60.0 g。

【制法】 以上八味，板蓝根加水煎煮二次，每次1 h，合并煎液，滤过，滤液浓缩至200 mL，加乙醇使含醇量达60%，冷藏，滤过，滤液回收乙醇，加水，冷藏备用。栀子加水煎煮二次，第一次1 h，第二次0.5 h，合并煎液，滤过，滤液浓缩至25 mL。加乙醇使含醇量达60%，冷藏，滤过，滤液回收乙醇，加水，冷藏备用。金银花加水煎煮二次，每次0.5 h，合并煎液，滤过，滤液浓缩至60 mL，加乙醇使含醇量达75%，滤过，滤液调节pH至8.0，冷藏，回收乙醇，再加乙醇使含醇量达85%，冷藏，滤过，滤液回收乙醇，加水，冷藏备用。水牛角粉用氢氧化钡溶液、珍珠母粉用硫酸分别水解7~9 h，滤过，合并滤液，调节pH至3.5~4.0，滤过，滤液加乙醇使含醇量达60%，冷藏，滤过，滤液回收乙醇，加水，冷藏备用。将栀子液、板蓝根液和水牛角、珍珠母水解混合液合并后，加到胆酸、猪去氧胆酸的70%乙醇溶液中，混匀，加乙醇使含醇量达75%，调节pH至7.0，冷藏，滤过，滤液回收乙醇，加水，冷藏备用。黄芩苷用注射用水溶解，调pH至7.5，加入金银花提取液，混匀，与上述各备用液合并，混匀，并加注射用水至1 000 mL，再经活性炭处理后，冷藏，灌封，灭菌，即得。

【性状】 本品为棕黄色或棕红色的澄明液体。

【鉴别】

(1) 取本品 10 mL,置水浴上蒸干,放冷,残渣加乙醇 1 mL 使溶解,取上清液作为供试品溶液。另取栀子苷对照品,加乙醇制成每 1 mL 含 4 mg 的溶液,作为对照品溶液。照薄层色谱法(通则 0502)试验,吸取上述两种溶液各 5 μL,分别点于同一硅胶 G 薄层板上,以乙酸乙酯-丙酮-甲酸-水(5∶5∶1∶1)为展开剂,展开,取出,晾干,喷以 10%硫酸乙醇溶液,在 105℃加热至斑点显色清晰。供试品色谱中,在与对照品色谱相应的位置上,显相同颜色的斑点。

(2) 取本品 1 mL,加乙醇 2 mL,混匀,作为供试品溶液。另取胆酸对照品、猪去氧胆酸对照品,加乙醇制成每 1 mL 各含 1 mg 的混合溶液,作为对照品溶液。照《中国药典》通则薄层色谱法试验,吸取上述两种溶液各 5 μL,分别点于同一硅胶 G 薄层板上,以异辛烷-乙酸乙酯-冰醋酸(15∶7∶5)为展开剂,展开,取出,晾干,喷以 10%硫酸乙醇溶液,在 105℃加热至斑点显色清晰。供试品色谱中,在与对照品色谱相应的位置上,显相同颜色的斑点。

(3) 取黄芩苷对照品,加 70%乙醇制成每 1 mL 含 1 mg 的溶液,作为对照品溶液。照薄层色谱法(通则 0502)试验,吸取【鉴别】(2)项下的供试品溶液及上述对照品溶液各 2 μL,分别点于同一聚酰胺薄膜上,以醋酸为展开剂,展开,取出,晾干,喷以 1%三氯化铁乙醇溶液。供试品色谱中,在与对照品色谱相应的位置上,显相同颜色的斑点。

【指纹图谱】 照高效液相色谱法测定。

(1) 色谱条件与系统适用性试验:以十八烷基硅烷键合硅胶为填充剂(色谱柱 Phenomenex Luna C_{18} 250 mm×4.6 mm,5 μm)。以乙腈为流动相 A,以 0.1%甲酸溶液为流动相 B。梯度洗脱:0~42 min,0→12% A;42~65 min,12%→19% A;65~75 min,19%→100% A;75~85 min,100%→0% A。流速:0.5 mL/min。检测波长:254 nm。柱温:25℃。理论塔板数按栀子苷峰计算,应不低于 100 000。

时间(min)	流动相 A(%)	流动相 B(%)
0~42	0→12	100→88
42~65	12→19	88→81
65~75	19→100	81→0
75~85	100→0	0→100

(2) 参照物溶液的制备:取栀子苷对照品适量,精密称定,加甲醇制成每 1 mL 含 0.2 mg 的溶液,即得。

(3) 供试品溶液的制备:取本品,滤过,取续滤液,即得。

(4) 测定法:分别精密吸取参照物溶液和供试品溶液各 10 μL,注入液相色谱仪,测定,记录 85 min 内的色谱图,即得。

本品指纹图谱(图 8-1)中应呈现与栀子苷对照品色谱峰保留时间一致的色谱峰,并应出现 10 个共有峰,以 1、3、5、6、7、8、9、10(S)号峰为标记,经中药色谱指纹图谱相似度评价系统软件计算,与对照指纹图谱相比较,相似度不得低于 0.80。

【检查】

山银花:取本品 20 mL,加盐酸 3 滴,边加边搅拌,滤过,滤液加氢氧化钠试液调节 pH 至 7,用水饱和的正丁醇振摇提取 2 次,每次 30 mL,合并正丁醇液,用氨试液洗涤两次,每次 30 mL,分取正丁醇液,蒸干,残渣加甲醇 2 mL 使溶解,作为供试品溶液。另取灰毡毛忍冬皂苷对照品,加甲醇制成每 1 mL 含 1 mg 的溶液,作为对照品溶液。照薄层色谱法(通则 0502)试验,吸取上述

—•笔记栏•—

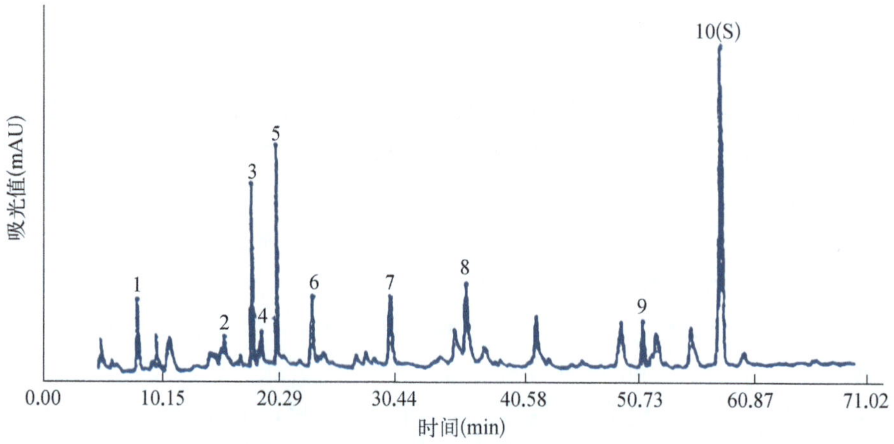

图 8-1 清开灵注射液对照指纹图谱

峰 10(S)：栀子苷

两种溶液各 2 μL，分别点于同一硅胶 G 薄层板上，以三氯甲烷-甲醇-水（6∶4∶1）为展开剂，展开，取出，晾干，喷以 10%硫酸乙醇溶液，在 105℃ 加热至斑点显色清晰。供试品色谱中，在与对照品色谱相应的位置上，不得显相同颜色的斑点。

溶液的颜色：精密量取本品 1 mL，置 50 mL 量瓶中，加水稀释至刻度，摇匀，与黄色 10 号标准比色液比较，应不得更深。

pH：应为 6.8~7.5。

炽灼残渣：精密量取本品 5 mL，按照炽灼残渣检查法测定，每 1 mL 应为 3.0~8.5 mg。

总固体：精密量取本品 2 mL，置 105℃ 干燥至恒重的蒸发皿中，蒸干，在 105℃ 干燥 2 h，移至干燥器中，冷却 30 min，迅速精密称定重量，每 1 mL 遗留残渣应为 30~60 mg。

有关物质：除蛋白质、树脂、草酸盐外，应符合规定。

蛋白质：取本品 1 mL，加鞣酸试液 1~3 滴，不得出现浑浊。

树脂：取本品 5 mL，加三氯甲烷 10 mL，振摇提取，分取三氯甲烷液，置水浴上蒸干，残渣加冰醋酸 2 mL 使溶解，置具塞试管中，加水 3 mL，混匀，放置 30 min，可有轻微浑浊，不得出现絮状物或沉淀。

草酸盐：取本品 5 mL，置离心管中，滴加 6 mol/L 盐酸溶液 5 滴，搅匀，离心，吸取上清液，滤过，取滤液 2 mL，调节 pH 至 5~6，加 3%氯化钙溶液 2~3 滴，放置 10 min，不得出现沉淀。

重金属：精密量取本品 1 mL，置坩埚中，蒸干，再缓缓炽灼至完全灰化，放冷，照重金属检查法（通则 0821）第一法检查，含重金属不得过 10 mg/kg。

异常毒性：取本品，（通则 1141）检查静脉注射给药，剂量按每只小鼠注射 0.5 mL，应符合规定。

过敏反应：取本品，依《中国药典》（通则 1147）检查，应符合规定。

热原：取本品，依《中国药典》（通则 1142）检查，剂量按家兔体重每 1 kg 注射 5 mL，应符合规定。

溶血与凝聚：取本品，依《中国药典》（通则 1148）检查，应符合规定。

其他：应符合《中国药典》通则注射剂项下有关的各项规定。

【含量测定】

（1）胆酸、猪去氧胆酸：照高效液相色谱法（通则 0512）测定。

1）色谱条件与系统适用性试验：以十八烷基硅烷键合硅胶为填充剂，以甲醇-乙腈-0.1%甲酸（68∶17∶15）为流动相，用蒸发光散射检测器检测。理论塔板数按胆酸峰计算应不低于 4 000。

2）对照品溶液的制备：取胆酸对照品、猪去氧胆酸对照品适量，精密称定，加甲醇制成每 1 mL 含胆酸 0.2 mg 和猪去氧胆酸 0.1 mg 的混合溶液，即得。

3）供试品溶液的制备：精密量取本品 1 mL，置 10 mL 量瓶中，加甲醇稀释至刻度，摇匀，滤过，取续滤液，即得。

4）测定法：分别精密吸取对照品溶液 5 μL、15 μL，供试品溶液 10 μL，注入液相色谱仪，测定，以外标两点法对数方程计算，即得。

本品每 1 mL 含胆酸（$C_{24}H_{40}O_5$）应为 1.50～3.25 mg；含猪去氧胆酸（$C_{24}H_{40}O_4$）应为 1.00～3.20 mg。

（2）栀子：照高效液相色谱法（通则 0512）测定。

1）色谱条件与系统适用性试验：以十八烷基硅烷键合硅胶为填充剂；以乙腈-水（10∶90）为流动相；检测波长为 238 nm。理论塔板数按栀子苷峰计算应不低于 3 000。

2）对照品溶液的制备：取栀子苷对照品适量，精密称定，加甲醇制成每 1 mL 含 30 μg 的溶液，即得。

3）供试品溶液的制备：精密量取本品 5 mL，置 50 mL 量瓶中，加甲醇稀释至刻度，摇匀，滤过，取续滤液，即得。

4）测定法：分别精密吸取对照品溶液与供试品溶液各 10 μL，注入液相色谱仪，测定，即得。

本品每 1 mL 含栀子以栀子苷（$C_{17}H_{24}O_{10}$）计，不得少于 0.10 mg。

（3）黄芩苷：照高效液相色谱法（通则 0512）测定。

1）色谱条件与系统适用性试验：以十八烷基硅烷键合硅胶为填充剂；以甲醇-水-磷酸（47∶53∶0.2）为流动相；检测波长为 276 nm。理论塔板数按黄芩苷峰计算应不低于 3 000。

2）对照品溶液的制备：取黄芩苷对照品适量，精密称定，置 100 mL 量瓶中，加 70%乙醇适量使溶解，加流动相 1 mL，再加 70%乙醇稀释至刻度，摇匀，即得（每 1 mL 中含黄芩苷 50 μg）。

3）供试品溶液的制备：精密量取本品 1 mL，置 100 mL 量瓶中，加 70%乙醇稀释至刻度，摇匀，滤过，取续滤液，即得。

4）测定法：分别精密吸取对照品溶液与供试品溶液各 10 μL，注入液相色谱仪，测定，即得。

本品每 1 mL 含黄芩苷（$C_{21}H_{18}O_{11}$），应为 3.5～5.5 mg。

总氮量：精密量取本品 0.5 mL，照氮测定法（通则 0704）第二法测定，即得。

本品每 1 mL 含总氮（N）应为 2.2～3.0 mg。

—•笔记栏•—

中药注射剂不良反应事件

第五节　中药眼用制剂的分析

中药眼用制剂系指原料药物（中药提取物或中药饮片细粉）与适当的基质或溶剂混合后，直接用于眼部发挥治疗作用的无菌制剂。《中国药典》（2020 年版）一部收载了马应龙八宝眼膏、双黄连滴眼剂等 6 种眼用制剂。

一、制剂通则检查

1. 可见异物　系指存在于眼用液体制剂等制剂或原料中，在规定条件下目视可以观测到的不溶性物质，其粒径或长度通常大于 50 μm。一般除另有规定外，中药滴眼剂照可见异物检查法中第一法检查，应符合规定。

2. 粒度　除另有规定外，含饮片原粉的眼用制剂和混悬型眼用制剂照下述方法检查，粒度应符合规定。

3. 沉降体积比　混悬型滴眼剂（含饮片细粉的滴眼剂除外）照下述方法检查，沉降体积比应不低于 0.90。

4. 金属性异物　除另有规定外，眼用半固体制剂照下述方法检查，应符合规定。

5. 装量差异　除另有规定外，单剂量包装的眼用固体制剂或半固体制剂照规定方法检查，应符合规定。

—•笔记栏•—

6. 装量　除另有规定外，单剂量包装的眼用液体制剂照规定方法检查，应符合规定。多剂量包装的眼用制剂，照最低装量检查法检查，应符合规定。

7. 渗透压摩尔浓度　除另有规定外，水溶液型滴眼剂、洗眼剂和眼内注射溶液按各品种项下的规定，进行渗透压摩尔浓度测定法测定，应符合规定。

8. 无菌　除另有规定外，照无菌检查法检查，应符合规定。

二、供试品溶液的制备

中药眼用制剂中，滴眼剂常含有调节渗透压、pH、黏度以及增加原料药物溶解度和制剂稳定的辅料，眼膏剂常含有凡士林、羊毛脂等基质，在供试品溶液制备时，应注意辅料或基质产生的影响。

眼膏剂可用滤除基质法制备，即称取一定量供试品，加入适当溶剂，加热使其融化，冷却，待基质凝固后，滤过，将基质与上清液分离，重复操作数次，合并滤液后测定。也可以综合考虑待测成分与基质的极性差异，选择适宜有机溶剂萃取基质后再进行分析测定。

滴眼剂一般是中药饮片经过提取或纯化后制成，杂质相对较少，待测成分相对含量较高，可直接用于分析。但当组成制剂药味较多时，直接分析测定时各类中药成分干扰较大，也需要进行净化处理，可根据被测组分与干扰成分的理化性质差异，选择液液萃取、固相萃取、色谱法等方法进行富集和纯化后，再进行分析测定。

案例

四味珍层冰硼滴眼液中珍珠的鉴别

取本品15 mL，加硫酸0.3 mL，置水浴中加热回流2 h，放冷，通过732型氢型阳离子交换树脂柱(内径为1.5 cm，柱高为10 cm)，用水200 mL洗脱，再用10%氨溶液100 mL洗脱，收集洗脱液，蒸干，残渣加稀乙醇1 mL使溶解，作为供试品溶液。

问题：

(1) 加入硫酸后热回流的目的是什么？

(2) 提取液经过732型氢型阳离子交换树脂柱处理，为什么先用水洗洗脱，再用10%氨溶液100 mL洗脱？二者顺序颠倒会产生怎样的结果？

三、应用实例

复方熊胆滴眼液

【处方】 熊胆粉3 g，天然冰片1 g。

【制法】 以上二味，取熊胆粉，用10倍量水溶解，加乙醇使含醇量达50%，加热回流1 h后，回收乙醇至无醇味，滤过，滤液备用；硼砂、硼酸、氯化钠、羟苯乙酯0.25 g搅拌溶于水中，滤过，滤液备用；将天然冰片溶于乙醇中，再加入等量的水，待微晶析出后，滤过，用水冲洗微晶至无醇味，天然冰片微晶备用；将羧甲基纤维素钠2 g加入适量水中，静置24 h，滤过，滤液备用。将天然冰片微晶与上述三种滤液混匀，加水至1 000 mL，混匀，灭菌，分装，即得。

【性状】 本品为淡黄色的混悬液；气清香，味苦。

【鉴别】 取本品2 mL，加30%氢氧化钠溶液1.5 mL，置沸水浴上水解10 h，放冷，滴加盐酸调节pH至1~2，用乙酸乙酯振摇提取4次，每次10 mL，合并乙酸乙酯提取液，蒸干，残渣加甲醇2 mL使溶解，作为供试品溶液。另取熊去氧胆酸对照品和鹅去氧胆酸对照品，加甲醇制成每

1 mL 各含 0.6 mg 的混合溶液，作为对照品溶液。照薄层色谱法（通则 0502）试验，吸取上述两种溶液各 1 μL，分别点于同一硅胶 G 薄层板上，以异辛烷-异丙醚-正丁醇-冰醋酸-水（6：3：1.8：3：0.6）的上层溶液为展开剂，展开，取出，晾干，喷以 20% 硫酸乙醇溶液，在 105℃ 加热至斑点显色清晰，置紫外灯（365 nm）下检视。供试品色谱中，在与对照品色谱相应的位置上，显相同颜色的荧光斑点。

【检查】

pH：应为 7.4~8.0（通则 0631）。

其他：应符合眼用制剂项下有关的各项规定（通则 0105）。

【含量测定】

（1）熊胆粉：照高效液相色谱法（通则 0512）测定。

1）色谱条件与系统适用性试验：以十八烷基硅烷键合硅胶为填充剂；以甲醇-0.03 mol/L 磷酸二氢钠溶液（62：38）（用磷酸调节 pH 至 4.4）为流动相，检测波长为 210 nm。理论塔板数按牛磺熊去氧胆酸峰计算应不低于 1 000。

2）对照品溶液的制备：取牛磺熊去氧胆酸钠对照品适量，精密称定，加甲醇制成每 1 mL 含 1 mg 的溶液，即得（相当于牛磺熊去氧胆酸 0.957 8 mg）。

3）供试品溶液的制备：取本品，作为供试品溶液。

4）测定法：分别精密吸取对照品溶液与供试品溶液各 10 μL，注入液相色谱仪，测定，即得。

本品每 1 mL 含熊胆粉以牛磺熊去氧胆酸（$C_{26}H_{45}NO_6S$）计，不得少于 0.55 mg。

（2）天然冰片：照气相色谱法（通则 0521）测定。

1）色谱条件与系统适用性试验：聚乙二醇 20000（PEG-20M）毛细管柱（柱长为 30 m，内径为 0.25 mm，膜厚度为 0.25 μm）；柱温为 130℃，进样口温度为 200℃，检测器温度为 200℃。理论塔板数按右旋龙脑峰计算应不低于 10 000。

2）校正因子测定：取十五烷适量，精密称定，加乙酸乙酯制成每 1 mL 含 1 mg 的溶液，作为内标溶液。另取右旋龙脑对照品适量，精密称定，加乙酸乙酯制成每 1 mL 含 1 mg 的溶液，作为对照品溶液。精密吸取上述两种溶液各 2 mL，置 25 mL 量瓶中，加乙酸乙酯至刻度，摇匀，取 1 μL，注入气相色谱仪，计算校正因子。

3）测定法：取装量差异项下的本品，混匀，精密量取 5 mL，用乙酸乙酯振摇提取 4 次，轻轻振摇后，放置 30 min，每次 5 mL，合并乙酸乙酯提取液，于 25 mL 量瓶中，精密加入内标溶液 2 mL，用乙酸乙酯稀释至刻度，摇匀，取 1 μL，注入气相色谱仪，计算，即得。

本品每 1 mL 含天然冰片以右旋龙脑（$C_{10}H_{18}O$）计，不得少于 0.45 mg。

第六节　中药气雾剂的分析

中药气雾剂系指原料药物或原料药物和附加剂与适宜的抛射剂共同装封于具有特制阀门系统的耐压容器中，使用时借助抛射剂的压力将内容物呈雾状物喷至腔道黏膜或皮肤的制剂。中药气雾剂中药物一般为中药材经提取、纯化、分离后得到的提取物、有效成分或有效部位，也包括饮片微粉，但较少使用。《中国药典》（2020 年版）一部收载了宽胸气雾剂、麝香祛痛气雾剂等 2 种气雾剂。

一、制剂通则检查

1. 每罐总揿次　定量气雾剂照吸入制剂（通则 0111）相关项下方法检查，每罐总揿次应符合规定。

2. 递送剂量均一性　除另有规定外，定量气雾剂照吸入制剂（通则 0111）相关项下方法检查，递送剂量均一性应符合规定。

—•笔记栏•—

3. 每揿主药含量　取定量气雾剂供试品1罐，充分振摇，除去帽盖，按产品规定，弃去若干揿次，用溶剂洗净套口，充分干燥后，倒置于已加入一定量吸收液的适宜烧杯中，将套口浸入吸收液液面下（至少25 mm），喷射10次或20次（注意每次喷射间隔5 s并缓缓振摇），取出供试品，用吸收液洗净套口内外，合并吸收液，转移至适宜量瓶中并稀释至刻度后，按各品种含量测定项下的方法测定，所得结果除以取样喷射次数，即为平均每揿主药含量。每揿主药含量应为每揿主药含量标示量的80%~120%。凡规定测定递送剂量均一性的气雾剂，一般不再进行每揿主药含量的测定。

4. 喷射速率　非定量气雾剂应检查喷射速率：取供试品4罐，除去帽盖，分别喷射数秒后，擦净，精密称定，将其浸入恒温水浴（25℃±1℃）中30 min，取出，擦干，除另有规定外，连续喷射5 s，擦净，分别精密称重，然后放入恒温水浴（25℃±1℃）中，按上法重复操作3次，计算每罐的平均喷射速率（g/s），均应符合各品种项下的规定。

5. 喷出总量　非定量气雾剂应检查喷出总量：取供试品4罐，除去帽盖，精密称定，在通风橱内，分别连续喷射于已加入适量吸收液的容器中，直至喷尽为止，擦净，分别精密称定，每罐喷出量均不得少于标示装量的85%。

6. 每揿喷量　取定量气雾剂供试品1罐，振摇5 s，按产品规定，弃去若干揿次，擦净，精密称定，揿压阀门喷射1次，擦净，再精密称定。前后两次重量之差为1个喷量。按上法连续测定3个喷量；揿压阀门连续喷射，每次间隔5 s，弃去，至$n/2$次；再按上法连续测定4个喷量；继续揿压阀门连续喷射，弃去，再按上法测定最后3个喷量。计算每罐10个喷量的平均值。再重复测定3罐。除另有规定外，均应为标示喷量的80%~120%。

凡进行每揿递送剂量均一性检查的气雾剂，不再进行每揿喷量检查。

6. 粒度　除另有规定外，混悬型气雾剂应作粒度检查。取供试品1罐，充分振摇，除去帽盖，试喷数次，擦干，取清洁干燥的载玻片一块，置距喷嘴垂直方向5 cm处喷射1次，用约2 mL四氯化碳或其他适宜溶剂小心冲洗载玻片上的喷射物，吸干多余的四氯化碳，待干燥，盖上盖玻片，移置具有测微尺的400倍或以上倍数显微镜下检视，上下左右移动，检查25个视野，计数，除另有规定外，药物粒径应在5 mm以下，粒径大于10 mm的粒子不得过10粒。

7. 装量　非定量气雾剂照最低装量检查法检查，应符合规定。

8. 无菌　除另有规定外，用于烧伤[除程度较轻的烧伤（Ⅰ°或浅Ⅱ°外）]、严重创伤或临床必需无菌的气雾剂，照无菌检查法检查，应符合规定。

9. 微生物限度　除另有规定外，照非无菌产品微生物限度检查：微生物计数法和控制菌检查法及非无菌药品微生物限度标准检查，应符合规定。

二、供试品溶液的制备

气雾剂给药是通过手揿压并借助抛射剂实现的，因此在供试品溶液制备时应注意将其中的抛射剂排除后进行。中药气雾剂中的药物一般为经提取、纯化、分离后得到的提取物、有效成分或有效部位，所以在供试品溶液制备时可直接取一定体积的样品，加无水乙醇溶解制备。如果药品所含组分复杂，干扰成分较多，也可根据测定成分的极性采用萃取法去除干扰成分后制备而成。

案例

云南白药气雾剂中三七的鉴别

取本品1瓶，冷却至约5℃，在铝盖上穿一小孔，将6号或7号针头插入瓶中（针头切勿与液面接触），使抛射剂，缓缓排出，待排净后，取药液4 mL，加等量水，摇匀，静置30 min，滤

—·笔记栏·—

过，滤液蒸干，残渣加甲醇 1 mL 使溶解，作为供试品溶液。

问题：

(1) 气雾剂制备供试品溶液时相对于其他剂型有什么特别操作？

(2) 为什么本鉴别试验中云南白药气雾剂冷却至约 5℃后才能排除抛射剂？

三、应用实例

麝香祛痛气雾剂

【处方】 人工麝香 0.33 g，红花 1 g，樟脑 30 g，独活 1 g，冰片 20 g，龙血竭 0.33 g，薄荷脑 10 g，地黄 20 g，三七 0.33 g。

【制法】 以上九味，取人工麝香、三七、红花，分别用 50%乙醇 10 mL 分三次浸渍，每次 7 天，合并浸渍液，滤过，滤液备用；地黄用 50%乙醇 100 mL 分三次浸渍，每次 7 天，合并浸渍液，滤过，滤液备用；龙血竭、独活分别用乙醇 10 mL 分三次浸渍，每次 7 天，合并浸渍液，滤过，滤液备用；冰片、樟脑加乙醇 100 mL，搅拌使溶解，再加入 50%乙醇 700 mL，混匀；加入上述各浸渍液，混匀；将薄荷脑用适量 50%乙醇溶解，加入上述药液中，加 50%乙醇至总量为 1 000 mL，混匀，静置，滤过，灌装，封口，充入抛射剂适量，即得。

【性状】 本品为非定量阀门气雾剂，在耐压容器中的药液为橙红色澄清液体；气芳香。

【鉴别】

(1) 取本品，照【含量测定】项下的方法试验，供试品色谱中应呈现与对照品色谱峰保留时间相同的色谱峰。

(2) 取【含量测定】项下剩余药 50 mL，加水 200 mL，摇匀，用石油醚(30~60℃)提取 2 次，每次 100 mL，合并石油醚液，自然挥干，残渣用无水乙醇 2 mL 使溶解，取上清液作为供试品溶液。另取麝香酮对照品适量，加无水乙醇制成每 1 mL 含 0.1 mg 的溶液，作为对照品溶液。照气相色谱法(通则 0521)试验，聚乙二醇 20000(PEG-20M)毛细管柱(柱长为 30 m，内径为 0.32 mm，膜厚度为 0.5 μm)，柱温为程序升温：起始温度为 130℃，保持 5 min，以 0.8℃/min 的速率升温至 180℃，保持 2 min，再以 20℃/min 的速率升温至 220℃，保持 5 min。分别吸取对照品溶液与供试品溶液各 1 μL，注入气相色谱仪，测定。供试品色谱中，应呈现与对照品色谱峰保留时间相同的色谱峰。

【检查】

乙醇量：应为 47%~57%(通则 0711)。

喷射速率：应不低于 0.8 g/s(通则 0113)。

其他：应符合气雾剂项下有关的各项规定(通则 0113)。

【含量测定】 照气相色谱法(通则 0521)测定。

(1) 色谱条件与系统适用性试验：聚乙二醇 20000(PEG-20M)毛细管柱(柱长为 30 m，内径为 0.53 mm，膜厚度为 1.0 μm)，柱温为 160℃。理论塔板数按樟脑峰计算应不低于 20 000。

(2) 校正因子测定：取萘适量，精密称定，加无水乙醇制成每 1 mL 含 4 mg 的溶液，作为内标溶液。另取樟脑对照品、薄荷脑对照品、冰片对照品各 30 mg、10 mg、20 mg，精密称定，置同一 50 mL 量瓶中，精密加入内标溶液 5 mL，加无水乙醇至刻度，摇匀，吸取 1 μL，注入气相色谱仪，计算校正因子。

(3) 测定法：取本品，除去帽盖，冷却至 5℃，在铝盖上钻一小孔，插入连有干燥橡皮管的注射针头(勿与药液面接触)，橡皮管另一端放入水中，待抛射剂缓缓排出后，除去铝盖，精密量取

—•笔记栏•—

药液 1 mL,置 50 mL 量瓶中,精密加入内标溶液 5 mL,加无水乙醇至刻度,摇匀,作为供试品溶液。吸取 1 μL,注入气相色谱仪,测定,冰片以龙脑峰、异龙脑峰面积之和计算,即得。

本品每 1 mL 中含樟脑($C_{10}H_{16}O$)应为 25.5~34.5 mg;含薄荷脑($C_{10}H_{20}O$)应为 8.5~11.5 mg;含冰片($C_{10}H_{18}O$)应为 17.0~23.0 mg。

第八章习题

【小结】

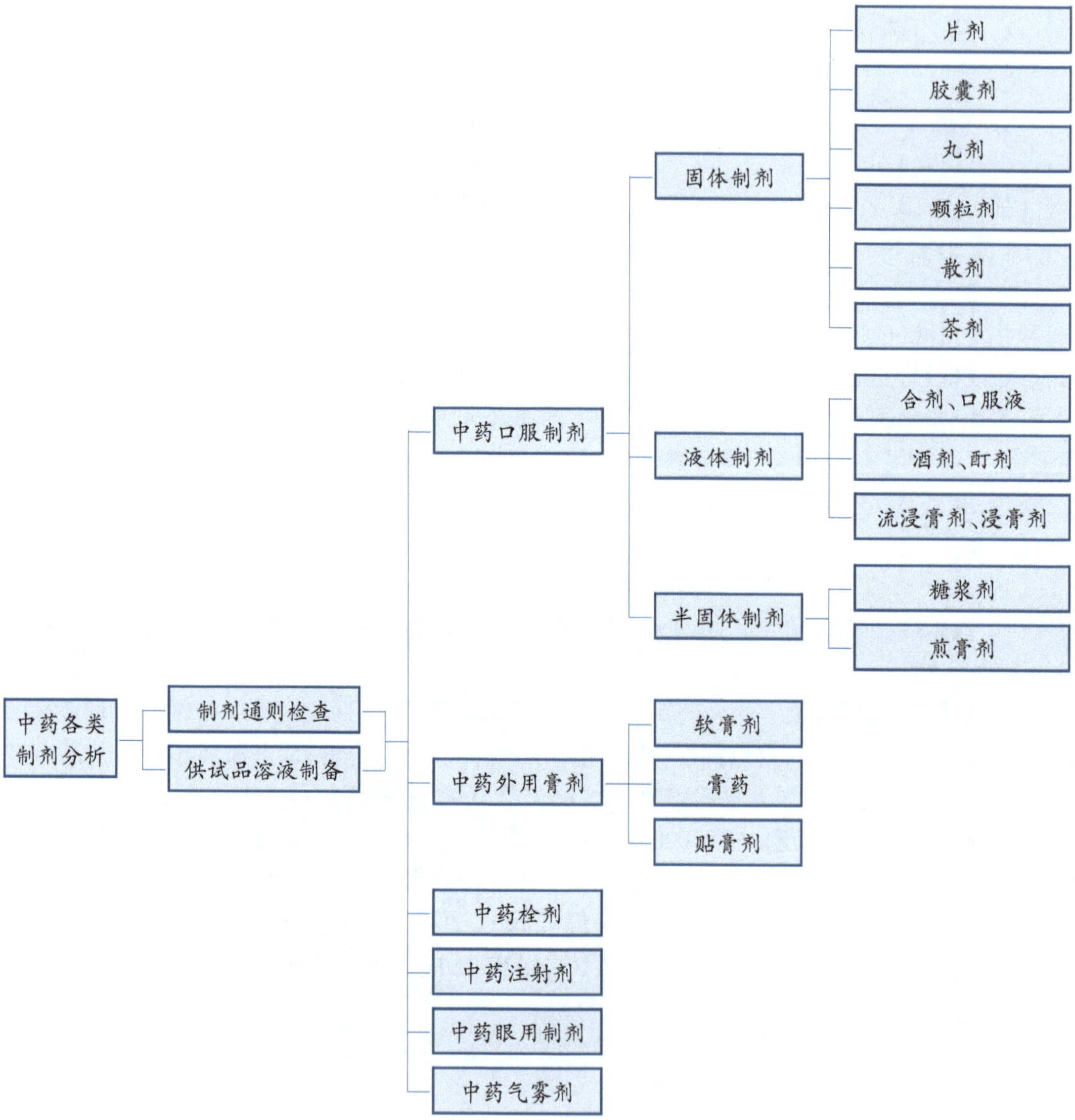
中药各类制剂分析
制剂通则检查
供试品溶液制备
中药口服制剂
固体制剂
片剂
胶囊剂
丸剂
颗粒剂
散剂
茶剂
液体制剂
合剂、口服液
酒剂、酊剂
流浸膏剂、浸膏剂
半固体制剂
糖浆剂
煎膏剂
中药外用膏剂
软膏剂
膏药
贴膏剂
中药栓剂
中药注射剂
中药眼用制剂
中药气雾剂

第九章　生物样品内中药成分分析

第九章微课

生物样品内的药物成分分析（biopharmaceutical analysis），又称体内药物分析，是研究生物机体中药物及其代谢产物及内源性物质的质与量变化规律的分析方法学科，是一门随着药物分析学、生物药剂学、临床药理学的发展而建立的新兴学科。

第一节　概　　述

一、生物样品内中药成分分析的意义和任务

（一）生物样品内中药成分分析的意义

药物在生物体内一般经过吸收（absorption）、分布（distribution）、代谢（metabolism）和排泄（excretion）过程，简称 ADME 过程。现代分析技术和方法的发展使得生物体内化学成分的研究成为可能。生物样品内中药化学成分分析，主要研究中药化学成分在生物体内的 ADME 过程，通过分析中药化学成分在生物体内质和量的变化，获得药物代谢动力学参数及中药成分在机体的代谢规律，为中药生产、新药研发及临床应用做出正确评价。因此，进行生物样品内中药化学成分分析，对中药的作用机制探讨、质量评价、临床试验、研制生产等方面都具有十分重要的意义。

（二）生物样品内中药成分分析的任务

1. 体内分析方法学的研究　中药所含化学成分复杂且含量较低，进入生物体经过 ADME 过程后其代谢产物更加复杂，含量更低且干扰物更多，因此研究建立灵敏度、专属性和可靠性的程度更高的分析方法是进行生物样品中化学成分分析的关键。

2. 化学成分的研究　生物样品内中药化学成分包括原型成分和代谢产物两种存在形式，中药进入生物体后，其化学成分有些以原型存在，有些代谢较快只能以代谢产物存在，这些成分都可能是药效成分，需要对其进行分析和测定。中药中化学成分的药物代谢动力学研究主要是运用体内药物分析研究方法，定量研究中药各类化学成分或者其代谢产物在生物体内 ADME 的过程，并采用数学原理和方法阐述各成分在机体内的动态规律。

3. 内源性物质的研究　生物样品含有许多内源性小分子物质，如氨基酸、肌酐、尿酸、尿嘧啶、核苷酸、类固醇等，这些内源性物质在生理条件下有一定的浓度范围，超出正常范围提示机体处于病理状态。因此，通过代谢组学的方法分析内源性物质的含量变化，对于中药作用机制的研究、临床疾病的诊断和治疗具有重要意义。

二、生物样品内中药成分分析的对象和特点

（一）生物样品内中药成分分析的对象

中药化学成分进入生物体后可以分布于体液、器官、组织及排泄物，故含有中药成分的生物体液、器官、组织和排泄物都是分析对象，包括血液、尿液、唾液、泪液、胆汁、胃液、胰液、淋巴液、乳汁、精液、脑脊液、各种器官、组织等。

生物样品内中药成分分析目标，不仅包括化学成分原型也包括代谢产物，因为代谢产物常具有生物活性，分析它们的种类、结构、数量及分布情况，可以阐明原型成分在体内的代谢规律。

药物研究一般要求先在动物体上进行实验，所以生物体内药物分析对象不仅包括人体，也包括动物体。

（二）生物样品内中药成分分析的特点

1. 生物样品量少，成分浓度低　分析测定的生物样品量少，多需在特定条件下采集，样品重现性差，且生物样品中被测成分浓度低，一般在 ng/mL~μg/mL 之间，提取分离后需经富集以适应分析方法的要求。

2. 干扰成分多，稳定性差　中药所含化学成分组成复杂，除待测成分外，进入体内的其他化学成分以及生物样品中含有的内源性物质如蛋白质、脂肪、尿素等，都可能干扰测定。因此，生物样品均需经过分离净化后才能进行分析。生物样品中多含有各种代谢酶，离体后仍能与被测成分作用，且生物内源性物质也容易氧化变性，导致样品不稳定，生物样品采集后如不能立即分析，要采用适当的方法处理。

代谢组学

3. 分析方法要求高　生物样品内中药化学成分种类复杂、含量低、浓度变化幅度大，对分析方法的分离度、灵敏度及专属性要求较高。

第二节　生物样品的制备

一、常用生物样品采集

生物样品来自生物机体的各种体液及组织，在体内分析中常用的是血液（包括血浆、血清和全血）、尿液、唾液及组织。

（一）血液

人体通常采集静脉血，动物实验时可直接从静脉、动脉或心脏取血。根据血中药物浓度、分析方法灵敏度、临床或动物实验的要求，一般每次采血 1~5 mL，且以采血量不超过动物总血量的 1/10 为宜。静脉取血时，通常是直接将注射器针头插入静脉血管内抽取，将抽取的血液移至试管或其他容器时，注意不要用力压出，最好取下针头后轻轻推出，以防血细胞破裂将血浆或血清染成红色。

血液样品包括血浆、血清和全血，可以较好地体现药物浓度和疗效之间的关系，主要用于药物动力学、血清药物化学、临床治疗药物浓度监测、代谢组学等的研究。血浆和血清是体内药物分析最常用的样本，其中的化学成分与组织液相近，内含药物直接与组织液接触并达到平衡，测定血浆或血清中的药物浓度比全血中的药物浓度更能反映作用部位药物浓度变化，与药物的临床治疗作用有较好的对应关系，因此血药浓度通常指血浆或血清中药物浓度。全血含有血细胞，药物在血细胞内与血浆中的浓度比由于受各种因素的影响而发生变化；同时，血细胞膜及红细胞中的血红蛋白会干扰药物浓度的测定，故全血中的药物浓度不能作为作用部位药物浓度的可靠指标。

1. 血浆　将采集的血液置于含有抗凝剂的离心管中，混合后，以 2 500~3 000 r/min 离心 5~10 min，所得淡黄色上清液即为血浆。血浆的量为全血的 50%~60%，若血浆中含有的抗凝剂对药物浓度测定有影响时，则应使用血清样品。

制备血浆时最常用的抗凝剂是肝素。肝素是一种含硫酸的黏多糖，常用其钠盐、钾盐。肝素是生物体内正常生理成分，不会改变血样的化学组成或引起药物的变化。其他抗凝剂如 EDTA、枸橼酸盐，会与血液中的 Ca^{2+} 结合，可能引起被测组分发生变化或干扰某些药物的测定，所以不常使用。

2. 血清　将采集的血液置于离心管中，放置 0.5~1 h，再以 2 500~3 000 r/min 离心 5~10 min，上层澄清的淡黄色液体即为血清。血清为全血的 20%~40%。

血浆与血清的主要区别是血浆中含有一种纤维蛋白原，这种纤维蛋白原几乎不与药物结合，因此，血浆与血清中的药物浓度是相同的。目前，血药浓度都是指血浆或血清中的药物总浓度（游离型药物和结合型药物的总浓度）。作为血药浓度测定的样品，血浆和血清均可选用。

3. 全血　将采集的血液置于含有抗凝剂的试管中，不经离心操作，保持血浆和血细胞混合在一起，则称为全血。全血可直接分析或冷冻贮藏。全血样品放置或自贮存处取出解冻之后，可明显分为上下两层，上层为血浆，下层为血细胞，轻微摇动即可混匀。某些情况下由于血浆内药物浓度波动太大，难以控制，或因血浆药物浓度很低而影响测定，也可考虑使用全血样品。

（二）尿液

体内药物主要是通过尿液以原型、代谢产物或缀合物等形式排出，所以尿液主要用于药物尿清除率、生物利用度、代谢组学的研究。尿液的采集属于非损伤性采样方式，操作方便，但易受食物种类、饮水量、排汗情况等影响。

采集的尿液是自然排出的晨尿、白天尿或随时尿。因尿液浓度变化较大，所以通常测定一定时间内尿液中的药物总量，如 8 h、12 h、24 h 内累积量，同时记录尿液体积。动物实验时，一般将动物禁食过夜后，先收集空白尿液，再收集给药后一定时间内的尿液，记录尿液体积，为方便尿液采集常使用代谢笼配套的储尿瓶。

尿液中药物浓度的改变不能直接反映血药浓度，即与血药浓度相关性差；受试者的肾功能正常与否直接影响药物排泄，因而肾功能不良者不宜采用尿样；婴儿或动物的排尿时间难于以掌握；尿液放置后会析出盐类，并伴有细菌繁殖、固体成分的崩解，使尿液变混浊，必须加入适当防腐剂来保存。

（三）唾液

唾液是由腮腺、舌下腺和颌下腺三个主要的唾液腺分泌汇集而成的混合液体，分泌量每天大约 1 200 mL，pH 范围为 6.2~7.4。当一些药物的唾液药物浓度与血浆游离药物浓度密切相关时，可以利用测定唾液药物浓度代替血浆药物浓度。唾液样品也可用于药物代谢动力学的研究。

唾液采集应尽可能在刺激少的安静状态下进行，一般在漱口后 15 min 左右，用插入漏斗的试管收集口腔内自然流出的唾液。采集的时间至少要 10 min。唾液样品采集后，应立即测量其除去泡沫部分的体积，放置后分成泡沫部分、透明部分及乳白色沉淀部分三层。分层后，取透明部分以 3 000 r/min 离心 10 min，上清液作为药物浓度测定的样品，直接测定或冷冻保存。

（四）组织

研究药物体内分布状态或药物服用过量引起中毒死亡时，常采集动物组织作为测定对象，以获取药动学参数或其他信息。常采集的器官组织包括心、肝、肺、脑、胃、肾、肌肉等。采集方法通常为：分别将动物给药前、给药后不同时间点处死，迅速解剖取器官组织，以生理盐水冲洗，滤纸吸干。组织样品在测定前均需匀浆，制成水基质溶液，再用适当方法萃取其中的药物成分。

二、生物样品预处理

分析生物样品内中药化学成分及其代谢物时，测定之前要采取适当的方法进行样品预处理，为待测物的测定创造良好条件。由于中药化学成分在体内存在形式不同，理化性质差异大，待测物浓度低，生物基质组成复杂，对于生物样品的预处理很难制定固定的程序和方式，须结合测定的实际要求，采取恰当的预处理技术。

生物样品的预处理主要包括：去除蛋白质、缀合物水解、纯化与富集等内容。

（一）去除蛋白质

在分析血液样品和组织样品时，需要去除蛋白质，使结合型的待测成分释放出来，以便测定待测成分的总浓度。另外去除蛋白质可避免分离净化过程中蛋白质发泡，减少乳化；还可以保护仪器设备，延长使用期限。常用去除蛋白质的方法有以下几种。

1. 有机溶剂沉淀法　与水相混溶的有机溶剂，可使蛋白质的分子内及分子间氢键发生变化而使蛋白质凝聚，使与蛋白质结合的待测成分释放出来。常用的有机溶剂有乙腈、甲醇、四氢呋喃等，含药的血清或血浆与有机溶剂的体积比为 1∶1~1∶3 时，可以除去 90%以上的蛋白质。

2. 强酸沉淀法　当溶液 pH 低于蛋白质的等电点时，蛋白质以阳离子形式存在，加入强酸，可以形成不溶性盐而沉淀。常用的强酸有 10%三氯醋酸、6%高氯酸、硫酸-钨酸混合液及 5%偏磷酸等。含待测成分血浆或血清与强酸以 1∶0.6 体积比混合，超速离心后取上清液，可以除去 90%以上的蛋白质。

3. 锌盐及铜盐沉淀法　当溶液 pH 高于蛋白质的等电点时，金属阳离子与蛋白质分子中

—·笔记栏·—

带负电荷的羧基形成不溶性盐而沉淀。常用的锌盐及铜盐沉淀剂有 $CuSO_4-Na_2WO_4$、$ZnSO_4-NaOH$ 等。含药血浆或血清与沉淀剂的比例为 1∶1~1∶3 时,可以除去 90%以上的蛋白质。

4. 中性盐沉淀法　中性盐可使溶液的离子强度发生变化,将与蛋白质水合的水分子置换出来,从而使蛋白质脱水而沉淀。常用的中性盐有饱和硫酸铵、硫酸钠、镁盐、磷酸盐及枸橼酸盐等。血清与饱和硫酸铵比例为 1∶2 时,可以除去 90%以上的蛋白质。

5. 加热沉淀法　当待测组分热稳定性好时,可采用加热的方法将一些热变性蛋白沉淀。加热温度视待测药物成分的热稳定性而定,通常可加热到 90℃。蛋白沉淀后可用离心或滤过除去,这种方法最简单,但只能除去热变性蛋白。

6. 酶水解法　测定在酸性条件下不稳定及与蛋白质结合牢固的药物时,可采用酶解法。最常用的酶是蛋白水解酶中的枯草菌溶素。枯草菌溶素可在较宽的 pH 范围(pH 7.0~11.0)内使蛋白的肽键降解,在 50~60℃具有最大活力。

酶解法可避免某些药物在酸及高温下降解;对与蛋白质结合牢固的药物,可显著改善回收率;可用有机溶剂直接提取酶解液而不会产生乳化;当采用高效液相色谱法检测时,无须再进行过多的净化操作。该法的缺点是不适于碱性条件下易水解的药物。

7. 超滤法　超滤法是以多孔性半透膜(超滤膜)作为分离介质的一种膜分离技术。分子量截留值不同的超滤膜过滤可将分子量大的血浆蛋白以及结合了药物的血浆蛋白分离,适用于测定超滤液中游离待测成分的浓度。

超滤法不需要加热、添加化学试剂,操作条件温和,待测成分破坏的可能性小,工艺流程短,结果稳定、可靠,已成为游离待测成分的首选方法。因所需血样量极少,尤其适合临床患者血样分析。

(二)缀合物水解

待测成分或其代谢物与机体的内源性物质结合生成的产物称为缀合物。形成缀合物的内源性物质有葡萄糖醛酸、硫酸、甘氨酸、谷胱甘肽和醋酸等。以葡萄糖醛酸、硫酸形成缀合物最常见,含羟基、羧基、氨基和巯基的待测成分可与葡萄糖醛酸形成葡萄糖醛酸苷缀合物;含酚羟基、芳胺及醇类待测成分可与硫酸形成硫酸酯缀合物。尿中药物多数呈缀合状态,与原型待测成分相比极性较大,不易被有机溶剂提取。为了测定尿液中待测成分总量,需要对尿液样品进行水解,将缀合物中的待测成分释放出来。

1. 酸水解　尿样中加入适量的盐酸。酸的用量、浓度、反应时间及温度等条件随待测成分种类及含量改变。该方法简便、快速,但不适用于易发生酸水解反应的待测成分。

2. 酶水解　对于遇酸及受热不稳定的药物,可以采用酶水解法。常用葡萄糖醛酸苷酶或硫酸酯酶。葡萄糖醛酸苷酶水解药物的葡萄糖醛酸苷缀合物,硫酸酯酶水解药物的硫酸酯缀合物。通常尿样中同时存在上述两种缀合物,实际最常用的是葡萄糖醛酸苷酶-硫酸酯酶的混合酶,一般控制 pH 为 4.5~5.5,37℃培育数小时进行水解。

酶水解比酸水解专属性强,待测成分不宜分解。但酶水解时间长,费用高,酶制剂可能引入黏蛋白导致乳化或色谱柱阻塞是其缺点。尿液中采用酶水解时,必须先除去尿中能抑制酶的阳离子。

3. 溶剂解　缀合物通常可随加入的溶剂在萃取过程中发生分解,称作溶剂解。例如,在 pH 为 1 时加乙酸乙酯提取,尿中的甾体硫酸酯产生溶剂解,条件比较温和。

目前对于尿样的分析逐渐趋向于直接测定缀合物的含量,以获得体内以缀合物形式存在的药物量、缀合物占排出药物总量比率等更多药物代谢情况的信息。

(三)纯化与富集

生物样本不仅要将蛋白质除去,还要利用适当方法将对测定有干扰的物质除去,达到分离、纯化待测成分的目的。同时,为确保待测成分达到检测限度,需要对含量较低的成分进行富集。分离、纯化与富集方法及条件的选择是生物样品分析方法研究的重要内容之一。

1. 纯化

(1)液-液萃取(liquid-liquid extraction,LLE)法:利用不同成分在互不相溶的两种溶剂中的溶解度的差异而实现分离杂质，纯化样品的方法。LLE法是目前最常用的样品预处理方法。该方法操作简单、快速，但需要注意萃取过程中待测成分的损失以及出现乳化现象。为避免乳化，可以在萃取前在水相中加入适量氯化钠。在萃取过程中，萃取溶剂的选择、水相和有机相的比例及水相的pH都是要考察的实验条件。

（2）固相萃取（solid－phase extraction，SPE）法：以液-固色谱为基础建立起来的分离纯化方法。以不同填料作为固定相填充萃取小柱，样品通过萃取柱，待测成分和杂质通过与固定相作用力被保留在萃取柱上，分别选择合适的溶剂洗去杂质，洗脱出待测成分，从而达到对生物样品进行分离、纯化的目的。该方法无乳化现象，提取回收率高，样品用量少，重现性好，易实现操作自动化。但SPE萃取柱价格较高，对操作过程要求高。

（3）固相微萃取（solid－phase micro-extraction，SPME）法：是基于待测成分在萃取涂层和样品之间的吸附-解吸平衡而建立起来的一种新型样品预处理方法。该方法集萃取、富集及进样于一体，装置简单，选择性好，重现性好，灵敏度高，样品用量少，目前已实现与液相色谱和气相色谱的联用。

2. 富集　生物样品经分离、纯化后，微量的待测成分常分布在较大体积（数毫升）的溶剂中，浓度往往低于测定方法的检测限，需要待测成分富集后再进行测定。

生物样品常用富集方法主要有两种：一种方法是在末次提取时加入尽量少的提取液，使被测成分提取到小体积溶剂中，然后直接吸取适量提取液测定；另一种方法是挥去提取溶剂，再溶于适当的小体积溶剂中。挥去溶剂时应避免直接加热，防止被测成分分解或挥发损失，常用方法是直接通入氮气流吹干。对于易随气流挥发或遇热不稳定的药物，可采用减压法挥去溶剂。

第三节　生物样品内中药成分分析方法

一个精准、可靠的生物样品内中药成分分析方法的建立，对于研究中药成分在机体内的动态变化规律、药代动力学特征以及临床药物的评价具有重要意义。生物样品内中药成分分析方法的设计受到诸多因素的影响，如生物样品取样量少、中药成分复杂且药物浓度低、内源性物质干扰及个体差异等。其中，中药成分在生物样品内的浓度是决定分析方法的首要因素，因此必须综合考虑待测成分的结构、生物基质、预期的浓度范围、仪器条件等，设计适宜的分析方法并加以评价，以判断采用的分析方法是否科学、有效、合理。

生物样品在线分析技术拓展

一、分析方法的设计和建立

（一）分析方法的设计依据

1. 文献调研及整理分析　在建立分析方法之前，应系统检索国内外相关文献，总结前人研究成果，并合理地借鉴。若尚无文献报道，可先参考相同类型中药成分的文献资料再加以设计。由于体内分析方法影响因素较多，文献报道的方法一般不易完全重现，因此应根据自身试验情况，灵活改变条件，设计并建立合适的方法。

2. 分析目的及要求　分析方法的设计首先应明确其目的及要求。例如，进行中药成分药代动力学研究时，要求方法具有较宽的线性范围（C_{max}的1/10至1/20），较高的灵敏度（10^{-9} g/mL以下）、准确度和分离能力（中药原型成分及代谢物的分离）。进行临床药物浓度监测时，因其有效治疗浓度范围确定，则更多地考虑方法的简便、易行，以适用于长期、批量样品的测定。

3. 待测成分理化性质　待测中药成分理化性质包括酸碱性、亲脂性、溶解度、极性、挥发性、稳定性、紫外荧光光谱特性等都与样品处理方法和检测方法的选择密切相关。如某些难以采用溶剂萃取法提取的强极性或亲水性成分，可采用蛋白质沉淀、固相萃取（极性载体）、离子对萃取（离子交换）或衍生化后萃取等预处理方法。若成分具有挥发性，则可考虑采用气相色谱法（GC）测定。此外，对酸碱不稳定的成分，前处理时应注意避免使用强酸或强碱性溶剂。热不稳定成分的萃取液浓缩可采用减压低温回收或冷冻干燥等方法，以避免高温蒸发。

— • 笔记栏 • —

4. 待测成分体内存在状况及浓度范围　待测中药成分的体内存在状况，如药-时曲线、体内分布、生物转化途径及代谢物的性质，也影响着分析方法的选择。如与血浆蛋白结合率高的成分，不宜直接采用溶剂萃取，以免成分萃取效率过低。当待测成分浓度较低时，要减少预处理过程，采用萃取-浓缩的样品制备方法，并选用高灵敏度、高特异性的分析检测技术。

5. 生物样品类型　不同的生物样品的处理方法有所不同。例如，血清、血浆或组织样品需要去除蛋白质，使成分从蛋白结合物中释放出来，当成分与体内蛋白结合牢固时，可采用酶解法先分解蛋白质。尿液样品常需要进行酸水解或酶水解使缀合物中的成分游离出来。

（二）分析方法的选择和建立

1. 分析指标的选择　中药成分体内分析可以从单体、单味药、中药复方等水平进行。药效明确或已经商品化的中药单体如盐酸小檗碱、川芎嗪等，可以采用与化学药体内分析相同的方法进行研究。对于单味药及复方，一般认为选择的分析指标应能代表单味药及复方的主要药效，是药物的质控指标，能够吸收入血，在靶器官内有较高的分布，且指标性成分的体内浓度与单味药及复方药效在时间上有密切联系。如进行四妙勇安汤在大鼠体内药代动力学研究时，按照组方配伍及上述原则，选择了绿原酸、哈巴苷、哈巴俄苷、安戈洛苷 C、当药苷、马钱苷和甘草苷作为指标性成分，用 UPLC - MS^n 建立了 7 种成分血药浓度的测定方法。

2. 检测方法的选择　生物样品中的中药待测成分浓度范围是决定分析方法的首要因素。生物样品中成分浓度均较低，且无法通过增加取样量等途径来提高方法的灵敏度，因此在选择分析方法时就需要借助高灵敏度检测仪器。常用的分析方法包括以下几种。

（1）色谱法及其联用技术：高效液相色谱法、超高效液相色谱法、气相色谱法、毛细管电泳法等具有很好的分离能力，专属性高，特别适用于中药及其复方的体内分析。将色谱的高分离能力与质谱的高灵敏度与高选择性融于一体的色谱-质谱联用技术，更是成为中药体内分析中最强有力的分析工具之一。此外，手性色谱技术、色谱与免疫联用技术、LC - NMR 联用技术也被广泛应用于中药体内分析中。

（2）免疫分析法：免疫分析法（immunoassay，IA）是一种以特异性抗原-抗体反应为基础的分析方法，包括放射免疫分析法、酶免疫分析法、荧光免疫分析法、化学发光免疫分析法等。免疫分析法具有特异性强、灵敏性高和检测速度快等特点，在生物样品预处理和临床治疗药物浓度监测中起重要的作用。

（3）光谱法：主要有紫外-可见分光光度法、荧光分析法、原子吸收光谱法等。光谱法是生物样品内中药成分分析应用较早的方法之一，但是因其灵敏度低、不具有分离功能，所以对样品前处理要求较高，应用范围非常有限，随着色谱法的快速发展，光谱法已经逐渐退出了中药体内分析的主要地位。但是，当中药特别是矿物药成分含有金属元素时可选用原子吸收光谱法作定量测定。

3. 内标的选择　为了修正样品前处理中的损失或检测信号的变化，使结果更加准确可靠，生物样品内的成分分析常使用内标法。内标（internal standard，IS）可选择待测成分的结构类似物或者同位素化合物。其中同位素化合物与待测成分具有完全相同的色谱行为，《中国药典》（2020 年版）中规定，当生物分析方法中使用质谱监测时，推荐尽可能使用稳定同位素标记的内标。但是所使用的同位素化合物必须有足够高的同位素纯度并且不发生同位素交换反应。

质谱成像技术

4. 分析条件的筛选和优化　分析方法拟定后，要进行一系列的实验来选择最佳的分析条件，再加以验证，以确定方法的适用性。

一般先选用一定浓度的指标性成分、内标的对照品溶液，按照拟定的分析方法进行测定，确定最适宜的分析条件，如色谱方法中的检测器、色谱柱、流动相种类及配比、流速、柱温、内标浓度等，若使用色谱-质谱联用技术还需确定相应的质谱条件。保证待测成分及内标具有良好的色谱参数并拥有足够的方法灵敏度。

接下来进行空白生物基质实验和模拟生物样品（质控样品）实验，对分析条件进行进一步优化。空白生物基质实验是取空白生物基质，如空白血浆，按拟定的样品处理及分析方法进行测定，以考察基质中的内源性物质对待测成分的干扰，在待测成分和内标物的“信号窗”内不得出现内源性物质信号。如若出现干扰，应进一步优化方法。在进行模拟生物样品实验时，应取空白生物基质，按照实际生物样品中的预期浓度范围加入待测成分及内标，配制校正标样和质控样品，按照优化后分析方法，进行后续的方法验证，以评价该方法的可行性和可靠性。

5. 实际生物样品的测定　由于药物在体内可能与内源性物质结合，也可能经过代谢生成多种代谢产物，实际生物样品会更为复杂，因此经过上述实验优化得到的分析方法并不能完全确定是否适合实际样品的测定，尚需结合实际生物样品的测试情况，进一步验证方法的可行性。

二、分析方法的评价

分析方法验证分为全面验证和部分验证。对于首次建立的生物样品分析方法、新成分或新代谢产物的定量分析，应进行全面验证。在其他情况下可以考虑进行部分验证，如生物样品分析方法在实验室间的转移、定量浓度范围改变、生物介质改变、稀少生物介质（动物组织样品）、证实复方给药后分析方法的特异性等。应该考察方法的每一步骤，确定从样品采集到分析测试的全过程中环境、介质、材料或操作的可能改变对测定结果的影响。

生物样品内的中药成分分析方法的验证指标与常规分析方法基本相同，但具有其特殊性。方法学验证通常采用质控样品和实际生物样品进行，验证内容包括选择性、残留、灵敏度标准曲线与定量范围、精密度和准确度、稳定性等。

（一）选择性

选择性（selectivity）又称特异性（specificity）或专属性（specificity）。系指所建立的方法应该能够准确测定待测成分，样品中其他组分不得干扰其测定。对于中药体内分析来说，应着重考虑内源性物质、代谢产物和伍用中药的干扰。对于色谱法，至少要考察6个不同个体的空白生物样品、空白生物样品加对照品（包括内标）以及用药后生物样品，分别对它们进行分析并评价干扰。当干扰组分的响应低于分析物定量下限的20%，并低于内标响应的5%时，通常即可以接受。在临床治疗药物浓度监测时，还要考虑患者同服药物的干扰。使用UV或RIA时，可使用色谱法作为参比法或对照法，即同时用两种方法测定不同浓度的系列含药生物样品，确保方法的选择性和准确度。

（二）残留

应通过在进样高浓度样品或校正标样后，进样空白样品来考察待测成分残留（carryover）。残留应不超过定量下限的20%，并且不超过内标的5%。如果残留不可避免，应考虑特殊措施，如在高浓度样品后进样空白样品，然后分析下一个试验样品，以确保不影响准确度和精密度。

（三）灵敏度

方法的灵敏度常用检测限和定量限表示。检测限（*LOD*）是指样品中待测物能被检测出的最低浓度或量，一般以信噪比（*S/N*）= 3（或2）的相应浓度或注入仪器的量来确定*LOD*。定量限（*LOQ*）指在保证具有一定可靠性（准确度与精密度符合要求）的前提下，该方法能够准确测定待测物的最低浓度，一般取*S/N*=10时的样品浓度作为*LOQ*的估计值，再通过准确度与精密度试验确定。在中药成分体内分析中，*LOQ*通常作为标准曲线上的最低浓度点。在药代动力学或生物利用度研究中，*LOQ*要求至少能满足3~5个半衰期时样本中待测成分的浓度，或低于达峰浓度（C_{max}）的1/10~1/20时的浓度。

（四）标准曲线与线性范围

标准曲线（standard curve）指生物样品中所测定成分的浓度与响应值（如高效液相色谱峰面积或峰高）的相关性，通常用回归分析方法获得标准曲线、回归方程和相关系数。除免疫分析法等少数方法外，标准曲线通常为线性模式。标准曲线的高低浓度范围即为线性范围，其必须能覆盖全部待测实际生物样本的浓度范围，在此范围内的质控样品的测定结果应达到实验要求的精密度和准确度。当线性范围较宽时，最好采用加权方法对标准曲线进行计算，使低浓度点计算更准确。

—•笔记栏•—

线性模式的标准曲线应至少使用6个浓度的标准质控样品，并随行空白生物样品，但计算时不包括空白样品。非线性模式的浓度点应适当增加。所使用的质控样品基质应与待测样品相同。如测定血浆中成分浓度时，应使用空白血浆添加待测成分制成的模拟血浆样品进行试验。在药代动力学或生物利用度研究中，标准曲线最高浓度应高于用药后生物体内成分的C_{max}。标准曲线回归方程的截距应接近于零，若显著偏离零点，应确认其对方法的准确度无影响；斜率应接近或大于1（与坐标的标度选择有关），即具有较高灵敏度；相关系数r应接近1，即具有良好的相关性，通常要求$r \geqslant 0.99$（色谱法）或$\geqslant 0.98$（生物学法）。此外，可接受范围一般规定为最低浓度点实测值与真实浓度的偏差（RE）在±20%以内，其余浓度点的RE在±15%以内。

（五）精密度和准确度

需要选择高、中、低三个浓度的质控样品进行精密度（precision）和准确度（accuracy）考察，低浓度在LOQ的3倍以内，高浓度接近标准曲线上限，中浓度选择平均浓度附近。每个浓度至少用5个样品测定批内精密度和准确度，通过3个分析批且至少2天的测定，获得不少于45个样品的测定结果计算批间精密度和准确度。精密度以批内样品和批间样品的相对标准偏差（RSD）表示，一般不得超过15%，LOQ附近的RSD不得超过20%。准确度一般用相对回收率（relative recovery，RR）或者相对误差（relative error，RE）表示，样品测定结果用随行标准曲线回归方程计算出待测物浓度，以测定值的平均值（M）与配制的实际浓度（A）进行计算，$RR=M/A \times 100\%$，$RE=RR-100\%$。

（六）稳定性

在中药成分体内分析中，生物样品的样本数通常较大，难以及时完成全部样品的分析，有时未知生物样品还需进行复测，因此必须对生物样品及其预处理后的残渣或溶液的稳定性（stability）进行考察。实际工作中，首先要考察中药成分标准溶液的稳定性，其次考察成分在生物样品中的稳定性。生物样品中成分稳定性的考察通常采用低（LOQ的3倍以内）、高（接近定量上限）浓度的质控样品，每个浓度至少5个样品，进行室温或样品处理温度下的短期放置稳定性、冰冻和融化稳定性、冰箱长期储存的长期稳定性以及处理后样品在自动进样器温度下的稳定性考察。采用随性标准曲线法计算样品浓度，将测得浓度与标示浓度相比较，每一浓度的均值与标示浓度的RSD应在±15%范围内。若在此时间发现样品不稳定，则相应缩短放置时间，并重新进行考核。

1. 短期室温稳定性　根据实际操作在室温中需要维持的时间，考察生物样品在室温放置2~24 h的稳定性，以及处理后样本3个工作日的稳定性，测得结果与0时测定值进行比较。

2. 长期稳定性　考察在整个样本分析期间，含药生物样本在长期储存（-80~-20℃）下的稳定性。通常间隔一定日期取样测定，测得结果与第1天测定值进行比较。

3. 冻融稳定性　要求考察反复冻融情况下含药生物样本的稳定性，要求样本首次冷冻时间应在-20℃保存至少24 h，取出置于室温至自然融化后取样分析，然后再把样品冷冻12~24 h，如此反复冻融至少3个循环，比较各次的分析结果。

（七）提取回收率

提取回收率（extraction recovery）又称绝对回收率，用于考察生物样品处理方法将待测物从生物基质中提取出来的能力。测定方法为取空白生物基质，先加入不同浓度的待测成分工作液，再按样品处理方法制备高、中、低3个浓度的质控样品，每个浓度至少5个样品，分别测得不同浓度下样品的信号强度（A_T）。另取空白生物基质，先按样品处理方法处理后，再加入与之前等量的待测成分工作液，得到高、中、低3个浓度的回收率评价样本，并测得相应的样品信号强度（A_S）。以$R=A_T/A_S \times 100\%$计算提取回收率，如采用内标法进行测定，则以待测成分与内标物的比值进行计算。一般生物样品内的提取回收率$\geqslant 70\%$时被认为有较好的提取回收率，同时高、中浓度的RSD应$\leqslant 15\%$，低浓度的RSD应$\leqslant 20\%$。

（八）基质效应

当采用质谱方法时，样本中的内源性物质对待测成分的响应常会有影响，应该考察基质效应（matrix effect）。使用至少6批来自不同供体的空白基质（不应使用合并的基质）。如果因基质难以获得而使用少于6批的基质时，应该说明理由。对于每批基质，应采用低、高浓度分别进行试验，通过计算基质存在下的峰面积（由空白基质提取后加入分析物和内标测得），与不含基质的相应峰面积（分析物和内标的纯溶液）比值，计算每一分析物和内标的基质因子。进一步通过分析物的基质因子除以内标的基质因子，计算经内标归一化的基质因子。从6批基质计算的内标归一化的基质因子的变异系数不得大于15%。除正常基质外，还应关注其他样品的基质效应，如溶血的或高血脂的血浆样品等。

（九）质量控制

在完成分析方法的评价后，将展开对未知生物样品的测定，由于每个未知样品一般只测定1次，因此有必要对分析数据的质量进行监控。测定每个分析批样品时应同时建立标准曲线，并随行间隔测定高、中、低3个浓度的质控样品，用于分析批测定的质量控制。一个分析批内至少穿插分析6个质控样品，当分析批样品较多时，应保证质控样品数大于未知样品数的5%。根据质控样品的测定结果，可以评判该分析批数据是否可被接受。要求质控样品测定的 *RE* 和 *RSD* 均≤20%，最多允许1/3不在同一浓度的质控样品结果超限。若不符合要求，则该分析批测试结果不能被接受。

第四节　应用实例

黄芪总皂苷大鼠体内代谢途径研究

黄芪来源于豆科植物蒙古黄芪 *Astragalus membranaceus*（Fisch.）Bge. var. *mongholicus*（Bge.）Hsiao 或膜荚黄芪 *Astragalus membranaceus*（Fisch.）Bge. 的干燥根，具有"补气升阳，固表止汗，利水消肿，生津养血，行滞通痹"等功效，是中医临床常用药之一。黄芪皂苷类（Astragalosides，AGs）是黄芪的主要活性成分，具有免疫调节、心脏保护、神经保护等多种生物活性。目前已从黄芪中分离得到50余中皂苷类成分，它们大多属于环阿屯醇型三萜皂苷，具有共同苷元——环黄芪醇（cycloastragenol，CAG）。实验运用高效液相色谱/电喷雾-离子阱-飞行时间质谱联用技术（HPLC-ESI-IT-TOF-MS^n），对大鼠灌胃黄芪总皂苷后粪便、尿液和血浆样品中的原型成分和代谢物进行了分析和鉴定。

1. 黄芪总皂苷的制备　10 kg 黄芪饮片用8倍量的70%乙醇回流提取2次，每次1.5 h，提取液合并，减压浓缩回收乙醇至无醇味，将所得提取物用水分散至浓度为0.25 g/mL（以生药量计），上样于AB-8大孔树脂柱，分别用5倍柱体积水、5倍柱体积20%乙醇和8倍柱体积75%乙醇洗脱，收集75%乙醇洗脱部位浓缩并用制备HPLC进一步纯化得到黄芪总皂苷13.6 g。经高效液相色谱-二极管阵列检测器-蒸发光散射检测器（HPLC-DAD-ELSD）和HPLC-ESI-IT-TOF-MS^n 分析，所得的黄芪总皂苷中皂苷含量为91.7%，其中黄芪甲苷（astragaloside Ⅳ，AG Ⅳ）含量为3.19%，黄芪皂苷Ⅲ（astragaloside Ⅲ，AG Ⅲ）含量为0.98%，黄芪皂苷Ⅱ（astragaloside Ⅱ，AG Ⅱ）含量为9.46%，异黄芪皂苷Ⅱ（isoastragaloside Ⅱ，isoAG Ⅱ）含量为1.13%，黄芪皂苷Ⅰ（astragaloside Ⅰ，AG Ⅰ）含量为66.49%，异黄芪皂苷Ⅰ（isoastragaloside Ⅰ，isoAG Ⅰ）含量为5.58%，其他没有对照品的黄芪皂苷类通过HPLC-ESI-IT-TOF-MS^n 初步确定其结构并通过HPLC-DAD-ELSD的峰面积归一化法估算其含量为4.87%。

2. 给药与样品采集　取雄性SD大鼠（250~300克）6只，随机分为给药组和空白组，将大鼠单独饲养在代谢笼中，3天适应期结束后，给药组大鼠按300 mg/kg的剂量灌胃给予黄芪总皂苷溶液（用0.1%羧甲基纤维素钠配制成浓度为24 mg/mL的混悬液），空白组给予0.1%羧甲基纤维素钠，连续给药5天，每天2次（上午8点和下午5点）。给药期间，每天采集三次尿液（上午8点、下午5点和晚上11点），将同一组的尿液样本合并，并立即在50℃下减压浓缩至干燥，如未及时处理应在4℃以下储存并尽快处理。每天早上8点采集粪便，并立即在50℃下进行干燥。最后一次给药1 h后，将大鼠麻醉后从心脏采集血液约10 mL，置于含有肝素的离心管中，在

—•笔记栏•—

5 000 r/min 下离心 15 min 获得血浆。

3. 生物样品的前处理

（1）粪便：粪便干燥后，将同一组大鼠的粪便样本合并，磨成粉末。取 1 g 粉末加入 10 mL 甲醇超声提取 30 min，然后以 5 000 r/min 离心 15 min，取上清液在 50℃下减压浓缩至干燥，残渣用 2 mL 甲醇溶解，0. 22 μm 微孔滤膜过滤后进行检测。

（2）尿液：将同一组的尿液样本干燥后的残渣加入 10 倍量的甲醇沉淀尿素等内源性物质，过滤，上清液在 50℃下减压浓缩至干燥。取 1 g 干燥物加入 10 mL 甲醇超声提取 30 min，然后在 5 000 r/min 下离心 15 min，取上清液在 50℃下减压浓缩至干燥，残渣用 2 mL 甲醇溶解，0. 22 μm 微孔滤膜过滤后进行检测。

（3）血浆：将同一组的血浆样本合并，取 10 mL 血浆与 10 倍量的甲醇混合，超声 30 min 以沉淀蛋白，然后在 5 000 r/min 下离心 15 min，取上清液在 50℃下减压浓缩至干燥，残渣用 2 mL 甲醇溶解，0. 22 μm 微孔滤膜过滤后进行检测。

所有处理后的样品均需在-80℃下储存，并在分析前一天解冻。

4. 色谱质谱条件　使用岛津 HPLC - ESI - IT - TOF - MS^n 液质系统。

（1）色谱条件：岛津 Inertsil ODS - 3 C_{18} 色谱柱(250 mm×4. 6 mm，5 μm)。以 0. 1%甲酸水溶液为流动相 A，以乙腈为流动相 B。梯度洗脱：0. 01 ~ 5 min，10% ~ 30%B；5 ~ 30 min，30% ~ 32%B；30 ~ 70 min，32% ~ 33%B；70 ~ 90 min，33% ~ 40%B；90 ~ 110 min，40% ~ 45%B；110 ~ 120 min，45% ~ 60%B；120 ~ 130 min，60% ~ 100%B；130 ~ 140 min，100%B。流速：1. 0 mL/min。柱温：35℃。进样量：10 μL。

（2）质谱条件：流速：0. 2 mL/min；ESI 电喷雾离子源，正离子(PI)和负离子(NI)均检测；质量范围：MS，m/z 300 ~ 2 000、MS^2 和 MS^3，m/z 50 ~ 2 000；曲线脱溶剂管和加热块温度：200℃；雾化氮气流速：1. 5 L/min；界面电压：正极 4. 5 kV，负极 -3. 5 kV；检测电压：1. 7 kV；ion accumulation time：20 ms；MS^2 和 MS^3 碎片采用数据依赖撷取；所有数据均由岛津软件处理，LCMSsolution Version 3. 60、Formula Predictor Version 1. 2 和 Accurate Mass Calculator。

5. 原型成分和代谢产物的分析和鉴定　将给药组、空白组、黄芪总皂苷样品的提取离子流图(EICs)和基峰图(BPC)进行比较，如果在给药组和黄芪总皂苷样品图的相同位置出现色谱峰，但空白组样品中未出现此峰，则该色谱峰被认为是原型成分，如果色谱峰只在给药组样品中被检测到，则该峰被视为代谢产物。原型成分和代谢产物的结构通过对照品对照和多级质谱数据解析进行鉴定。结果从给药组的粪便、尿液和血浆样品中共筛选并初步鉴定出 17 个原型成分和 107 个代谢产物。结构分析显示，黄芪总皂苷的代谢产物均为 I 相代谢产物，包括水解后的单糖苷类代谢产物 11 个、苷元 CAG、脱氢 CAG 和氢化 CAG 及其异构体 21 个、CAG 单羟基至四羟基化代谢产物 61 个、CAG 羧基取代代谢产物 14 个。

以 CAG 单羟基化代谢产物结构解析为例，代谢产物 M44 - M53 均出现 m/z = 553. 37[M+HCOOH-H]$^-$的峰，分子式为 $C_{30}H_{52}O_6$，与 CAG 的分子式相比，多了两个氢和一个氧，这表明 CAG 结构中的一个环发生了开环，然后发生单羟基化。在 M52 和 M53 的 MS^3 质谱数据中，观察到 m/z 305. 21、m/z 287. 21、m/z 261. 19 和 m/z 245. 1 等特征碎片离子，它们是由前体离子 m/z 507. 37 裂解产生，通过前期的文献调研可知这些离子的出现表明 CAG 母核的 E 环发生了开环。而 M44 - M51 的 MS^3 质谱数据显示其结构中的 F 环发生了开环。

给药组的各样品中均未检测到Ⅱ相代谢产物，因此研究者认为 I 期代谢可能是大鼠口服黄芪总皂苷后皂苷类成分的主要代谢方式，羟基化是其主要的代谢反应。根据已鉴定的代谢物的结构可知，大鼠口服黄芪总皂苷后，黄芪总皂苷首先到达胃肠道，并与肠道微生物群及胃肠道细胞相互作用，AG Ⅱ、isoAG Ⅱ、AG Ⅰ和 isoAG Ⅰ可能通过脱乙酰化转化为 AG Ⅳ，AG Ⅳ继续水解先后转化为单糖苷代谢产物和 CAG，CAG 可进一步转化为脱氢和氢化 CAG，这些生成的代谢物具有更高的渗透性，更容易到达肝脏，在肝脏中，它们被肝药酶广泛代谢，生成包括羟基化和羧基取代代谢物在内的多种氧化代谢物。具体过程见图 9 - 1。

—•笔记栏•—

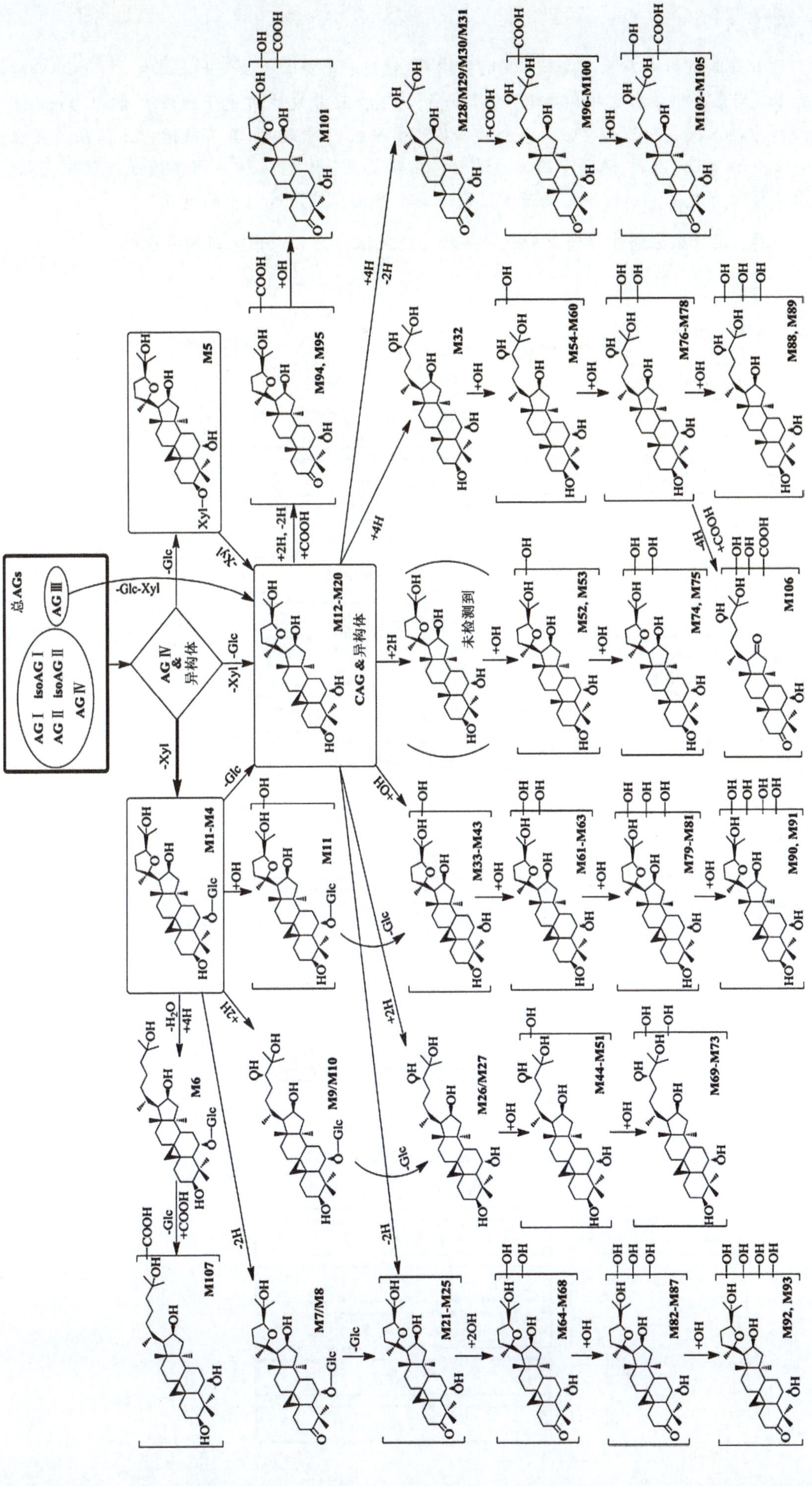

图 9-1　大鼠灌胃黄芪总皂苷后的体内代谢途径

—•笔记栏•—

案例

强心苷类药物地高辛是临床常用的强心药，被用于治疗心力衰竭和心律失常。地高辛的治疗浓度与最小中毒浓度非常接近，治疗窗窄，其不良反应发生常见于血清浓度>2.0 ng/mL时，而《中华人民共和国药典临床用药须知(2015年版)》中规定，其有效治疗血药浓度应在0.5~2.0 ng/mL。同时，地高辛的体内过程存在较大的个体差异，且一般需要长期服用，因此中毒事件时有发生。如何确定给药方案是地高辛在临床应用过程中的重点。

问题：用什么方法能够使患者服用药物后既保证疗效又能预防药物中毒？

【小结】

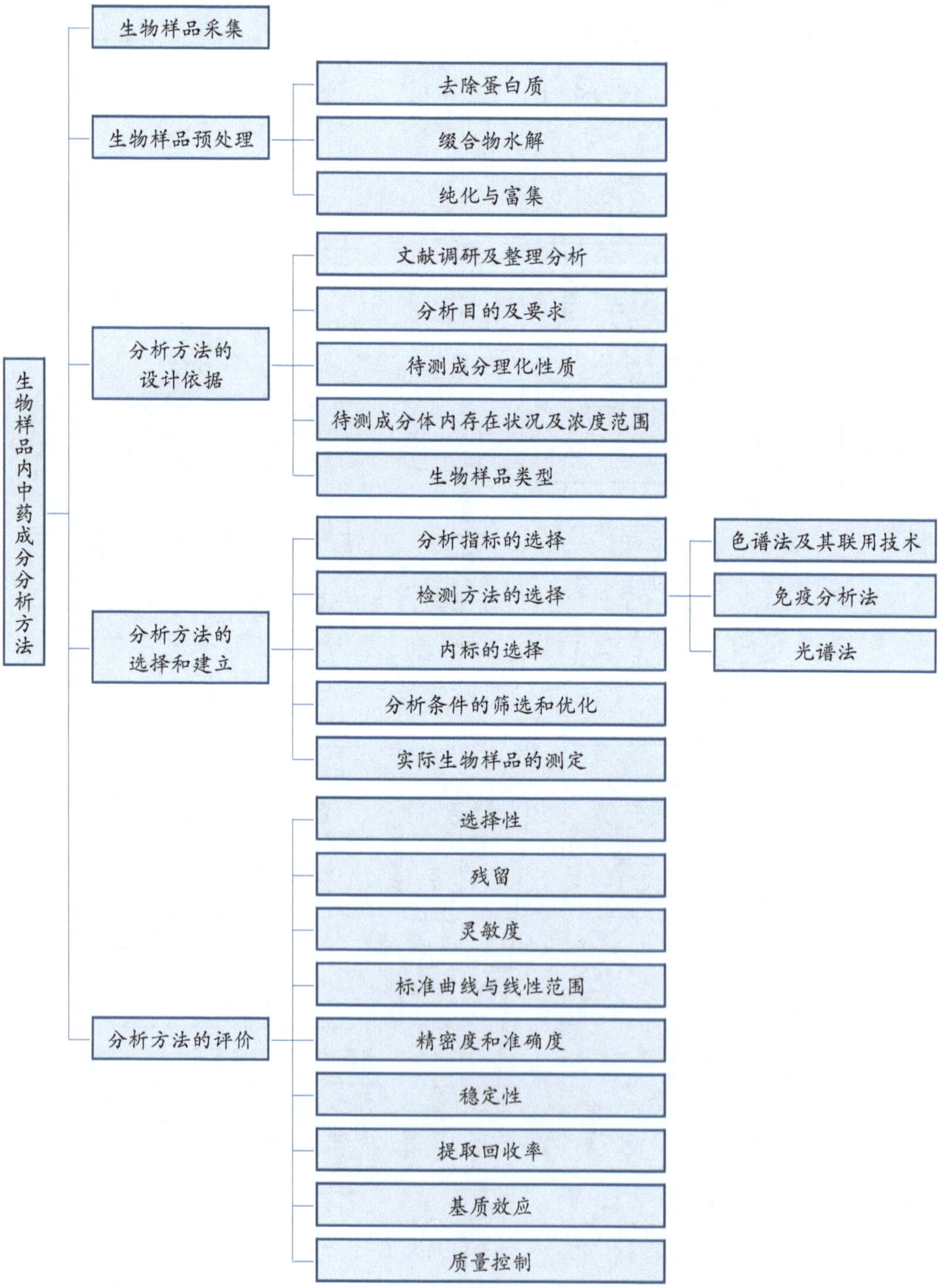

第九章习题

第十章　中药质量标准的制定

第一节　概　　述

笔记栏

第十章微课

药品质量标准研究工作主要包括国家药品标准、地方药材和饮片质量标准等的制定与修订。国家药品监督管理部门负责国家药品标准管理工作，国家药典委员会负责国家药品标准的制定和修订。各省级药品监督管理部门负责组织制定、修订、审批和管理本行政区域内的地方药材标准、中药饮片炮制规范和医疗机构制剂标准。

一、制定中药质量标准的目的、意义和原则

中药质量标准的制定应符合中药的特点，在中医药理论的指导下，充分体现“安全有效，技术先进，经济合理，不断完善”的指导思想。中药成分复杂，影响中药内在质量的因素众多，为了切实保障中药质量和用药安全有效，维护人民健康，必须建立最严谨的药品质量标准。在制定中药质量标准时应遵循以下基本原则。

1. 安全、有效、质量可控　由于中药基原及所含化学成分的复杂性，基础研究较薄弱，制定质量标准时必须把“安全、有效、质量可控”原则放在首要位置，以确保公众用药安全作为药品标准研究的宗旨。

2. 科学、实用、规范　制定和修订中药质量标准时，应根据中药的特点反映中药的质量，设置科学的检测项目，建立具有专属性、可靠性和适用性的检测方法，规定合理的判断标准。在确保有效控制药品质量的前提下，应倡导简单实用。药品标准的体例格式、文字术语、计量单位以及通用检测方法等应统一规范。

3. 继承、发展、创新　中药是在传统中医药理论指导下应用的药品，其标准的建立必须坚持继承与发展相结合的原则，鼓励自主创新，使我国医药领域的自主创新技术通过标准快速转化为生产力，提高我国药品的国际竞争力。

4. 先进性、国际化　积极采用国际药品标准的先进技术与方法，不断扩大成熟检测技术在中药质量控制中的推广和应用，使中药标准制定更加严谨，标准形成机制更加科学，与国际标准更加协调，努力实现中药标准的国际化。

二、中药质量标准研究程序

1. 依据法规制定方案　按照现行的《药品注册管理办法》《中药新药质量标准研究的技术要求》《中药质量标准研究制定技术要求》等进行总体方案的设计，并参照现行版《中国药典》拟定质量标准的各项内容。

《中华人民共和国药品管理法》的通过

2. 查阅有关文献资料　查阅所研究中药（包括中药材、饮片、中药制剂中各药味等）的主要化学成分及其理化性质，以及与功能主治有关的药效学研究及质量控制方面的国内外文献资料，为质量标准的制定提供参考依据。

3. 实验研究　对质量标准中的各项内容进行实验研究，积累原始实验数据，为质量标准的制定提供依据。实验记录书写应真实、完整、清晰，保持原始性并具有可追溯性，应按要求建档永久保存。

《药品注册管理办法》简介

4. 制定并起草质量标准草案及起草说明　根据大量的实验研究结果，参照现行版《中国药典》中同类型中药质量标准的内容和格式，整理总结形成质量标准草案及起草说明。对检测

—•笔记栏•— 方法的选择应根据“专属、准确、灵敏、简便”的原则，既要结合实际，又要与国际先进水平接轨。

第二节　中药质量标准的主要内容

中药质量标准包括中药材标准、饮片标准、植物油脂和提取物标准、中药成方制剂标准。中药材(饮片)质量标准内容一般包括名称、来源、性状、鉴别、指纹图谱或特征图谱、检查、浸出物测定、含量测定、炮制、性味与归经、功能与主治、用法与用量、注意、贮藏等项。植物油脂和提取物质量标准内容一般包括：名称、来源、制法、性状、鉴别、检查、浸出物、特征图谱或指纹图谱、含量测定、规格、贮藏、制剂等项。中药成方制剂质量标准内容一般包括名称、处方、制法、性状、鉴别、特征图谱或指纹图谱、检查、含量测定、功能与主治、用法与用量、注意、规格、贮藏等项。

一、中药材和饮片质量标准主要内容

单列饮片的标准内容，基本上同药材标准，但来源简化为“本品为××的炮制加工品”，并收载相应的炮制工艺。列在药材“【炮制】”项下的饮片，与药材相同的内容只列出项目名称，其内容用“同药材”表述，不同于药材的内容逐项列出，并须明确规定饮片相应项目的限度。各项目内容和技术要求如下。

(一)名称

1. 中药材的命名　中药材名称包括中文名、汉语拼音及拉丁名，按《中药及天然药物命名原则》有关规定命名。

(1) 中药材的中文名：一般应以全国多数地区习用的名称命名；当各地习用名称不一致或难以定出比较合适的名称时，可选用植物名命名。增加药用部位者应明确药用部位，如：朱砂根。采用人工方法制成品，应与天然品有所区别，如人工麝香。同一名称有多种来源的药材，应分写品种的名称。

(2) 中药材的汉语拼音：第一字母需大写，并注意药品读音习惯，如阿胶 Ejiao、阿魏 Awei。若拼音中有与前一字母拼读出其他音的，要用隔音符号隔开，如苍耳子 Cang'erzi。药名较长者，可按音节分为二组拼写，每组的第一个字母应大写，如人工牛黄 RengongNiuhuang。

(3) 中药材的拉丁名：中药材的拉丁名一般采用属名或属种名命名，排序为属名或属名+种加词在先(用第二格)，药用部位在后(用第一格)，如有形容词，则列于最后，如天麻 GASTRODIAE RHIZOMA、当归 ANGELICAE SINENSIS RADIX。如果一种中药材包括两个不同药用部位时，把主要的或多数地区习用的药用部位列在前面，用“ET”相连接。如甘草 GLYCYRRHIZAE RADIX ET RHIZOMA。若一种中药材的来源为不同科、属的两种植(动)物或同一植(动)物的不同药用部位，应列为并列的两个拉丁名，如蛤壳 MERETRICIS CONCHA CYCLINAE CONCHA。也有少数药材按国际上常用的俗名称作拉丁名。

2. 饮片的命名　不同加工方法的饮片命名原则不同。仅为净制、切制的饮片，其名称同药材。毒性药材和生熟品差异较大的药材，在原药材名称前应加“生”字，如生川乌、生地黄等。以鲜品应用的饮片，在原药材前加上“鲜”字，如鲜石斛。以炒、蒸、煅等方法炮制的饮片，在中药材名前冠以炮制方法或后缀以炮制后的形态名，如煅石决明、地榆炭。加辅料炮制或以功能定名的饮片，冠以辅料名或习惯用名，如酒黄连、姜半夏。

炮制品的汉语拼音名与中药材的汉语拼音命名方法相同。

炮制品的拉丁名在其中药材的拉丁名后加上“Preparata”或“Praeparatum”或“Praeparatus”等。

(二)来源

包括药材原植(动)物的科名、植(动)物名、拉丁学名、药用部位、采收时间、产地加工和药材传统名称，必要时收载产地和生长年限。矿物药包括该矿物的类、族、矿石名或岩石名、主要成分及产地加工，必要时收载产地。

1. 基原　药材原植物的科名、拉丁学名的主要参照依据为《中国植物志》(英文修订版)(*Flora of China*)、《中国植物志》及《中国高等植物》等,如为上述文献未收载者可参照各地方植物志、《新编中药志》《常用中药材品种整理和质量研究》、专业期刊等资料。基原动物的科名、拉丁学名的主要参照依据为《中国动物志》《汉拉英动物药名称》及相关的文献资料。对于新增药材品种,应提供相应标本与彩色照片等,进行基原鉴定。

2. 药用部位　系指植(动、矿)物经产地加工后可药用的某一部分或全部。

3. 采收时间与产地加工　即是指能保证药材质量的最佳采收时间和产地加工方法。如采收年限必须控制的则应明确规定;对于明显影响药材质量及性状的加工处理方法,应重点注明。

(三) 性状

性状主要指药材和饮片的形状、大小、表面(色泽与特征)、质地、断面(折断面或切断面)、气味等特征。除鲜用必须按鲜品描述外,一般以完整的干品描述,易破碎的药材还须描述破碎部分。应抓住主要特征进行描述,文字精练,术语准确。

(四) 鉴别

鉴别系指鉴别药材、饮片真伪的方法,包括经验鉴别、显微鉴别、理化鉴别和分子生物学鉴别。所选用方法要求专属、灵敏、快速、简便,并应尽可能区别同类相关品种或可能存在的易混淆品种。

1. 经验鉴别　是用传统的实践经验,对药材、饮片的某些特征,采用直观方法进行鉴别真伪的方法。

2. 显微鉴别　系指用显微镜对药材、饮片的切片、粉末、解离组织或表面制片的显微特征进行鉴别的一种方法。

(1) 凡有下列情况的药材、饮片,应尽量规定显微鉴别:即组织构造特殊或有明显特征可以区别类似品或伪品的;外形相似或破碎不易识别的;或某些常以粉末入药的毒性或贵重药材、饮片。

(2) 鉴别时选择具有代表性的样品:根据鉴定的对象与目的,参照现行版《中国药典》选用不同的试剂制备组织、表面或粉末显微制片、观察。对植物类中药,如根、根茎、藤茎、皮、叶等类,一般制作横切片观察,必要时制作纵切片;果实、种子类多制作横切片或纵切片观察;木类药材制作横切片、径向纵切片及切向纵切片三个面观察。观察粉末类药材或药材粉末特征时,制作粉末装片。

(3) 粉末显微鉴别:通常观察并记录药材细粉(过五号筛)的特征,观察腺毛、非腺毛、纤维、导管等细长特征,也可取过四号筛的药材粉末。

(4) 对于多来源药材或易混淆品的鉴别:应注意考察显微特征的异同点,确定显微特征的专属性。

3. 理化鉴别　根据药材、饮片中所含化学成分,选择物理、化学、光谱、色谱等方法进行鉴定。应注重方法的专属性及重现性。中药材因成分复杂,干扰物质多,一般理化鉴别、光谱鉴别方法很难符合专属性的要求,因此,除矿物药材及其炮制品外,原则上不予采用。现行版《中国药典》未收载的试液用括号写明配制方法或在标准正文后加注。

(1) 一般理化鉴别:应在明确鉴别成分或成分类别时,选择专属性强及反应明显的显色反应、沉淀反应、荧光现象等。选择显色反应、沉淀反应,一般选择1~2项,供试品溶液应经初步分离提取,以避免出现假阳性的结果。凡现行版《中国药典》"一般鉴别试验"有规定的鉴别反应,在正文中应明确使用的具体方法,同时说明供试品溶液制备的方法。

(2) 光谱鉴别:某些矿物药具有光谱特征,可采用光谱鉴别。其他药材、饮片当无法建立专属性鉴别时,如含有的化学成分在紫外或可见光区有特征吸收光谱,可采用测定其最大吸收波长,如有2~3个特定吸收波长时,可测定各波长吸收度的比值,作为鉴别的依据。

—•笔记栏•—

（3）色谱鉴别：是利用薄层色谱、气相色谱或液相色谱等对中药材、饮片进行真伪鉴别的方法。原则上首选具有快速、简便、直观、经济等优点的薄层色谱法。对于薄层色谱分离度差、难以建立有效鉴别方法的样品，也可选择高效液相色谱法或气相色谱法。

采用薄层色谱法应对不同基原、不同产地、不同加工炮制方法的药材和饮片进行考察，重点研究多来源药材、饮片的色谱行为是否一致，确定其异同点。如果具有明显差异，应分别制备对照提取物或对照药材，并建立相应标准。同时应注意考察药材、饮片与混淆品种的色谱区别。

4. 分子生物学鉴别　主要为 DNA 条形码分子鉴定法，即是利用基因组中一段公认的、相对较短的 DNA 序列来进行物种鉴定，是传统形态鉴别方法的有效补充，用于鉴定药材的基原物种。

（五）指纹图谱或特征图谱

当显微特征或薄层色谱难以实现有效鉴别中药材和饮片时，可考虑建立药材、饮片指纹图谱或特征图谱鉴别。其测定方法首选色谱法，应进行色谱条件优化以保证信息最大化。样品的制备必须能够充分保留样本的基本特性，并尽量使药材和饮片中的某类特征成分较多地在特征或指纹图谱中反映出来。指纹或特征图谱测定方法须经过方法学验证，确证其可行性。

指纹图谱或特征图谱的辨识应从整体的角度综合考虑，经对 10 批以上样品图谱的研究和比较，确定具有特征意义的峰作为特征或指纹峰，确定合理的参比峰，给以编号。在指纹或特征图谱中，要求至少指认其中 3 个的有效成分、特征成分或主成分，对其色谱峰个数、指认色谱峰的相对保留时间和相对峰面积，以及主要色谱峰之间的比例作出规定或用相似度评价软件规定其相似度。

（六）检查

检查主要是对药材和饮片的含水量、纯净程度、有害或有毒物质进行的限量或含量等检查，包括杂质、水分、灰分、毒性成分、重金属及有害元素、二氧化硫残留、农药残留、真菌毒素（黄曲霉毒素、赭曲霉毒素 A、呕吐毒素等）等。应根据药材、饮片的具体情况规定检查项目，制定能真实反映其质量的指标和限度，以确保安全与有效。如产地加工中易带进非药用部位的应规定杂质检查，药屑及杂质通常不得过 3%；一般均应有水分、灰分检查，易夹带泥沙的须做酸不溶性灰分检查；除另有规定外，饮片水分通常不得过 13%；对于某些含毒性成分的药材及饮片，应规定毒性成分的限量检查及制定合理的限度；药材及饮片（植物类）铅不得过 5 mg/kg，镉不得过 0.3 mg/kg，砷不得过 2 mg/kg，汞不得过 0.2 mg/kg，铜不得过 20 mg/kg；药材及饮片（矿物类除外）的二氧化硫残留量不得过 150 mg/kg；药材及饮片（植物类）禁用农药不得检出（不得过定量限）；含黏液质、胶质和半纤维素类的药材应检查膨胀度，含油脂的种子类药材及饮片应检查酸败度等。饮片微生物亦应符合有关限度规定。

（七）浸出物测定

浸出物测定是指用水、乙醇或其他适宜的溶剂对药材和饮片中可溶性物质（相应的有效物质群）进行的测定。根据采用溶剂不同，分为水溶性浸出物、醇溶性浸出物及挥发性醚浸出物等。植、动物类药材和饮片原则上应建立浸出物测定。对于无法建立含量测定，或虽已建立含量测定，但所测定成分含量低或与功效相关性差的药材和饮片，必须建立浸出物测定，以便更好地控制质量。测定方法按照现行版《中国药典》的“浸出物测定法”测定，并注明所用溶剂。含量按药材、饮片的干品计算并规定限度指标。

（八）含量测定

含量测定是指用化学、物理学或生物学等方法，对药材含有的有效成分、毒性成分、指标成分或类别成分进行测定。

1. 测定成分的选定

（1）应首选和功能与主治相关的有效成分。对于主要有效成分或指标性成分明确的中药材和饮片，尽可能建立多成分含量测定，并制定各成分的含量限度或以总量计制定含量限度。

某些品种,除检测单一专属性成分外,还可测定其他类别成分。

(2) 对于尚无法建立有效成分含量测定,或虽已建立含量测定,但所测定成分与功效相关性差或含量低,而其类别成分清楚的,可进行有效类别成分的测定,如总黄酮、总生物碱、总挥发油等。

(3) 应优先选择测定药材、饮片所含的原型成分,不宜选择无专属性成分、分解产物、不稳定成分和微量成分(含量低于万分之二的成分)作为测定指标。

2. 含量测定方法 常用的含量测定方法包括酸碱滴定法、重量分析法、紫外-可见分光光度法、高效液相色谱法、气相色谱法等。根据药材和饮片所含主要成分的理化性质合理选择测定方法,优先选择专属性强的色谱法。含量测定应按照现行版《中国药典》的"分析方法验证指导原则"进行方法验证,确证其可行性。

3. 含量限(幅)度的制定 应根据药材、饮片的实际情况来制定含量限(幅)度。一般应根据不低于15批样品的测定数据,制定含量的限(幅)度,以干燥品来计算含量。药材和饮片应控制的毒性成分要制定限度范围,根据毒理学研究结果及中医临床常用剂量,确定合理的含量幅度。所测定成分为有毒成分同时又为有效成分时必须规定幅度;凡含有两种以上的有效成分,而且该类成分属于相互转化的,可规定两种成分之和;多来源的药材、饮片,如外形能区分开而其含量差异又较大者,可分别制定两个指标。

(九) 炮制

中药炮制是按照中医药理论,根据药材自身性质,以及调剂、制剂和临床应用的需要,所采取的一项独特的制药技术,包括净制、切制、炮炙。根据用药需要进行炮制的品种,应制定合理的炮制工艺,明确辅料用量和炮制品的质量要求。

(十) 性味与归经

按中医理论对该饮片性能的概括,一般为先"味"后"性",再列"归经"。对于有毒的饮片则在"味,性"和"归经"之间列出"有小毒"或"有毒"或"有大毒",以引起注意。

(十一) 功能与主治

功能与主治是以中医或民族医药理论用药的经验所做出的概括性描述,作为临床用药的指导。功能与主治之间以句号隔开,并以"用于"二字连接。

(十二) 用法与用量

除有特殊用法的予以注明外,其他均指水煎内服;用量系指成人一日常用剂量,必要时根据医疗需要酌情增减。同时可供外用的,则列在服法之后。

(十三) 注意

注意是指主要的禁忌和不良反应等用药注意事项。属中医一般常规禁忌者从略。

(十四) 贮藏

贮藏是指对中药贮存与保管的基本要求。根据中药的特性与实际要求注明贮藏条件。

二、植物油脂和提取物质量标准主要内容

植物油脂和提取物系指从中药材或饮片及其他药用植物中制得的挥发油和油脂、粗提物、有效部位、组分提取物和有效成分。挥发油和油脂系指压榨或提取制成的油状提取物。粗提物是指以水或醇为溶剂经提取制成的流浸膏、浸膏或浸膏粉。有效部位或组分提取物的含量应达到50%以上。有效成分含量应达到90%以上。其内容和技术要求如下。

(一) 名称

名称包括中文名、汉语拼音名及英文名。其命名原则为:挥发油和油脂以药材名加"油"构成;粗提物以药材名加"提取溶剂"和"提取物"构成,提取溶剂为水时可以省略;有效部位、组分提取物以药材名加有效部位、组分名构成,如有效部位、组分是由两类成分构成,均应在名称中体现,如"银杏酮酯";有效成分提取物以有效成分名称命名,不同来源的同一种有效成分在命名

—•笔记栏•—

时要冠以药材名，如从西红花中提取得到西红花苷Ⅰ，可以命名为“西红花苷Ⅰ”，从栀子中提取得到西红花苷Ⅰ，应命名为“栀子西红花苷Ⅰ”。

（二）来源

来源多来源药材提取物应固定一个基原，如必须采用两种以上基原植物的必须固定相互间的比例，并说明其以何种中药或药用植物加工制得。

需写明该中药或药用植物的原植（动）物科名、植（动）物中文名、拉丁学名、药用部位；有效成分应写出分子式、分子量和结构式；挥发油和油脂要写明简要提取方法。

（三）制法

粗提物和有效部位、组分提取物应列制法项，包括药材名称、用量、前处理方法、使用溶剂、提取方法、提取次数、浓缩方式等，应研究得率的范围，但对制成总量不作规定。挥发油和油脂、有效成分不写制法。

（四）性状

挥发油和油脂应规定外观颜色、气味、溶解度、相对密度、折光率等。粗提物和有效部位提取物应规定外观颜色、气味等。有效成分提取物应规定外观颜色、溶解度、熔点、比旋度等。

（五）鉴别

由于植物油脂和提取物已经不具备原药材特征，其鉴别方法主要为理化鉴别法。

（六）检查

检查项下规定的各项内容系指提取物在生产、贮藏过程中可能含有并需要控制的物质，包括安全性、有效性、均一性、纯度要求。应根据原料药材中可能存在的有毒成分、生产过程中可能造成的污染情况、剂型要求、贮藏条件等建立检查项目，检查项目应能真实反映中药提取物质量，并确保安全与有效。检查项一般应根据剂型的情况选择下列项目进行研究：相对密度、酸碱度或 pH、乙醇量、水分、灰分、总固体、干燥失重、碘值、酸败度、炽灼残渣、酸值、皂化值、有毒有害物质检查（重金属与有害元素、农药残留、有机溶剂残留、大孔树脂残留物等）等。

有效成分提取物，应对主成分以外的其他成分进行系统研究，阐明其化学组成，并按照化学药品原料药的要求设有关物质或相关物质检查。

作为注射剂原料的提取物除上述检查项外，还应对其安全性等进行研究，包括色度、酸碱度、水分、总固体、蛋白质、鞣质、树脂、草酸盐、钾离子、有害元素、残留溶剂等，并列出控制限度。

（七）特征图谱或指纹图谱

提取物特征或指纹图谱的建立，其方法和要求除与上述药材和饮片相关的特征图谱或指纹图谱研究的主要内容相同外，应重点考察制备工艺过程中谱图的变化。在对药材产地、采收期、基原调查基础上建立药材图谱。药材与中药提取物特征或指纹图谱应具相关性，提取物图谱中的特征或指纹峰在药材的色谱图上应能指认。

（八）含量测定

应对提取物进行相关成分的含量测定，并制定上、下限度。对于有效部位、组分提取物必须建立成分类别的含量测定。

（九）贮藏

应对直接接触提取物的包装材料和贮藏条件进行考察。

除上述质量标准内容外，部分提取物标准中还包括【规格】、【制剂】或【用途】项，如肿节风浸膏标准中的“规格”为“每 1 g 干浸膏约相当于原药材 10 g”；远志流浸膏标准中的“制剂”为“远志酊”；茶油标准中的“用途”为“用作注射用茶油的原料及软膏基质”。

三、中药制剂质量标准主要内容

中药制剂必须在处方固定、原辅料质量标准确定、制备工艺稳定的前提下，方可进行质量标准的实验设计，通过实验研究，总结拟定质量标准草案。其内容和技术要求如下。

（一）名称

中药制剂名称包括中文名、汉语拼音。其命名应符合《中成药通用名称命名技术指导原则》。

1. 单味制剂　一般应采用中药材、中药饮片、中药有效成分、中药有效部位加剂型命名，如丹参片等；可采用中药有效成分、中药有效部位与功能结合剂型命名；中药材人工制成品的名称应与天然品的名称有所区别，一般不应以"人工××"加剂型命名。

2. 复方制剂

（1）采用处方主要中药名称的缩写加剂型命名，但其缩写不能组合成违反其他命名要求的含义。如：香连丸。

（2）采用主要功能（中医术语）加剂型命名，如补中益气合剂；也可采用比喻、双关、借代、对偶等各种修辞手法来表示方剂功能，如玉屏风颗粒、抵挡汤、更衣丸、泻心导赤散等。

（3）采用药物味数加剂型命名，如四物合剂。

（4）采用剂量（入药剂量、方中药物剂量比例、单次剂量）加剂型命名，如七厘散等。

（5）以药物颜色加剂型命名，如桃花汤等。

（6）以服用时间加剂型命名，如鸡鸣散等。

（7）可采用君药或主要中药名称加功能及剂型命名，如龙胆泻肝丸。

（8）采用药味数与主要中药名称，或者药味数与功能或用法加剂型命名，如五苓散。

（9）采用处方来源（不包括朝代）与功能或药名加剂型命名，如指迷茯苓丸等。

（10）采用功能与药物作用的病位（中医术语）加剂型命名，如养阴清肺丸等。

（11）采用主要药味和药引结合并加剂型命名，如川芎茶调散等。

（12）儿科用药可加该药临床所用的科名，如小儿消食片等。

（13）在命名中加该药的用法，如外用紫金锭等。

（14）在遵照命名原则条件下，命名可体现阴阳五行、古代学术派别思想、古代物品的名称等，以突出中国传统文化特色，如左金丸等。

（15）不宜采用的命名法有：一般不应采用人名、地名、企业名称或濒危受保护动、植物名称命名；不应采用代号、固有特定含义名词的谐音命名；不应采用现代医学药理学、解剖学、生理学、病理学或治疗学的相关用语命名；不应采用夸大、自诩、不切实际的用语，如强力、速效，以及灵、宝、精等。

（二）处方

1. 成方制剂应列处方　单味制剂不列处方，而是在制法中说明药味及其分量；制剂中使用的药引、辅料及附加剂一般不列入处方中，在制法中加以说明。

2. 处方中的药味　凡国家标准已收载的药材或饮片，一律采用最新版规定的名称。地方标准收载的品种与国家药品标准名称相同而来源不同的，应另起名称。国家药品标准未收载的药味，应采用地方标准收载的名称，并加注明。处方中药味的排列应根据中医理论组方原则，按君、臣、佐、使顺序排列，书写从左到右，从上到下。处方中某些剧毒中药生用时，冠以"生"字，以引起重视。处方的炮制品，一般用括号注明，炮制方法与现行版《中国药典》方法不同的，应另加注明。

3. 处方量　处方中各药味的量一律用法定计量单位，重量以"g"为单位，容量以"mL"为单位，全处方量应以制成 1 000 个制剂单位的成品量为准。

（三）制法

制法项应按实际生产情况简要表述工艺流程的主要步骤，如提取溶剂的名称、提取方法、分离、浓缩、干燥等主要步骤并规定制成总量（除另有规定外，以 1 000 为单位），不列详细技术参数。制法项内容应符合现行版《中国药典》制剂通则各剂型有关规定。

—•笔记栏•—

成型工艺中仅用于调整制成量的淀粉、糊精等辅料可不固定用量。辅料及添加剂应使用标准规定的名称,现行版《中国药典》通则未收载标准的需附相应的质量标准。

蜜丸中蜂蜜加入量可以规定为一定范围。大蜜丸、小蜜丸、水蜜丸、水丸等通常可作为同一丸剂的不同规格列入同一品种项下。

(四)性状

外观性状是对药品的颜色和外表感官的描述。性状项下一般应写明品种的外观形状、色、嗅、味等。制剂的性状往往与投料的原料质量及工艺有关。原料质量保证,工艺恒定,则成品的性状应该基本一致,故质量标准中规定的制剂性状,能初步反映其质量情况。

除去包装后的直观情况,按颜色、外形、气味依次描述;片剂、丸剂如有包衣的还应描述除去包衣后片芯、丸芯的颜色及气味,硬胶囊剂应写明除去胶囊壳后内容物的色泽;丸剂如用朱砂、滑石粉或煎出液包衣,先描述包衣色,再描述除去包衣后丸芯的颜色及气味。

制剂色泽如以两种色调组合的,描写时以后者为主,如棕红色,以红色为主。也可根据样品的情况规定一定的颜色范围加以描述。

外用药及剧毒药不描述味。

(五)鉴别

1. 鉴别项　鉴别项的内容一般包括显微鉴别、一般理化鉴别、色谱鉴别等。

(1)显微鉴别:正文写“取本品,置显微镜下观察”,其后描述处方药味鉴别特征。首选现行版《中国药典》中该药味的显微特征,如果确有干扰,可选用其他显微特征或改用其他鉴别方法。对复方中含有原粉入药的成方制剂,应选择被检药材特有的与其他药材区别大的特征。单一药材粉末的主要特征有时不一定能作为鉴别依据,而某些较为次要的特征有时却能起到重要的鉴别作用,因此在选取处方各药味显微特征时要考虑到其特征性。

(2)一般理化鉴别:理化鉴别应选择专属性强、反应明显的鉴别方法,必要时写明化学反应式。一般用于制剂中的矿物药或某一化学成分的鉴别,尽量避免用于中药复方制剂中共性成分的鉴别。

(3)色谱鉴别:最常用的是薄层色谱鉴别法。制剂中鉴别的药味为现行版《中国药典》收载品种时,应尽可能采用与药典相同的色谱条件进行鉴别,描述亦应统一,当有干扰时,也可选用其他条件;鉴别时宜使用对照药材为对照,并应保证药材的主斑点在样品中均有对应的斑点,供试品色谱中不能只有对照药材色谱中的1~2个次要斑点相对应,以反映制剂中其药味的真实性信息;尽可能采取一个供试品溶液多项多维鉴别使用的薄层色谱方法,达到节约资源、保护环境、简便实用的目的。处方中药味含有挥发性成分时,也可选择气相色谱法(GC)在同一色谱条件下进行鉴别。

2. 制剂中各药味的鉴别方法　除前处理外,原则上应尽量与该药材和饮片的专属鉴别方法一致,如因其他成分干扰或制剂的提取方法不同,不能采用与该药材相同的鉴别方法时,可采用其他鉴别方法,并在起草说明中予以阐明。

3. 处方相同、剂型不同的制剂的鉴别　鉴别方法应尽量保持一致。

4. 处方中含多来源植物药味的制剂的鉴别　若使用对照药材进行鉴别时,应对对照药材的适用性进行考察。若对照药材与供试品图谱差异较大,则不适合采用该对照药材作鉴别对照,可考虑采用对照提取物及对照品进行鉴别。

(六)特征图谱或指纹图谱

成方制剂特征图谱或指纹图谱的方法和要求除与上述药材、饮片、提取物相关的特征图谱或指纹图谱研究的主要内容相同外,在建立成方制剂特征图谱或指纹图谱时还应同时建立药材和饮片、中间体的相应图谱,并须对三者间的相关性进行分析,应具相关性。

(七)检查

(1)参照现行版《中国药典》通则中有关制剂通则项下规定的检查项目和必要的其他检查

项目进行检查，并制定相应的限度。药典未收载的剂型可另行制定。对制剂中的重金属、砷盐等应予以考察，必要时列入规定项目。

（2）先描述制剂通则规定以外的检查项目，其他应符合该剂型下有关的各项规定。其描述次序为相对密度、pH、乙醇量、总固体、干燥失重、水不溶物、酸不溶物、重金属和有害元素、有机溶剂残留量、树脂降解产物检查、注射剂有关物质等。

（3）含有毒性药材的制剂，应制定有关毒性成分的检查项目，以确保用药安全。

（八）浸出物测定

根据成方制剂中主要成分的理化性质，依照现行版《中国药典》通则浸出物测定的有关规定，选择合适的溶剂和方法有针对性地对某一类成分进行浸出物测定，并规定限（幅）度指标。应注意避免辅料的干扰，含糖等辅料多的剂型，一般不采用乙醇或甲醇作为浸出溶剂。

（九）含量测定

成方制剂的含量测定是以临床功效为导向，对中药制剂处方中的药效物质进行测定，以评价和控制制剂工艺的稳定性与成品质量。

1. 测定成分的选定

（1）首选制剂处方中的君药、臣药、起主要药效作用的活性成分、类别成分或组分、贵细药及毒性药材中的有效成分、有毒成分进行含量测定。如上述药味的有效成分不明确或无专属性方法进行测定时，可选择其他药味进行含量测定。若处方中含有化学药品成分必须进行含量测定，并规定上下限。

（2）应分别测定二个以上单一有效成分的含量；或测定单一有效成分后再测定其类别成分总量，如总黄酮等。同一类别的成分或可相互转化的成分可分别测定其单个成分的含量合并计算总量，如人参皂苷类等。测定成分应注意避免测定分解产物、不稳定成分、非专属性成分或微量成分。

2. 测定方法的选定　根据“专属、准确、灵敏、简便”的原则，结合处方工艺和剂型特点等综合考虑选择测定方法，还需考虑方法的先进性、适用性等方面，一般优先选择色谱法并按要求进行方法学验证。

3. 含量限度的确定

（1）含量限度应根据中药制剂实测结果与原料药材的含量情况确定。至少应有15批样品数据为依据，检测方法与现行版《中国药典》规定不同的或药典药材中无相应含量测定项的应提供至少3批的原料药材含量数据，以便计算转移率。原粉入药的转移率一般要求在70%以上。

（2）有毒成分及中西药复方制剂中化学药品的含量应规定上下限，上下限幅度应根据测试方法、品种情况、转移率及标示量确定，一般应在±10%~±20%之间。

（十）功能与主治

功能要用中医术语来描述，力求简明扼要。要突出主要功能，使能指导主治，并应与主治衔接。先写功能，后写主治，中间以句号隔开，并以“用于”二字连接。根据临床结果，如有明确的西医病名，一般可写在中医病症之后。

（十一）用法与用量

先写用法，后写一次量及一日使用次数　如用温开水送服的内服药，则写“口服”；如需用其他方法送服的应写明；除特殊需要明确者外，一般不写饭前或饭后服用；同时可供外用的，则列在服法之后，并用句号隔开。

用量为成人有效剂量；儿童使用或以儿童使用为主的中药制剂，应注明儿童剂量或不同年龄儿童剂量。毒剧药要注明极量。

（十二）注意

包括各种禁忌，如孕妇及其他疾患和体质方面的禁忌、饮食的禁忌或注明该药为毒剧药等。

—•笔记栏•—

（十三）规格

应根据剂型、品种的特点和临床用法与用量制定规范合理的规格。片剂（糖衣片规定片芯重量）、胶囊剂、栓剂、合剂、注射剂、喷雾剂、气雾剂等剂型应规定每个制剂单位的重（装）量；注射剂的装量以临床单次最低剂量为一个装量单位；单剂量包装的颗粒剂、散剂、丸剂等制剂应规定每个包装单位的装量；以丸数服用的丸剂、滴丸剂应规定每丸或每 10 丸的重量；单体成分或有效部位、组分制剂可规定每个制剂单位的标示含量。同一品种有多种规格时，量小的在前，依次排列。规格最后不列标点符号。

（十四）贮藏

贮藏条件根据稳定性考察情况制定。根据制剂的特性，注明保存的条件和要求。除特殊要求外，一般品种可注明"密封"；需在干燥处保存，又怕热的品种，加注"置阴凉干燥处"；遇光易变质的品种要加"避光"等。

第三节　中药质量标准起草说明

中药质量标准起草说明中附图要求

制定或修订中药质量标准的同时，应编写起草说明。中药质量标准起草说明是说明标准起草过程中，制定各个项目的理由及规定各项指标和检测方法的依据；也是对该药品从历史考证，药材的原植（动、矿）物品种，生药形态鉴别，成方制剂的处方、制法，以及它们的理化鉴别，质量控制，临床应用，贮藏等质量标准的制定过程中全部资料的汇总，充分反映质量标准的制定过程，有助于判断其合理性。

一、中药材和饮片质量标准起草说明

（一）名称

阐明确定该名称、汉语拼音、拉丁名的理由和依据。

（二）来源

1. 历史沿革　　简要说明始载于何种本草，历代本草的考证及历代本草记载中有无品种改变情况，目前使用和生产的药材品种情况，以及历版《中国药典》的收载、修订情况。

2. 原植（动、矿）物　　原植（动、矿）物形态按常规描写。突出重点，同属两种以上的可以前种为主描述，其他仅写主要区别点。学名有变动的应说明依据。

3. 生境与主产地　　野生或栽培；主产的省、自治区、直辖市名称，按产量大小次序排列。道地药材产地明确的可写出县名。

4. 采收时间　　确定该药材最佳采收时间的研究资料。

5. 采收加工　　产地加工方法的研究资料，包括与主要主产地不同的方法或有关的研究结果。

（三）性状

说明正文性状描述的依据，应包括：① 正文描述性状的药材标本来源及彩色照片；② 增修订性状的理由，由于栽培发生性状变异，应附详细的质量研究资料；③ 未列入正文的某些性状特点及缘由；④ 各药材标本间的差异，多品种来源药材的合写或分写的缘由；⑤ 曾发现过的伪品，类似品与本品性状的区别点；⑥ 性状描述中其他需要说明的有关问题。

（四）鉴别

应阐明选用各项鉴别的理由并提供全部试验研究资料，包括：① 老药工对本品的经验鉴别的方法；② 理化鉴别反应原理；③ 起草过程中曾做过的试验，但未列入正文的显微鉴别及理化试验方法；④ 薄层色谱法实验条件选择的说明；⑤ 多来源品种各个种的鉴别试验情况；⑥ 伪品、类似品与正品鉴别试验的比较，并进一步说明选定方法的专属性；⑦ 显微鉴别组织或粉末特征应提供彩色照片，照片应标注各个特征，并附标尺或放大倍数，薄层色谱应附彩色照片，光谱鉴别应附光谱图。所有附图附在最后。

（五）指纹图谱或特征图谱

应阐明建立特征图谱或指纹图谱的方法及参数确定的依据等。包括色谱条件的选择，供试品溶液的制备、特征图谱的建立和辨识、方法学验证、数据处理等。特征图谱应满足专属性、重现性和可操作性的要求。中药色谱特征图谱或指纹图谱应附图，要求清晰真实，附在起草说明的最后一项中。

（六）检查

阐明正文规定各检查项目的理由和规定各检查项限度的理由。

（七）浸出物测定

阐明规定浸出物测定的理由，选用浸出溶剂和方法的依据。说明浸出物测定结果与商品等级规格或药工经验鉴别质量优劣是否相关。提供实验数据并说明规定浸出物限量的理由。

（八）含量测定

应阐明选定测定成分和测定方法的理由，测定条件确定的研究资料；测定方法的原理及其研究资料（方法学验证如重现性、精密度、稳定性、回收率等研究资料）；实验数据以及规定该含量限（幅）度的理由至少应有 15 批样品的测定数据。其他经过试验而未选用的含量测定方法也应提供其全部试验资料。

（九）炮制

说明正文收载炮制方法的目的，炮制工艺制定的依据。简述历代本草对本品的炮制记载；本品的炮制研究情况（包括文献资料及起草时研究情况）；简述全国主要省份炮制规范收载的方法，并说明正文收载炮制方法的理由。正文炮制品性状、鉴别及规定炮制品质量标准的理由和试验数据。

（十）性味与归经

说明正文规定性味与归经的理由。

（十一）功能与主治

说明药理试验、临床试验研究的结果；制定功能与主治项的理由。

（十二）用法与用量

说明制定用法与用量项的理由。

（十三）注意

说明制定注意事项的理由。

（十四）贮藏

说明规定贮存条件的理由；需特殊贮存条件的应有数据说明该特殊条件设定的必要性。

二、植物油脂和提取物质量标准起草说明

（一）名称

说明命名的依据，挥发油和油脂应突出所用原植物名称，粗提物应加上提取溶剂名称，有效部位提取物应突出加上有效部位名称，有效成分提取物应以有效成分名称命名。

（二）来源

提取物的来源，扼要说明其以何种原植（动）物及部位加工制得，目前的使用和生产现状。

（三）制法

粗提物和有效部位提取物应列出详细的制备工艺，应说明关键的各项技术指标和要求的含义，及确定最终制备工艺和主要参数的理由。对药材的前处理方法进行说明，包括粉碎、切制等。已有国家标准的提取物制法原则上应统一工艺；如制法有重大差异的，应予以说明并进行必要的区分。说明工艺过程中需注意事项。

（四）性状

应说明规定的植物油脂和提取物外观特征、物理常数的理由。如挥发油和油脂应规定外观

—•笔记栏•—

颜色、气味、溶解度、相对密度和折光率等;粗提物和有效部位提取物应规定外观颜色、气味等;有效成分提取物应规定外观颜色、溶解度、熔点、比旋度等。

(五) 鉴别

应阐明收载各项鉴别的理由,操作中应注意的事项。包括:理化鉴别反应原理;色谱法实验条件选择的说明,并说明其专属性和可行性等。

(六) 检查

应说明正文规定各检查项目的制定理由,对药典通则规定以外的检查项目除说明制定理由,还要说明其限度制定的理由。提供实验数据,说明规定各检查项限度的理由。作为注射剂原料的提取物还应对其安全性等检查项进行研究,并按照相应注射剂品种项下的规定选择检查项目,列出控制限度及列入质量标准的理由。

(七) 特征图谱或指纹图谱

要求在同药材及饮片的基础上,还应进行中药提取物和原药材之间的相关性分析。

(八) 含量测定

应阐明规定含量测定的理由,说明选定测定成分、测定方法的原理及规定限(幅)度的理由。提供研究资料(包括各项实验条件确定的依据及方法学验证如重现性、精密度、稳定性、回收率等研究资料)。

(九) 贮藏

说明规定贮存条件的理由;需特殊贮存条件的应有数据说明该特殊条件设定的必要性。

三、中药制剂质量标准起草说明

中药制剂质量标准起草说明应说明处方来源,包括验方、古方来源及考证,以及历版标准收载、增修订情况。

(一) 名称

说明命名的依据,曾用名及修改理由。

(二) 处方

说明该药处方来源与方解(君、臣、佐、使)。处方中的药味如不是现行版《中国药典》所收载的品种,应附标准,说明其标准收载情况,并注明其科、属、种,拉丁学名及药用部位,写法同《中国药典》正文来源。对处方中分列品种、替换品种及地方习用药材明确来源。分列、替换药材还应列入依据。处方中如有《中国药典》未收载的炮制品,应详细说明炮制方法和质量要求。如系保密品种,其处方需完整地列在起草说明中。

(三) 制法

应列出详细的工艺流程(保密品种亦同)。包括全部工艺参数和技术指标、关键半成品的质量标准及确定最终制备工艺及其技术条件的依据。如需粉碎的药材应说明药粉粒度;药材经提取后制成清膏的应说明出膏率(干膏率)并列出相应数据;写明制成品总量及允许的公差率等。说明主要辅料品种及用量,标准收载情况,《中国药典》未收载的辅料应附执行标准。同一品种下收载不同规格应分别说明,如蜜丸,收载水蜜丸、小蜜丸、大蜜丸应分别说明;又如片剂,收载大片与小片、糖衣片、薄膜衣片,应分别说明;如颗粒剂有含糖颗粒、无蔗糖颗粒、含乳糖颗粒等应分别说明并说明制法过程中的注意事项。

(四) 性状

说明正文中性状内容拟定的依据,对性状进行修订的应说明理由。性状描述应以中试或大量生产的产品为依据,至少观察 3~5 批样品,有的中药制剂在贮藏期间颜色会变深,因此可根据实际观察情况规定范围。丸剂的丸芯、片剂片芯的外表与内部颜色常不相同,需分别描述说明。

(五) 鉴别

说明正文收载的各项鉴别试验所鉴别的药味,包括鉴别增订、修订的理由,操作中应注意事项。显微鉴别说明正文各鉴别特征所代表的药材；理化鉴别试验若非《中国药典》通则收载的方法，应说明鉴别反应的原理，并说明所鉴别的药味；鉴别试验应提供前处理条件选择的依据和实验数据，说明阴性对照溶液的制备方法，详述专属性、重现性与耐用性考察结果，并附含阴性对照的彩色照片或色谱图；色谱法应说明色谱条件的选择（如薄层色谱法的吸附剂、展开剂、显色剂的选定等）；鉴别试验若使用《中国药典》未收载的特殊试液应注明配制的方法及依据；起草过程中曾做过的试验，但未列入正文的鉴别方法，也应说明试验研究方法、试验结果和未列入标准的理由；鉴别的药味若是多来源品种，应对各品种试验结果进行比较，说明其可行性，必要时附彩色照片或色谱图；显微鉴别及色谱鉴别均应附图，薄层色谱（包括阴性对照试验）图谱应附彩色照片。所有附图要求清晰真实，标明图号及文字内容，附在起草说明的最后一项。

（六）特征图谱或指纹图谱

要求同药材及饮片起草说明。还应建立药材、饮片及中间体的相应图谱，并对成方制剂与原药材、饮片及中间体之间的相关性进行分析。

（七）检查

所列检查项目的制定理由，对《中国药典》制剂通则规定以外的检查项目除说明制定理由，还要说明其限度拟定的理由，所有检查项目均要列出实验数据。新上药典的中药制剂，应做重金属，砷盐等考查，结果列在起草说明中，及该检查项列入或不列入质量标准的理由。

（八）浸出物测定

根据剂型和品种的需要，选择适当的溶剂方法进行测定。要求同药材及饮片起草说明。

（九）含量测定

说明含量测定所测药味和成分选定的理由及测定方法选定的依据并说明含量限（幅）度拟定的依据。阐明测定方法的原理并提供含量测定全部研究资料（包括各项实验条件选择的依据及方法验证的数据与图谱，如干扰成分的去除，阴性对照试验情况以及方法的专属性与可行性，按中药质量标准分析方法验证指导原则的要求，列出方法学考察的全部研究资料，包括准确度、精密度、专属性、线性、范围、耐用性等考察项目的试验方法、实验数据、结果结论等）。起草过程中所进行的含量测定研究，若未列入标准正文，也应详尽地记述于起草说明中。

（十）功能与主治

说明药理试验、临床试验研究的结果；制定功能与主治项的理由。

（十一）用法与用量

说明制定用法与用量项的理由。

（十二）注意

说明制定注意项的理由。

（十三）规格

说明规格拟定的依据，对不合理规格删除的理由，新增修订规格必须予以说明并附证明性文件。

（十四）贮藏

说明规定贮存条件的理由；需特殊贮存条件的应有数据说明该特殊条件设定的必要性。

第四节　中药配方颗粒质量标准简介

一、中药配方颗粒质量标准的意义和任务

中药配方颗粒是由单味中药饮片经水加热提取、分离、浓缩、干燥、制粒而成的颗粒，在中医药理论指导下，按照中医临床处方调配后，供患者冲服使用。中药配方颗粒的研究已历经 20 多

—•笔记栏•—

年，在临床应用中，配方颗粒具有服用方便，便于携带，调剂快速，计量准确，便于储存管理等优势。中药配方颗粒的使用范围越来越广，制定科学规范的质量标准体系，对于控制中药配方颗粒的质量，推进中药配方颗粒的发展，更好地满足中医临床需求具有重要意义。

中药配方颗粒应具备汤剂的基本属性，除另有规定外，中药配方颗粒应符合现行版《中国药典》制剂通则颗粒剂项下的有关规定，对于部分自然属性不适宜制成中药配方颗粒的品种，原则上不应制备成中药配方颗粒。

为加强中药配方颗粒的管理，规范中药配方颗粒的质量控制与标准研究，国家药监局组织制定了《中药配方颗粒质量控制与标准制定技术要求》。中药配方颗粒的质量标准体系的制定，可为临床科学合理地使用中药配方颗粒提供依据。

二、中药配方颗粒质量标准主要内容

中药配方颗粒是以符合炮制规范的中药饮片为原料，采用现代制药工业的先进工艺和方法制备而成的中药颗粒。为了有效控制中药配方颗粒生产各环节的质量，应分别建立中药材、中药饮片、中间体和成品的标准，明确关键质量属性，并说明生产全过程量质传递和各项指标设定的合理性，实现全过程质量控制。

中药配方颗粒质量标准内容主要包括：名称、来源、制法、性状、鉴别、检查、浸出物、特征图谱或指纹图谱、含量测定、规格、贮藏等。标准研究应符合《中药配方颗粒质量控制与标准制定技术要求》《中药质量标准研究制定技术要求》中的有关规定。其内容如下。

（一）名称

包括中文名和汉语拼音。

（二）来源

为药材经炮制并按标准汤剂的主要质量指标加工制成的配方颗粒。

（三）制法

根据“生产工艺要求”项下记载的制备工艺进行简要描述，包括投料量、制备过程、主要参数、出膏率范围、辅料及其用量范围、制成量等。

（四）性状

包括颜色、形态、气味等特征。

（五）鉴别

根据中药配方颗粒各品种及其原料的性质可采用一般理化鉴别、色谱鉴别等方法，建立的方法应符合重现性、专属性和耐用性的验证要求。

（六）检查

中药配方颗粒应符合现行版《中国药典》制剂通则颗粒剂项下的有关规定，另应根据原料中可能存在的有毒有害物质、生产过程中可能造成的污染、剂型要求、贮藏条件等建立检查项目。

（七）浸出物测定

应根据该品种所含主要成分类别，选择适宜的溶剂进行测定，根据测定结果制定合理限度。

（八）特征图谱或指纹图谱

建立以对照药材为随行对照的特征图谱或指纹图谱，可采用色谱峰保留时间、峰面积比值等进行结果评价。

（九）含量测定

中药配方颗粒含量测定应选择具有专属性的方法，选择与功能主治及活性相关的专属性成分作为含量测定的指标，并尽可能建立多成分含量测定方法。选用的分析方法按照现行版《中国药典》“分析方法验证指导原则”的要求进行验证。

（十）规格

根据制法项下投料量和制成量计算规格，以每克配方颗粒相当于饮片的克数来表示。

—·笔记栏·—

第五节　中药的稳定性研究

中药的稳定性是指中药的化学、物理及生物学特性发生变化的程度。稳定性试验的目的是考察原料药物或制剂在温度、湿度、光线的影响下随时间变化的规律，为药品生产、包装、贮存、运输条件提供科学依据，同时通过试验建立药品的有效期。

一、稳定性研究实验设计

根据研究目的和条件的不同，稳定性研究内容可分为影响因素试验、加速试验和长期试验等。稳定性研究的实验设计应根据不同阶段，不同目的结合原料药的理化性质、剂型的特点和具体的处方及工艺条件进行。

（一）样品的批次和规模

影响因素试验用1批原料药物或1批制剂进行；如果试验结果不明确，则应加试2个批次样品。加速试验与长期试验要求用3批供试品进行。

（二）包装及放置条件

加速试验和长期试验所用包装材料和封装条件应与拟上市包装一致。

稳定性试验要求在一定的温度、湿度、光照等条件下进行，这些放置条件的设置应充分考虑到药品在贮存、运输及使用过程中可能遇到的环境因素。

（三）分析方法

稳定性试验研究应采用专属性强、准确、精密、灵敏的分析方法，并对方法进行验证，以保证稳定性检测结果的可靠性。

中药由于多数药物的大部分成分不清楚，对其稳定性研究存在相当的难度，试验设计应根据中药研究的特点和稳定性研究的一般规律，遵循具体问题具体分析的原则。

二、中药稳定性考察内容

（一）考察项目

稳定性研究的考察项目（或指标）应根据所含成分和/或制剂特性、质量要求设置，应选择在药品保存期间易于变化，可能会影响到药品的质量、安全性和有效性的项目，以便客观、全面地评价药品的稳定性。一般以质量标准及《中国药典》制剂通则中与稳定性相关的指标为考察项目，必要时，应超出质量标准的范围选择稳定性考察指标。

有效成分及其制剂应考察有关物质的变化；有效部位及其制剂应关注其同类成分中各成分的变化；复方制剂应注意考察项目的选择，注意试验中信息量的采集和分析。为了确定药物的稳定性，对同批次不同取样时间点及不同批次样品所含成分的一致性进行比较研究，是有意义的。

（二）考察时间点

稳定性研究中需要设置多个时间点。考察时间点的设置应基于对药品理化性质的认识、稳定性变化趋势而设置。如长期试验中，总体考察时间应涵盖所预期的有效期，中间取样点的设置要考虑药品的稳定特性和剂型特点。对某些环境因素敏感的药品，应适当增加考察时间点。

三、稳定性研究实验方法

中药的稳定性研究实验方法按照现行版《中国药典》“原料药物与制剂稳定性试验指导原则”的要求进行。这里着重介绍中药制剂的稳定性研究实验方法。

（一）影响因素试验

此项试验是在比加速试验更激烈的条件下进行。一般包括高温、高湿、强光照射试验。中药制剂进行此项试验的目的是考察制剂处方的合理性与生产工艺及包装条件。将供试品如片

—•笔记栏•—

剂、胶囊剂、注射剂(注射用无菌粉末如为西林瓶装,不能打开瓶盖,以保持严封的完整性),除去外包装,并根据试验目的和产品特性考虑是否除去内包装,置适宜的开口容器中,进行高温试验、高湿试验与强光照射试验。

1. 高温试验　供试品开口置适宜的恒温设备中,设置温度一般高于加速试验温度10℃以上,考察时间点应基于药物本身的稳定性及影响因素试验条件下稳定性的变化趋势设置。通常可设定为0天、5天、10天、30天等取样,按稳定性重点考察项目进行检测。若供试品质量有明显变化,则适当降低温度试验。

2. 高湿试验　供试品开口置恒湿密闭容器中,在25℃分别于相对湿度90%±5%条件下放置10天,于第5天和第10天取样,按稳定性重点考察项目要求检测,同时准确称量试验前后供试品的重量,以考察供试品的吸湿潮解性能。若吸湿增重5%以上,则在相对湿度75%±5%条件下,同法进行试验;若吸湿增重5%以下,其他考察项目符合要求,则不再进行此项试验。恒湿条件可在密闭容器,如干燥器下部放置饱和盐溶液,根据不同相对湿度的要求,可以选择NaCl饱和溶液(相对湿度75%±1%,15.5~60℃),KNO_3饱和溶液(相对湿度92.5%,25℃)。对水性的液体制剂,可不进行此项试验。

3. 强光照射试验　供试品开口放在光照箱或其他适宜的光照装置内,可选择输出相似于D65/ID65发射标准的光源,或同时暴露于冷白荧光灯和近紫外灯下,在照度为4 500 lx±500 lx的条件下,且光源总照度应不低于1.2×10^6 lux·h、近紫外灯能量不低于200 W·hr/m^2,于适宜时间取样,按稳定性重点考察项目进行检测,特别要注意供试品的外观变化。

此外,根据药物的性质必要时应设计其他试验,探讨pH、氧及其他条件(如冷冻等)对药物稳定性的影响。

(二)加速试验

加速试验是在加速条件下进行,其目的是通过加速中药制剂的化学或物理变化,探讨药物制剂的稳定性,为处方设计、工艺改进、质量研究、包装改进、运输、贮存提供必要的资料。供试品在温度40℃±2℃、相对湿度75%±5%的条件下放置6个月。所用设备应能控制温度±2℃、相对湿度±5%,并能对真实温度与湿度进行监测。在至少包括初始和末次等的3个时间点(如0、3、6个月)取样检测。如在25℃±2℃、相对湿度60%±5%条件下进行长期试验,当加速试验6个月中任何时间点的质量发生了显著变化,则应进行中间条件试验。中间条件为30℃±2℃、相对湿度65%±5%,建议的考察时间为12个月,应包括所有的稳定性重点考察项目,检测至少包括初始和末次等的4个时间点(如0、6、9、12个月)。溶液剂、混悬剂、乳剂、注射液等含有水性介质的制剂可不要求相对湿度。乳剂、混悬剂、软膏剂、乳膏剂、糊剂、凝胶剂、眼膏剂、栓剂、气雾剂、泡腾片及泡腾颗粒宜直接采用温度30℃±2℃、相对湿度65%±5%的条件进行试验,其他要求与上述相同。

(三)长期试验

长期试验是在接近药品的实际贮存条件下进行,其目的是为制定药品的有效期提供依据。供试品在25℃±2℃,相对湿度60%±5%的条件下放置12个月,或在温度30℃±2℃、相对湿度65%±5%的条件下放置12个月,上述两种条件选择哪一种由研究者确定。每3个月取样一次,分别于0、3、6、9、12个月取样检测,按稳定性重点考察项目进行检测。12个月以后,仍需继续考察的,根据产品特性,分别于18、24、36个月等取样检测。

对于所有制剂,应充分考虑运输路线、交通工具、距离、时间、条件(温度、湿度、振动情况等)、产品包装(外包装、内包装等)、产品放置和温度监控情况(监控器的数量、位置等)等对产品质量的影响。

(四)药品上市后的稳定性考察

药品注册申请单位应在药品获准生产上市后,采用实际生产规模的药品进行留样观察,以考察上市药品的稳定性。根据考察结果,对包装、贮存条件进行进一步的确认或改进,并进一步确定有效期。

四、稳定性研究结果评价

药品稳定性评价是对有关试验（如影响因素、加速试验、长期试验）的结果进行系统分析和判断。其相关检测结果不应有明显变化。

（一）贮藏条件的确定

新药应综合加速试验和长期试验的结果，同时结合药品在流通过程中可能遇到的情况进行综合分析。选定的贮藏条件应按照规范术语描述。

（二）包装材料/容器的确定

一般先根据影响因素试验结果，初步确定包装材料或容器，结合稳定性研究结果，进一步验证采用的包装材料和容器的合理性。

（三）有效期的确定

药品的有效期应根据加速试验和长期试验的结果分析确定。一般情况下，以长期试验的结果为依据。由于实验数据的分散性，一般应按 95% 可信限进行统计分析，得出合理的有效期。如 3 批统计分析结果差别较小，则取其平均值为有效期，若差别较大则取其最短的为有效期。如果数据表明，测定结果变化很小，说明药物是很稳定的，则不作统计分析。

第六节　中药质量标准制定及起草说明示例

以中药龙胆泻肝丸（水丸）为例，阐述中药制剂质量标准需起草的文件。

一、药品原料（药材）的质量标准

龙胆、柴胡、黄芩、栀子（炒）、泽泻、木通、车前子（盐炒）、当归（酒炒）、地黄、炙甘草均应符合 2020 年版《中国药典》一部相对应项下的有关规定。

二、药品成品的质量标准草案

龙胆泻肝丸（水丸）

LongdanXieganWan

【处方】　龙胆 120 g，柴胡 120 g，黄芩 60 g，栀子（炒）60 g，泽泻 120 g，木通 60 g，车前子（盐炒）60 g，当归（酒炒）60 g，地黄 120 g，炙甘草 60 g。

【制法】　以上十味，粉碎成细粉，过筛，混匀，用水泛丸，干燥，即得。

【性状】　本品为暗黄色的水丸；味苦。

【鉴别】

（1）取本品，置显微镜下观察：纤维束周围薄壁细胞含草酸钙方晶，形成晶纤维。韧皮纤维淡黄色，梭形，壁厚，孔沟细。种皮石细胞黄色或淡棕色，多破碎，完整者长多角形、长方形或形状不规则，壁厚，有大的圆形纹孔，胞腔棕红色。薄壁细胞类圆形，有椭圆形纹孔，集成纹孔群；内皮层细胞垂周壁波状弯曲，较厚，木化，有稀疏细孔沟。种皮内表皮细胞表面观类长方形，壁微波状，以数个细胞为一组，略作镶嵌状排列。薄壁组织淡灰棕色至黑棕色，细胞多皱缩，内含棕色核状物。外皮层细胞表面观纺锤形，每个细胞由横壁分隔成数个小细胞。油管多碎断，含淡黄色或黄棕色条状分泌物，直径 8～25 μm。油室碎片可见，类圆形，直径 25～160 μm。

（2）取本品 14 g，研细，加正己烷 20 mL，加热回流 2 h，滤过，弃去滤液。药渣加丙酮 20 mL，加热回流 30 min，滤过，弃去滤液，药渣加甲醇 20 mL，浸渍 12 h，滤过，滤液浓缩至约 1 mL，置中性氧化铝柱（120 目，1 g，内径 1.5 cm）上，用甲醇洗脱至洗脱液无色，洗脱液浓缩至约 1 mL，作为

—·笔记栏·—

供试品溶液。另取龙胆苦苷对照品，加甲醇制成每1 mL含0.5 mg的溶液，作为对照品溶液。照薄层色谱法（通则0502）试验，吸取上述两种溶液各2 μL，分别点于同一硅胶GF_{254}薄层板上，以三氯甲烷-甲醇-水（30∶10∶3）的下层溶液为展开剂，展开，取出，晾干，置紫外灯（254 nm）下检视。供试品色谱中，在与对照品色谱相应的位置上，显相同颜色的斑点。

（3）取本品7 g，研细，加乙醇100 mL，超声处理30分钟，滤过，滤液蒸干，残渣加水20 mL使溶解，用乙醚洗涤3次，每次15 mL，弃去乙醚液，水液用水饱和的正丁醇振摇提取3次，每次20 mL，合并正丁醇液，蒸干，残渣加乙醇1 mL使溶解，拌入少许中性氧化铝，水浴上拌匀，干燥，置中性氧化铝柱（100~200目，2 g，内径1~1.5 cm）上，用甲醇50 mL洗脱，收集洗脱液，蒸干，残渣加乙醇1 mL使溶解，作为供试品溶液。另取栀子苷对照品，加甲醇制成每1 mL含1 mg的溶液，作为对照品溶液。照薄层色谱法（通则0502）试验，吸取上述两种溶液各5 μL，分别点于同一硅胶G薄层板上，以乙酸乙酯-丙酮-甲酸-水（5∶5∶1∶1）为展开剂，展开，取出，晾干，喷以10%硫酸乙醇溶液，在110℃加热至斑点显色清晰。供试品色谱中，在与对照品色谱相应的位置上，显相同颜色的斑点。

（4）取本品2 g，研细，加石油醚（60~90℃）40 mL，超声处理30 min，滤过，药渣挥干，加甲醇50 mL，超声处理30 min，滤过，滤液蒸干，残渣加水40 mL使溶解，用正丁醇萃取3次，每次20 mL，合并正丁醇液，用水洗涤3次，水洗液弃去，正丁醇液蒸干，残渣加甲醇2 mL使溶解，作为供试品溶液。另取甘草对照药材0.2 g，同法制成对照药材溶液。照薄层色谱法（通则0502）试验，吸取上述两种溶液各5 μL，分别点于同一硅胶G薄层板上，以乙酸乙酯-甲酸-乙酸-水（15∶1∶1∶2）为展开剂，展开，取出，晾干，喷以10%硫酸乙醇溶液，在105℃加热至斑点显色清晰，置日光及紫外灯（365 nm）下检视。供试品色谱中，在与对照药材色谱相应位置上，分别显相同颜色的斑点和荧光斑点。

【检查】 应符合丸剂项下的有关规定（通则0108）。

【含量测定】 照高效液相色谱法（通则0512）测定。

（1）色谱条件与系统适用性试验：以十八烷基硅烷键合硅胶为填充剂。以甲醇为流动相A，以0.2%磷酸水溶液为流动相B。柱温：20℃。检测波长：254 nm。理论塔板数按龙胆苦苷、栀子苷和黄芩苷峰计算应均不低于3 000。

时间（分钟）	流动相A（%）	流动相B（%）
0~25	20	80
25~30	20→43	80→57
30~50	43	57

（2）对照品溶液的制备：取龙胆苦苷、栀子苷和黄芩苷对照品适量，精密称定，加甲醇制成每1 mL含龙胆苦苷40 μg、栀子苷30 μg、黄芩苷85 μg的混合溶液，即得。

（3）供试品溶液的制备：取本品，研细，取约1 g，精密称定，置具塞锥形瓶中，精密加入50%甲醇50 mL，密塞，称定重量，超声处理（功率250 W，频率50 kHz）20 min，放冷，再称定重量，用50%甲醇补足减失的重量，摇匀，滤过，取续滤液，即得。

（4）测定法：分别精密吸取对照品溶液与供试品溶液各10 μL，注入液相色谱仪，测定，即得。

本品每1 g含龙胆以龙胆苦苷（$C_{16}H_{20}O_9$）计，不得少于0.80 mg；含栀子以栀子苷（$C_{17}H_{24}O_{10}$）计，不得少于1.30 mg；含黄芩以黄芩苷（$C_{21}H_{18}O_{11}$）计，不得少于3.80 mg。

【功能与主治】 清肝胆，利湿热。用于肝胆湿热，头晕目赤，耳鸣耳聋，耳肿疼痛，胁痛口苦，尿赤涩痛，湿热带下。

【用法与用量】 口服。一次3~6 g，一日2次。

【注意】 孕妇慎用。

【贮藏】 密闭,防潮。

龙胆泻肝丸(水丸)质量标准起草说明

1. 样品来源　从全国各地药品零售药店共收集11批次龙胆泻肝丸,分别来自兰州佛慈制药股份有限公司、广州中一药业有限公司等,编号为1－11。

2. 制法　按工艺资料概述。

3. 性状　根据样品的实际情况,样品均为“暗黄色的水丸;味苦”。

4. 鉴别

(1) 显微特征归属: 取本品,置显微镜下观察,分别观察到甘草、黄芩、栀子(炒)、泽泻、车前子(盐炒)、地黄、龙胆、柴胡的主要显微特征,归属如下: 纤维束周围薄壁细胞含草酸钙方晶,形成晶纤维(甘草)。韧皮纤维淡黄色,梭形,壁厚,孔沟细(黄芩)。种皮石细胞黄色或淡棕色,多破碎,完整者长多角形、长方形或形状不规则,壁厚,有大的圆形纹孔,胞腔棕红色[栀子(炒)]。薄壁细胞类圆形,有椭圆形纹孔,集成纹孔群;内皮层细胞垂直壁波状弯曲,较厚,木化,有稀疏细纹孔(泽泻)。种皮内表皮细胞表面观类长方形,壁微波状,以数个细胞为一组,略作镶嵌状排列[车前子(盐炒)]。薄壁组织淡灰棕色至黑棕色,细胞多皱缩,内含棕色核状物(地黄)。外皮层细胞表面观纺锤形,每个细胞由横壁分隔成数个小细胞(龙胆)。油管多碎断,管道中含黄棕色条状分泌物,条状物略弯曲,周围薄壁细胞大多皱缩,细胞界限不清楚(柴胡)。油室碎片可见,类圆形,直径25~160 μm(当归)。结果见图10－1。

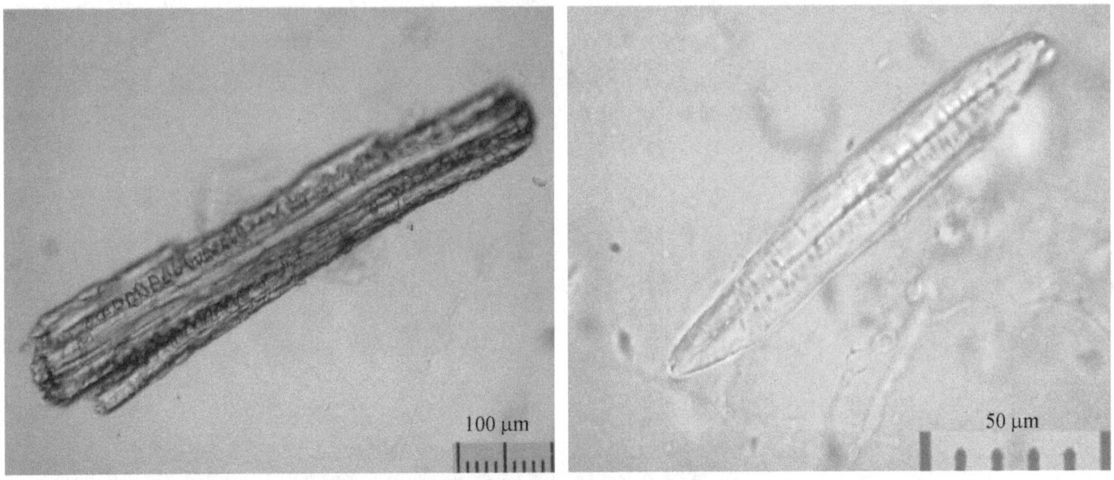

A. 晶纤维(甘草) 韧皮纤维(黄芩)

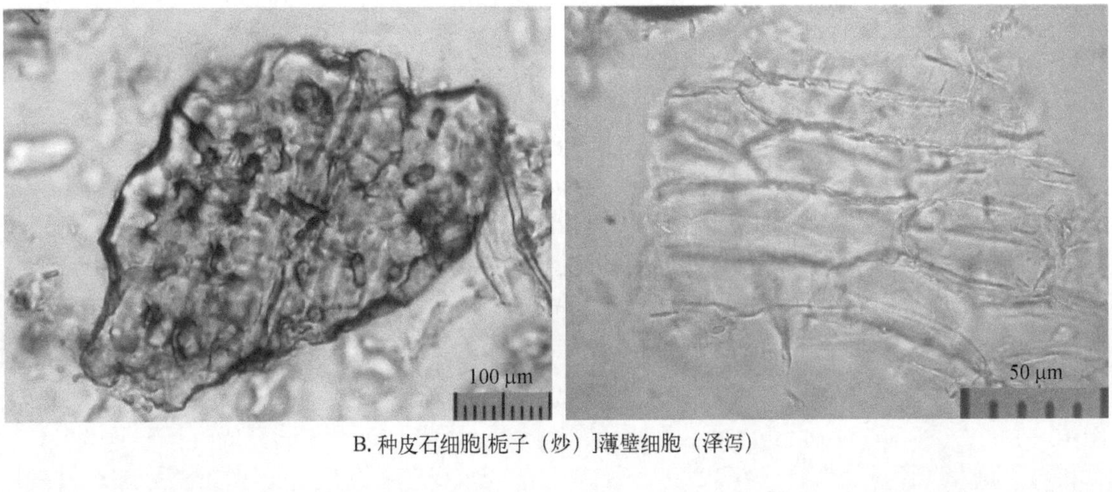

B. 种皮石细胞[栀子(炒)]薄壁细胞(泽泻)

—•笔记栏•—

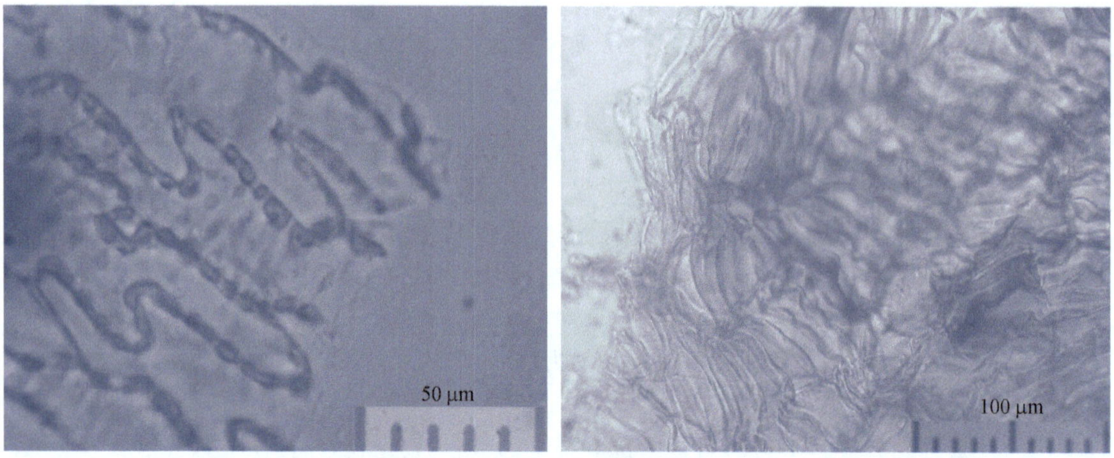

C. 内皮层细胞（泽泻）种皮内表皮细胞[车前子（盐炒）]

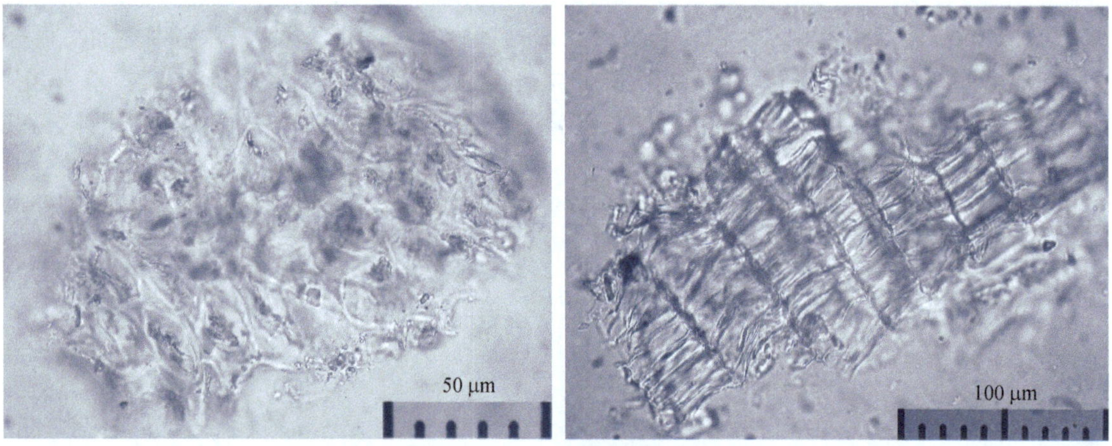

D. 薄壁组织（地黄）外皮层细胞（龙胆）

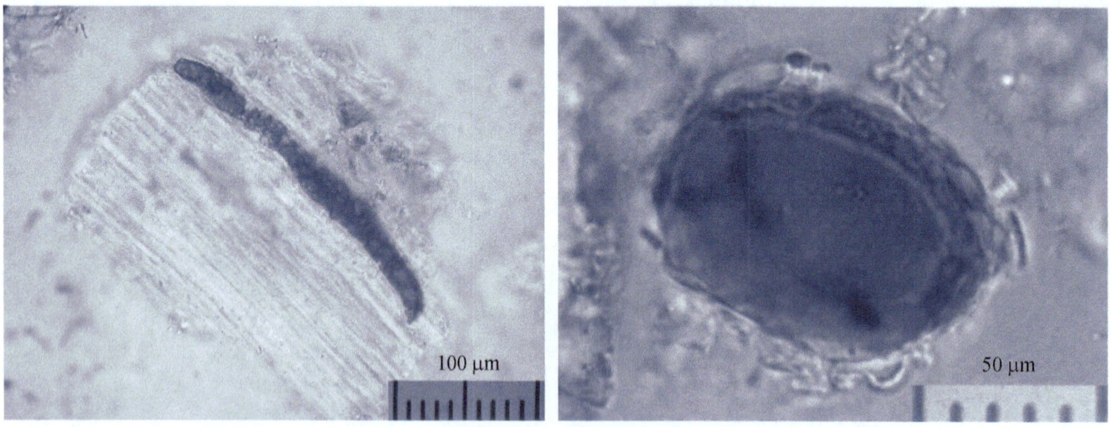

E. 油管（柴胡）油室（当归）

图 10-1 彩图

图 10－1　龙胆泻肝丸(水丸)显微鉴别图(比例尺：每小格 10 μm)

（2）薄层色谱鉴别：在原标准采用薄层色谱法分别对龙胆和栀子进行定性鉴别的基础上，增加薄层色谱法对方中甘草进行定性鉴别，方法建立及考察如下。

1）龙胆的薄层色谱鉴别：按正文“【鉴别】（2）”项下方法进行龙胆的鉴别，结果见图 10－2。

2）栀子的薄层色谱鉴别：按正文“【鉴别】（3）”项下方法进行栀子的鉴别，结果见图 10－3。

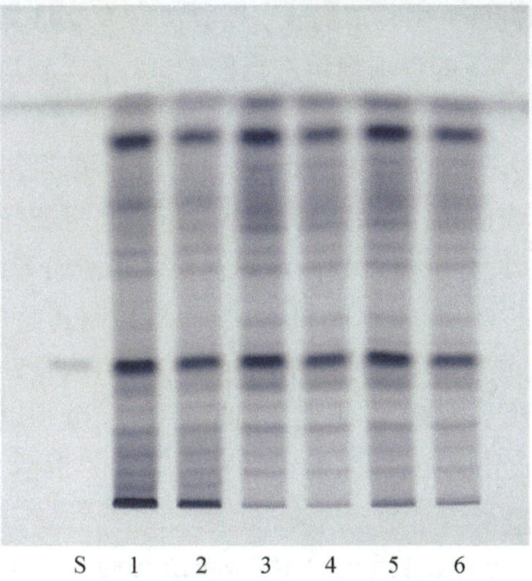

图 10-2　龙胆鉴别薄色色谱图

S. 龙胆苦苷对照品；1~6. 供试品溶液

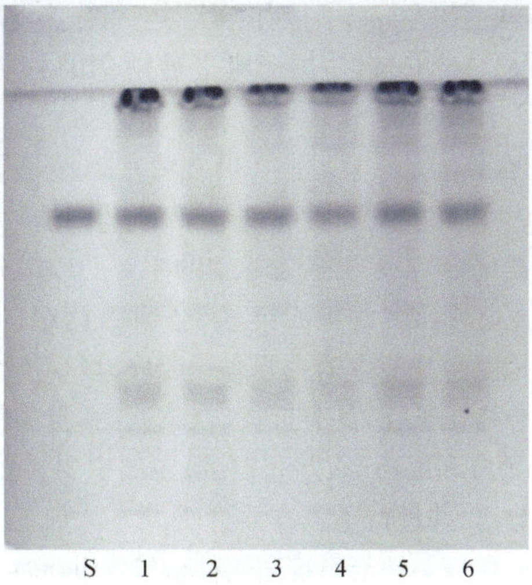

图 10-3　栀子鉴别薄色色谱图

S. 栀子苷对照品；1~6. 供试品溶液

3）甘草的薄层色谱鉴别：甘草对照药材（121303-200502）均由中国药品生物制品检定所提供。甘草酸对照品由上海中医药大学中药研究所中药标准化中心提供。取样品 2 g，研细，加石油醚（60~90℃）40 mL，超声 30 分钟，滤过，药渣加甲醇 50 mL，超声 30 分钟，滤过，滤液蒸干，残渣加水 40 mL 使溶解，用正丁醇提取 3 次，每次 20 mL，合并正丁醇液，用水洗涤 3 次，蒸干，残渣加甲醇 2 mL 溶解，作为供试品溶液。另取甘草对照药材 0.2 g，同法制成对照药材溶液。照薄层色谱法（通则 0502）试验，吸取上述两种溶液各 5 μL，分别点于同一硅胶 G 薄层板上，以乙酸乙酯-甲酸-乙酸-水（15：1：1：2）为展开剂，展开，取出，晾干，喷以 10% 硫酸乙醇溶液，在 105℃ 加热至斑点显色清晰，置日光及紫外灯（365 nm）下检视。供试品色谱中，在与对照药材相应位置上，显现相同颜色的斑点。结果见图 10-4。

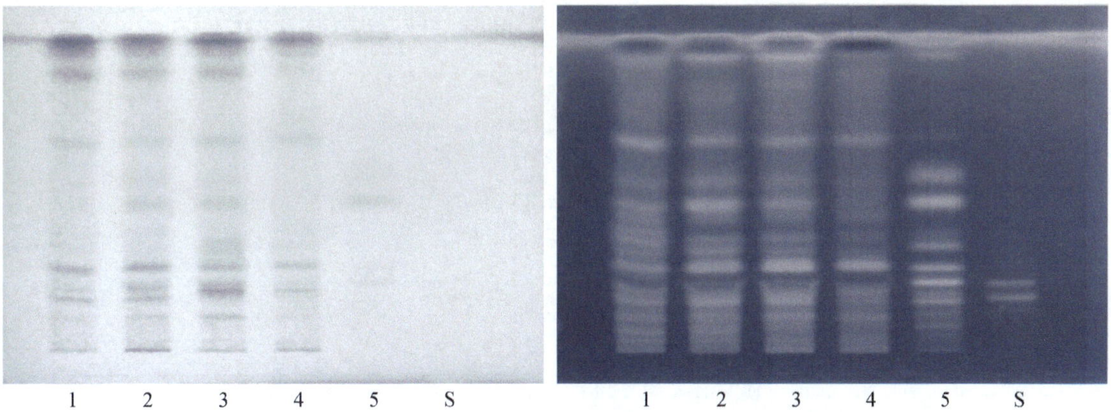

图 10-4　甘草鉴别薄色色谱图

1~3. 供试品溶液，1. 河南百年康鑫，2. 兰州佛慈，3. 广州中一；4. 阴性对照溶液；5. 对照药材溶液；S. 甘草酸

耐用性试验：分别比较了不同厂家、规格的薄层预制板，不同的湿度、温度、显色剂对试验结果的影响。① 不同薄层预制板的比较：比较了 5 种薄层板，结果表明烟台江友硅胶开发有限公司的 HSG 板对几个成分的分离较好，故选用烟台江友硅胶开发有限公司的 HSG 板。② 点样量的影响：分别取龙胆泻肝丸样品 1、3、5 μL 及阴性样品 3 μL 和 5 μL 点于薄层板上，考察点样量对展开效果的影响，结果点样量为 5 μL 效果较好。③ 湿度的影响：分别观察在 5 种不同湿度下的展开情况：用不同浓度的硫酸溶液控制薄层板的相对湿度，结果显示湿度范围在 32%~88% 时，均能获得较好的分离效果。④ 温度的影响：分别在室温（20℃）及 4℃ 展开，结果显示温度影响相对较小。综上

—•笔记栏•—

图 10-2 彩图

图 10-3 彩图

图 10-4 彩图

—·笔记栏·—

所述，本法适用性好，阴性对照无干扰，可作为龙胆泻肝丸中甘草的专属性鉴别方法，故收入正文。

5. 检查　按《中国药典》（通则 0108）丸剂项下的各项规定进行检查，11 批样品均应符合丸剂项下有关规定。

6. 含量测定　龙胆泻肝丸由龙胆、黄芩、栀子等 10 味中药组成，具有清肝胆、利湿热之功效。其中龙胆为君药，黄芩、栀子为臣药，甘草为佐使药，其余六味皆为佐药。龙胆苦苷属环烯醚萜苷类化合物，是君药龙胆中的主要药效成分，具有抗炎、保肝、清热及松弛平滑肌等作用，原标准对龙胆中所含龙胆苦苷进行了含量测定，但指标单一，不能科学、全面地控制药品的质量。黄芩苷是臣药黄芩中的主要有效成分，具有抗炎、解热、降糖等作用。栀子中含有大量的环烯醚萜类化合物栀子苷，具有抗炎、祛黄疸、利胆等作用。因此，本研究在前期基础上，分别以处方中君药（龙胆）和臣药（黄芩和栀子）中的主要活性成分龙胆苦苷、栀子苷和黄芩苷为指标，建立含量测定方法，并进行了方法学验证。

（1）色谱条件与系统适用性试验：UltimateXB－C_{18}（4.6 mm×150 mm，5 μm）。以甲醇为流动相 A，以 0.2%磷酸溶液为流动相 B。梯度变化见表 10－1。流速：1 mL/min。检测波长：254 nm。柱温：20℃。理论塔板数按龙胆苦苷、栀子苷和黄芩苷峰计算应均不低于 3 000。

表 10－1　流动相梯度洗脱程序

时间（min）	甲醇（A）	0.2%磷酸水溶液（B）
0	20	80
25	20	80
30	43	57
50	43	57

（2）检测波长的选择：龙胆苦苷最大吸收波长为 270 nm，栀子苷最大吸收波长为 238 nm，黄芩苷的最大吸收波长为 278 nm，如图 10－5 所示，同时定量分析 3 个成分，在 254 nm 处可以兼顾。因此选择 254 nm 作为检测波长。

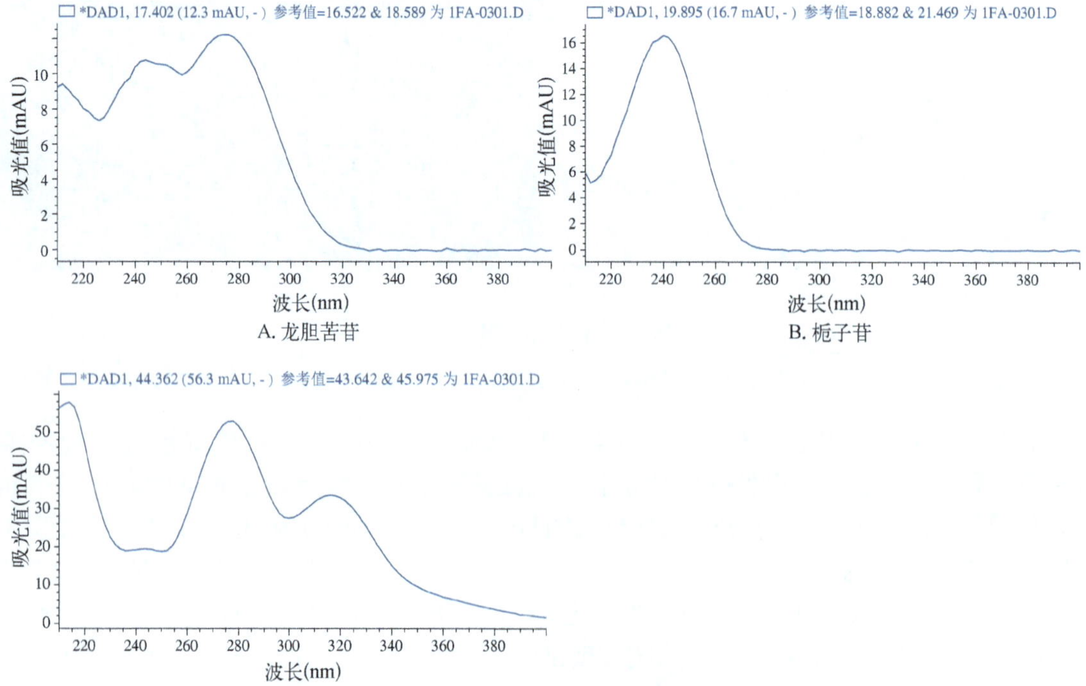

C. 黄芩苷

图 10－5　对照品 UV 吸收曲线

(3) 供试品溶液制备方法考察

1) 提取溶剂的考察：取龙胆泻肝丸(编号 11)细粉约 1.0 g，精密称定，置于 100 mL 具塞锥形瓶中，分别精密加入 50 mL 甲醇、75%甲醇、50%甲醇、25%甲醇，称定重量，超声提取(功率 250 W，频率 50 kHz)45 min，放冷，再用相同溶剂补足重量，摇匀，取滤液，以龙胆苦苷、栀子苷、黄芩苷为指标进行比较。结果见表 10-2，确定 50%甲醇为最佳提取溶剂。

表 10-2　提取溶剂考察结果(n=3)

提取溶剂	峰面积/称样量					
	龙胆苦苷	RSD(%)	栀子苷	RSD(%)	黄芩苷	RSD(%)
100%甲醇	204.88	3.0	327.10	2.2	143.96	2.7
75%甲醇	254.16	0.4	420.16	0.4	232.38	1.8
50%甲醇	256.60	1.7	426.20	1.4	238.92	0.2
25%甲醇	255.62	0.7	423.74	0.3	166.32	1.4

2) 提取方法的考察：取龙胆泻肝丸(编号 11)细粉约 1.0 g，精密称定，分别精密加入 50%甲醇 50 mL，称定重量，分别采用加热回流(3 次，1 h/次)、超声处理(功率 250 W，频率 50 kHz)(3 次，45 min/次)、冷浸(3 次，2 h/次)3 种方法提取，放冷，补足重量，过滤，合并滤液，待测。以龙胆苦苷、栀子苷、黄芩苷的含量进行比较。结果见表 10-3，加热回流、超声提取明显优于冷浸，而加热回流和超声提取之间没有显著差异，最终确定采用超声提取方法。

表 10-3　提取方法考察结果(n=3)

提取方法	峰面积/称样量					
	龙胆苦苷	RSD(%)	栀子苷	RSD(%)	黄芩苷	RSD(%)
超声提取	284.04	1.7	468.60	2.0	258.56	2.1
加热回流	292.14	2.1	483.78	2.1	247.64	0.8
冷浸提取	277.86	2.6	459.96	0.7	222.20	2.0

3) 提取溶剂用量的考察：取龙胆泻肝丸(编号 11)细粉约 1.0 g，精密称定，置于 100 mL 具塞锥形瓶中，分别精密加入 25 倍、50 倍、100 倍、200 倍 50%甲醇，称定重量，超声处理(功率 250 W，频率 50 kHz)45 min，放冷，补足重量，过滤，待测。以龙胆苦苷、栀子苷、黄芩苷的含量进行比较。结果见表 10-4，确定以 50 倍的 50%甲醇进行超声提取。

表 10-4　提取溶剂用量考察结果(n=3)

溶剂用量(倍)	峰面积/称样量					
	龙胆苦苷	RSD(%)	栀子苷	RSD(%)	黄芩苷	RSD(%)
25	277.46	0.6	455.44	0.4	234.42	0.3
50	274.28	0.2	454.91	0.6	238.90	1.3
100	273.01	1.2	452.88	0.8	239.46	1.9
200	254.34	1.1	441.23	1.5	240.84	2.3

—•笔记栏•—

4）提取次数的考察：取龙胆泻肝丸（编号 11）细粉约 1.0 g，精密称定，置于 100 mL 具塞锥形瓶中，精密加入 50 倍的 50% 甲醇，称定重量，分别超声处理（功率 250 W，频率 50 kHz）1、2、3 次，每次 45 min，放冷，补足重量，过滤，待测。以龙胆苦苷、栀子苷、黄芩苷的含量进行比较。结果见表 10－5，提取 1 次，其提取效率占提取 3 次的 95% 以上，故确定提取次数为 1 次。

表 10－5　提取次数考察结果（n=3）

提取次数	峰面积/称样量					
	龙胆苦苷	RSD(%)	栀子苷	RSD(%)	黄芩苷	RSD(%)
1	286.23	2.2	469.94	2.3	247.20	3.0
2	289.16	2.9	479.84	2.8	254.44	2.6
3	284.03	1.7	468.60	2.0	254.54	2.2

5）提取时间的考察：取龙胆泻肝丸（编号 11）细粉约 1.0 g，精密称定，置于 100 mL 具塞锥形瓶中，精密加入 50 倍的 50% 甲醇，称定重量，超声处理（功率 250 W，频率 50 kHz）1 次，时间分别为 20 min、30 min、45 min，放冷，补足重量，过滤，待测。以龙胆苦苷、栀子苷、黄芩苷的含量进行比较。结果见表 10－6，不同提取时间的结果并没有显著性差异，因此确定超声处理时间为 20 min。

表 10－6　提取时间考察结果（n=3）

提取时间（min）	峰面积/称样量					
	龙胆苦苷	RSD(%)	栀子苷	RSD(%)	黄芩苷	RSD(%)
20	274.28	0.2	454.91	0.6	242.03	2.9
30	275.86	0.6	457.06	0.1	237.81	2.6
45	275.18	0.3	457.21	0.1	241.31	1.0

（4）专属性考察试验：取分别缺龙胆、栀子、黄芩的阴性对照样品及同时缺龙胆、栀子、黄芩三药味的阴性对照样品，按"供试品溶液的制备"项下制备供试品溶液，按正文"含量测定"项下方法测定，比较供试品溶液色谱、对照品色谱、分别缺龙胆、栀子、黄芩的阴性对照样品溶液色谱及同时缺龙胆、栀子、黄芩三药味的阴性对照样品溶液色谱，考察专属性。如图 10－6～图 10－11，供

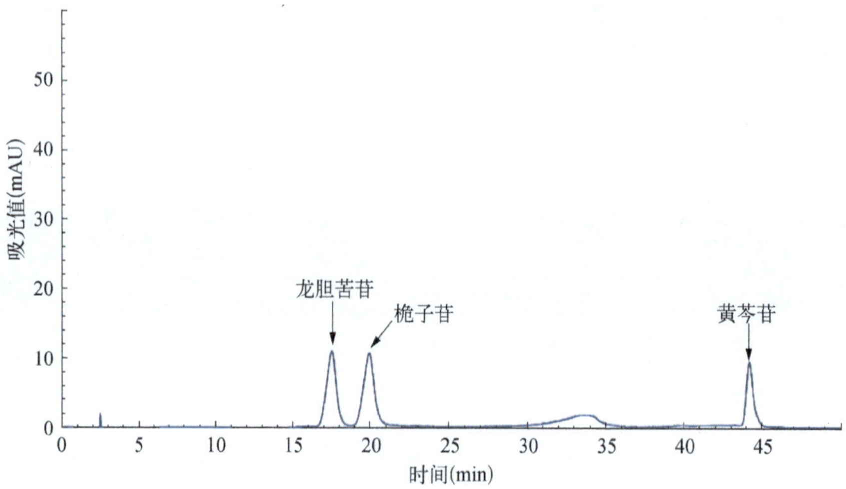

图 10－6　龙胆苦苷、栀子苷、黄芩苷对照品溶液色谱图

试品中龙胆苦苷、栀子苷及黄芩苷均有较好的色谱分离，阴性样品中其他成分对上述指标成分无干扰，结果说明该方法的专属性良好。

—•笔记栏•—

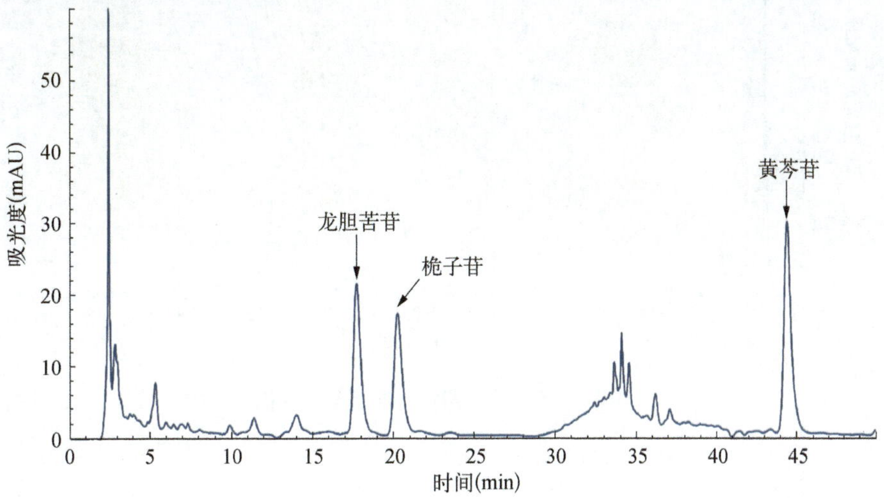

图 10-7　龙胆泻肝丸供试品溶液色谱图（编号 11）

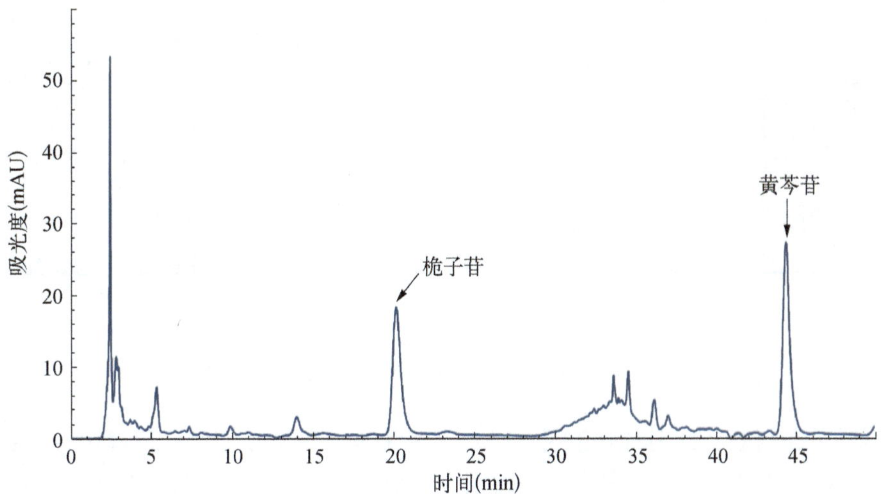

图 10-8　龙胆阴性对照样品色谱图

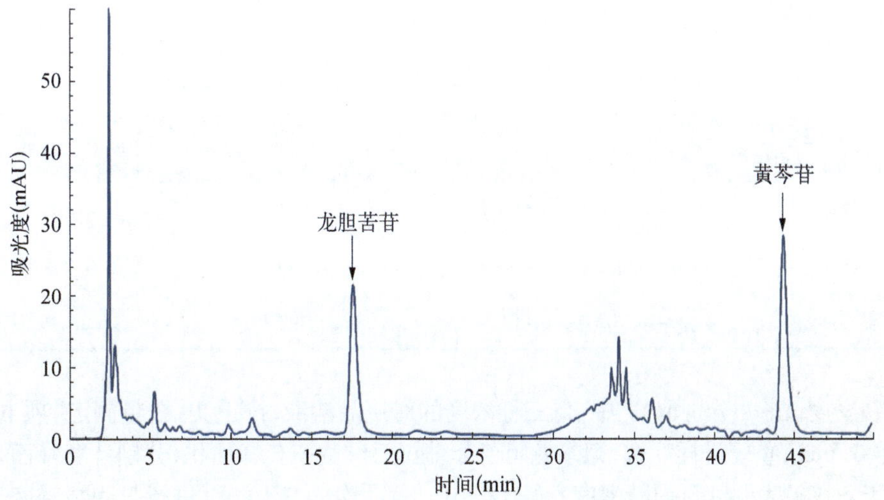

图 10-9　栀子阴性对照样品色谱图

—•笔记栏•—

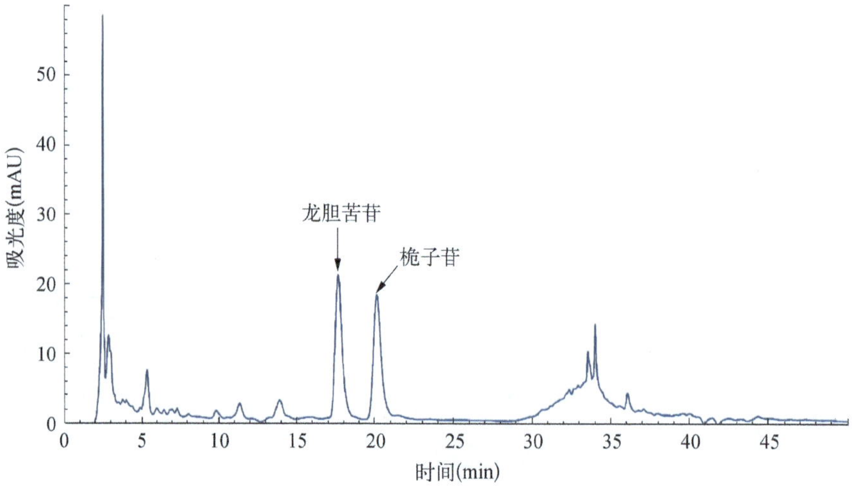

图 10-10　黄芩阴性对照样品色谱图

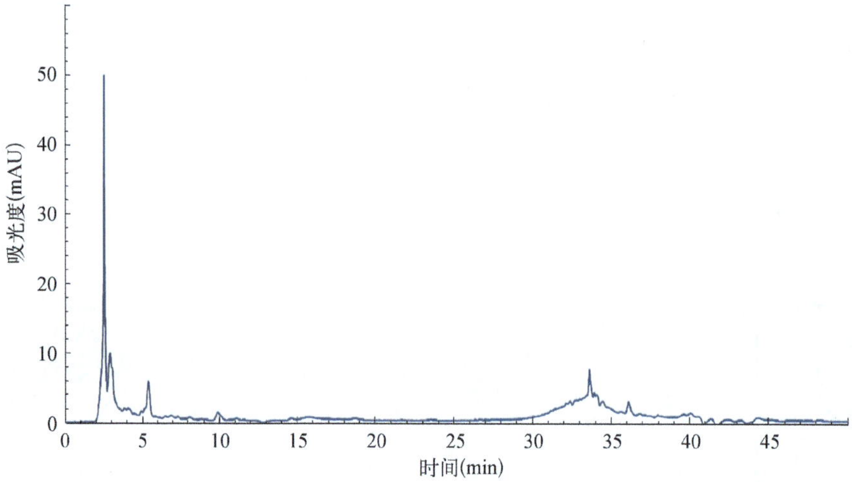

图 10-11　龙胆、栀子及黄芩阴性对照样品色谱图

（5）线性关系考察：分别将龙胆苦苷、栀子苷、黄芩苷对照品储备液稀释制备一系列浓度标准溶液，按正文“含量测定”项下色谱条件测定，分别进样量 5 μL，以对照品的进样量为纵坐标，对应的峰面积为横坐标，绘制标准曲线，计算回归方程及相关系数，结果见表 10-7。实验结果表明龙胆苦苷、栀子苷、黄芩苷进样量分别为 0.010 0~1.68 μg、0.008 00~1.18 μg、0.019 0~3.37 μg 范围内，其峰面积值与进样量呈良好的线性关系。

表 10-7　三个成分线性回归方程、相关系数及线性范围

成　分	回 归 方 程	r	线性范围(μg)
龙胆苦苷	$Y=0.000\,9X-0.000\,8$	1.000 0	0.010 0~1.68
栀子苷	$Y=0.001\,1X+0.000\,8$	1.000 0	0.008 00~1.18
黄芩苷	$Y=0.002\,4X-0.001\,3$	0.999 7	0.019 0~3.37

（6）精密度试验：分别取高、中、低三种浓度的对照品溶液，按正文“含量测定”项下色谱条件测定，进样量 5 μL，重复进样 5 次，记录龙胆苦苷、栀子苷、黄芩苷峰面积，分别计算峰面积的 *RSD*，结果均小于 2.0%，表明其日内精密度良好（表 10-8）。连续三天测试进行日间精密度试验，计算龙胆苦苷、栀子苷、黄芩苷峰面积的 *RSD*，结果小于 3.0%，表明其日间精密度良好（表 10-9）。

表 10-8 日内精密度试验结果(n=5)

	龙胆苦苷峰面积	*RSD*(%)	栀子苷峰面积	*RSD*(%)	黄芩苷峰面积	*RSD*(%)
高浓度	1 813.72	1.2	1 071.44	1.2	1 429.46	1.1
中浓度	894.82	0.4	528.18	0.4	702.12	1.7
低浓度	221.40	0.8	129.36	0.8	159.22	1.8

表 10-9 日间精密度试验结果(n=5)

	龙胆苦苷峰面积	*RSD*(%)	栀子苷峰面积	*RSD*(%)	黄芩苷峰面积	*RSD*(%)
高浓度	1 799.69	1.0	1 063.05	1.0	1 423.31	1.8
中浓度	899.05	0.5	530.93	0.5	695.15	1.8
低浓度	221.63	0.5	129.20	0.8	155.71	2.8

(7) 重复性试验：取龙胆泻肝丸(编号 11)细粉 6 份，各约 1.0 g，精密称定，按供试品溶液制备方法制备，按正文"含量测定"项下方法测定，计算龙胆苦苷、栀子苷、黄芩苷含量的 *RSD*，结果见表 10-10，表明该方法重复性良好。

表 10-10 重复性试验结果(n=6)

编 号	1	2	3	4	5	6	*RSD*(%)
龙胆苦苷(%)	0.12	0.12	0.12	0.12	0.12	0.12	1.1
栀子苷(%)	0.25	0.25	0.25	0.25	0.26	0.25	1.4
黄芩苷(%)	0.24	0.25	0.23	0.25	0.25	0.24	2.8

(8) 加样回收试验：精密称定龙胆苦苷、栀子苷和黄芩苷对照品适量，以 50%甲醇溶解，制成对照品的混合溶液。取龙胆泻肝丸(编号 11)细粉 9 份，各 0.5 g，精密称定，置具塞锥形瓶中，分别精密加入样品含量的 50%、100%、150%对照品溶液，加 50%甲醇至 50 mL，按"供试品溶液的制备"项下方法制备供试品溶液，按正文"含量测定"项下方法测定，计算回收率和 *RSD*，结果见表 10-11～表 10-13。

表 10-11 龙胆苦苷加样回收试验结果(n=9)

样品量(g)	平均含量(%)	加入量(g)	测得量(g)	回收率(%)	*RSD*(%)	平均回收率(%)	*RSD*(%)
0.501 0	0.12	0.000 312	0.000 923	103.1	1.7	98.4	2.5
0.500 0		0.000 312	0.000 911	99.7			
0.500 8		0.000 312	0.000 915	100.7			
0.501 6		0.000 624	0.001 198	95.5	1.6		
0.501 0		0.000 624	0.001 217	98.7			
0.500 6		0.000 624	0.001 207	97.2			

—•笔记栏•—

续 表

样品量（g）	平均含量（%）	加入量（g）	测得量（g）	回收率（%）	*RSD*（%）	平均回收率（%）	*RSD*（%）
0.500 0	0.12	0.000 936	0.001 512	97.4	1.3	98.4	2.5
0.500 8		0.000 936	0.001 515	97.7			
0.501 0		0.000 936	0.001 494	95.4			

表 10－12　栀子苷加样回收试验结果（n=9）

样品量（g）	平均含量（%）	加入量（g）	测得量（g）	回收率（%）	*RSD*（%）	平均回收率（%）	*RSD*（%）
0.501 0	0.25	0.000 644	0.001 935	106.0	2.9	102.4	2.1
0.500 0		0.000 644	0.001 929	105.4			
0.500 8		0.000 644	0.001 899	100.5			
0.501 6		0.001 288	0.002 537	99.6	1.9		
0.501 0		0.001 288	0.002 576	102.8			
0.500 6		0.001 288	0.002 578	103.0			
0.500 0		0.001 932	0.003 252	103.6	1.1		
0.500 8		0.001 932	0.003 210	101.3			
0.501 0		0.001 932	0.003 230	102.4			

表 10－13　黄芩苷加样回收试验结果（n=9）

样品量（g）	平均含量（%）	加入量（g）	测得量（g）	回收率（%）	*RSD*（%）	平均回收率（%）	*RSD*（%）
0.501 0	0.24	0.001 266	0.002 434	97.3	1.7	100.0	3.3
0.500 0		0.001 266	0.002 467	100.1			
0.500 8		0.001 266	0.002 472	100.3			
0.501 6		0.002 532	0.003 718	99.3	2.1		
0.501 0		0.002 532	0.003 617	95.4			
0.500 6		0.002 532	0.003 643	96.4			
0.500 0		0.003 798	0.005 153	104.1	1.1		
0.500 8		0.003 798	0.005 172	104.5			
0.501 0		0.003 798	0.005 090	102.4			

（9）耐用性试验

1）稳定性试验：取龙胆泻肝丸（编号 11）细粉约 1.0 g，精密称定，按供试品溶液制备方法制备，按正文“含量测定”项下方法测定，计算龙胆苦苷、栀子苷、黄芩苷含量的 *RSD*，结果表明，供试品溶液在 72 h 内稳定，结果见表 10－14。

表 10-14 稳定性试验结果(n=10)

时间(h)	0	1	2	4	8	12	24	36	48	72	RSD(%)
龙胆苦苷(%)	0.12	0.12	0.12	0.12	0.12	0.12	0.12	0.12	0.12	0.12	1.0
栀子苷(%)	0.25	0.25	0.25	0.25	0.25	0.25	0.25	0.25	0.26	0.25	0.8
黄芩苷(%)	0.25	0.23	0.24	0.24	0.26	0.25	0.24	0.25	0.24	0.24	2.9

2)柱温的选择:供试品分别在柱温20℃、30℃和40℃时测定,分离效果有较明显差异,故选择20℃为柱温。

3)色谱柱的选择:比较安捷伦公司 ZorbaxColumnsExtend C_{18}(250×4.6 mm,5 μm)、艾杰尔公司 AgelaVenusilASB C_{18}(4.6 mm×250 mm,5 μm)、艾杰尔公司 UltimateXB C_{18}(4.6 mm×150 mm,5 μm)三种型号色谱柱的分离效果。以上3种色谱柱分离效果均尚好,在同一条件下能均能对三种成分进行定量。通过比较分离度、对称性、理论塔板数等参数,本实验选择分离效果好、峰形好、理论塔板数高,且较易获得的艾杰尔公司 UltimateXB C_{18}(4.6 mm×150 mm,5 μm)色谱柱。此外,考察流动相比例细微的变化对色谱峰的影响,由结果可知,流动相中有机相比例增大时,对色谱峰分离度影响较大,而流动相中有机相比例减小时,对色谱峰分离度影响较小。

(10)样品的测定:取龙胆泻肝丸(水丸)11批,按正文"含量测定"项下方法测定,结果见表10-15。

表 10-15 样品含量测定结果(n=2)

样品编号	龙胆苦苷(%)	栀子苷(%)	黄芩苷(%)
1	0.41	0.37	0.56
2	0.43	0.22	0.63
3	0.19	0.33	0.43
4	0.38	0.16	0.41
5	0.08	0.26	0.10
6	0.06	0.27	—
7	0.15	0.20	0.23
8	0.09	0.47	0.67
9	0.08	0.33	1.04
10	0.12	0.10	0.16
11	0.12	0.25	0.24
平均含量	0.19	0.27	0.41

注:—表示未检出。

《中国药典》中龙胆项下龙胆苦苷的限度为"按干燥品计算,含龙胆苦苷($C_{16}H_{20}O_9$)不得少于2.0%",栀子项下栀子苷的限度为"按干燥品计算,含栀子以栀子苷($C_{17}H_{24}O_{10}$)计,不得少于1.8%",黄芩项下黄芩苷的限度为"按干燥品计算,含黄芩以黄芩苷($C_{21}H_{18}O_{11}$)计,不得少于9.0%"。沿用药典中药材各指标成分的限度,结合工艺中转移率,依据处方量,拟定龙胆苦苷、黄芩苷和栀子苷的限度为"本品每1 g含龙胆以龙胆苦苷($C_{16}H_{20}O_9$)计,不得少于0.80 mg;含栀子以栀子苷($C_{17}H_{24}O_{10}$)计,不得少于1.30 mg;含黄芩以黄芩苷($C_{21}H_{18}O_{11}$)计,不得少于3.80 mg"。

—•笔记栏•—

第十章习题

【小结】

- 中药质量标准的制定
  - 制定中药质量标准的原则
    - 安全、有效、质量可控
    - 科学、实用、规范
    - 继承、发展、创新
    - 先进性、国际化
  - 中药质量标准研究程序
    - 依据法规制定方案
    - 查阅有关文献资料
    - 实验研究
    - 制定并起草质量标准草案及起草说明
  - 中药质量标准的主要内容
    - 中药材和饮片质量标准主要内容
      - 名称、来源、性状、鉴别、指纹图谱或特征图谱、检查、浸出物测定、含量测定、炮制、性味与归经、功能与主治、用法与用量、注意、贮藏
    - 植物油脂和提取物质量标准主要内容
      - 名称、来源、制法、性状、鉴别、检查、特征图谱或指纹图谱、含量测定、贮藏
    - 中药制剂质量标准主要内容
      - 名称、处方、制法、性状、鉴别、特征图谱或指纹图谱、检查、浸出物测定、含量测定、功能与主治、用法与用量、注意、规格、贮藏
  - 中药质量标准起草说明
    - 中药材和饮片质量标准起草说明
    - 植物油脂和提取物质量标准起草说明
    - 中药制剂质量标准起草说明
      - 说明标准起草过程中，制定各个项目的理由及规定各项指标和检测方法的依据；反映质量标准的制定过程，有助于判断其合理性
  - 中药配方颗粒质量标准
    - 中药配方颗粒质量标准的意义和任务
      - 控制中药配方颗粒的质量，推进中药配方颗粒的发展
    - 中药配方颗粒质量标准主要内容
      - 名称、来源、制法、性状、鉴别、检查、浸出物测定、特征图谱或指纹图谱、含量测定、规格
  - 中药的稳定性研究
    - 稳定性研究实验设计
      - 样品的批次和规模
      - 包装及放置条件
      - 分析方法
    - 中药稳定性考察内容
      - 考察项目
      - 考察时间点
    - 稳定性研究实验方法
      - 影响因素试验
      - 加速试验
      - 长期试验
      - 药品上市后的稳定性考察
    - 稳定性研究结果评价
      - 贮藏条件的确定
      - 包装材料/容器的确定
      - 有效期的确定

第十一章　中药分析其他方法

第一节　中药过程分析

生产过程对药品的质量具有重要影响，建立以过程管控为核心的中药质量控制体系是保障中药产品质量可控性、稳定性和一致性的关键因素。中药过程分析与控制对解决中药因生产工艺不稳定、原辅材料及中间产品质量可控性差而产生的中药质量不稳定等问题具有重要作用，是制药装备和中药生产行业急需提高和发展的重要方向，也是中药质量控制的一项重要内容。

一、概述

（一）过程分析的内容及意义

过程分析技术（process analysis technology，PAT）是结合现代化学、物理学、化学计量学等理论与技术，通过实时对原料、生产过程中的物料以及生产过程的关键质量参数和性能特征进行测量，设计、分析和控制生产过程，准确判定原料和中间产品的质量状况，以确保最终产品的质量。

PAT 对保证产品质量稳定、避免废品与损失、缩短生产周期、提高生产效率、降低能耗及生产成本具有重要意义，在中药制药领域有广泛的应用空间和前景，对于不断提高中药质量控制的水平也具有显著促进作用及现实意义。

（二）过程分析的分类

按照分析操作程序的不同，过程分析可分为离线（off-line）分析法和在线（on-line）分析法两大类。

离线分析法与传统的分析检验工作大致相同，其结果只能说明取样时的状况，而非生产的实时信息，不能满足实时监控的要求。在线分析法是利用自动取样装置将分析仪器与生产过程直接联系起来，实现连续自动分析，其分析结果能与生产进程同步或几乎同步，及时反馈生产过程中重要参数信息，是现代制药工业过程分析发展的方向。

（三）过程分析的特点

1. 分析对象的多样性　　过程分析的对象涵盖从原料到成品的全过程。

2. 样品条件的特殊性　　过程分析的样品是在生产过程中的实时生产条件下取样，一般浓度高、黏度大、温度高并快速运动等。

3. 分析方法的快速性　　为获得实时生产质量参数，要求取样及分析方法高效快速。

4. 监测的动态性和连续运行性　　过程分析需要持续监测整个生产的全过程，要求分析装置能够连续工作并保持长期稳定。

5. 采样的自动化及代表性　　由于在线分析要求实时监测并快速送到分析仪器进行检验，要求采样环节快速均一，并自动化，才能保证样品得到快速分析。采样时，应将影响中药生产质量的关键工艺操作点选为采样点。如片剂生产的过程分析，应在混合过程和压片过程都设置取样点，以便分析药材混合的均匀程度，颗粒粒径和干燥程度，压片重量差异和崩解时限等。

二、中药过程分析方法

（一）在线近红外光谱法

1. 近红外光谱法的原理

近红外光谱（near infrared spectrometry，NIRS）是介于可见光谱区和中红外光谱区的电磁波，其波长范围为 780~2 526 nm。NIRS 反映 C—H、O—H、N—H、S—H 等含氢基团在近红外光谱

—•笔记栏•—

区伸缩振动的合频和倍频吸收。不同基团或同一基团在不同化学环境中的近红外吸收波长与强度有明显差别。中药有效成分含有大量含氢基团，为其广泛应用提供了结构和物质基础。

2. 在线近红外光谱法的特点

（1）优点

1）分析对象广泛：可对固、液、气等多种形态的复杂混合物进行分析。

2）样品一般无须预处理：近红外光谱法样品不需要稀释等预处理即可直接进行样品的分析。

3）无损的分析技术：光谱测量过程中不消耗样品，样品测定后一般可送回生产线。

4）分析速度快，效率高，重现性好，操作简便：采用多元校正法及定量校正模型，可快速完成测量并得到满意的测量结果。

5）一般不需要使用溶剂，污染小，被誉为一项绿色分析技术。

6）可使用光纤传输信号：一台近红外光谱仪能连接多条（2~6 条）光纤，同时在线测定多个质量控制点的样品，从而节约分析成本。

（2）缺点

1）灵敏度较低，通常要求组分的含量大于 0.1%，目前主要适用于常量分析。

2）近红外光谱法是一项间接的分析技术，需要收集大量的样品数据进行建模，建模过程历时较长，因而不适合数量较少样品的分析。

3）对水比较敏感，水的羟基吸收可能会影响含水体系及样品的测定。

3. 在线近红外光谱分析流程　使用在线近红外光谱分析法需先用标准方法测定大批量样品的质量参数，再将样品光谱特征和其质量参数进行关联，建立数学模型，然后利用数学模型预测待测样品的组成和性质，具体流程为：

（1）收集校正样本：选择一定数量的有代表性的样本作为校正集样本（也称为训练集样本），用来建立校正模型。一般单组分体系至少需要 10~15 个，或为偏最小二乘回归（partical least squares regression，PLSR）模型因子数的 3~4 倍。

（2）测定校正样本基础数据：测定校正集样本的近红外光谱数据，同时还需要采用有关分析方法测定样品的质量参数，以评估近红外光谱法分析的准确度。

（3）建立近红外光谱法校正模型：对预处理后的光谱进行化学计量学处理，并将其与基础数据关联，这种在光谱图和基础数据之间建立的映射关系称为校正模型。最常用的建模方法有光谱匹配法、多元线性回归、主成分回归、偏最小二乘回归、人工神经网络和拓扑等。

（4）校正模型适用性评价：用预测集样本检验校正模型是否适用于未知样本的测定。一般采用相关系数 R^2（correlation coefficient）、交叉验证误差均方根（root mean square error of cross validation，*RMSECV*）、相对预测误差（relative suspected error，*RSE*）等指标来评定。

（5）样品分析：测定未知样品的光谱，通过与校正模型的映射关系得到样品质量参数数据，对未知样品进行定性或定量分析。

4. 在线近红外光谱法的应用　目前，在线近红外检测技术在中药产品生产各个环节中都有应用。

（1）中药的质量分析：通过建立的数学模型，可以快速地测定未知样品的指标成分含量。

（2）中药的提取过程控制：通过与建立的提取终止模型比较，判断提取的终止时间。

（3）中药的浓缩过程控制：通过检测密度、固含量或指标成分含量等，增进对浓缩过程的了解和控制。

（4）中药的纯化过程控制：建立中药纯化工艺关键质控成分的近红外光谱法定量分析模型，实现关键质控成分含量的实时监测，保障产品质量的均一稳定。

（5）中药的混合、制粒干燥过程控制：利用近红外光反射和透射等形式可监测粉末、浸膏等中药半成品混合的均匀程度，亦可在线监测制粒过程中颗粒的水分含量。

（6）中药包衣过程控制：通过对比样品光谱和参考光谱，可以反映包衣的均匀性并预测包衣终点。

（二）在线紫外-可见分光光度法

1. 紫外-可见分光光度法的原理　紫外-可见分光光度法是基于分子内电子跃迁产生的吸收光谱进行分析的一种光谱分析方法。分子在紫外-可见光区的吸收与其结构紧密相关，主要适用于在紫外-可见光区有吸收或能与显色剂定量反应且无其他干扰的液体样品的测定。

2. 在线紫外-可见分光光度法的优点　① 分析快速；② 灵敏度比近红外光谱法高，重现性好；③ 仪器价格便宜；④ 不受水和空气影响，更适合于水溶液样品的测定；⑤ 紫外-可见分光光度法只包含电子能级跃迁，谱图较近红外光谱法简单，容易分析。

3. 在线紫外-可见分光光度法分析流程　紫外-可见分光光度法分析流程与近红外光谱法大致相同，仅需要根据实际情况增加过滤或显色等预处理环节。在线紫外-可见分光光度法用于反应过程监测，首先应建立操作单元正常反应的紫外-可见吸收光谱分析模型，然后通过观察样品吸收光谱的形状和一定波长处的吸光度值来判断反应的起始、反应进行的程度和反应的终止。

4. 在线紫外-可见分光光度法的应用　紫外-可见分光光度法可用于中药有效成分的快速提取精制。中药成品中有效成分的提取直接影响药品的药效，传统分析方法仅针对最终产品进行品质检测，缺乏中药提取过程质量控制，分析结果滞后。在线紫外-可见分光光度法通过实时监测提取过程中有效成分的变化，为生产过程中工艺参数的调节提供依据，提高中药提取物中有效成分的含量，减小中药产品间的质量差异，提高产品质量的稳定性。在线紫外-可见分光光度法可合理判断提取过程终点，提升生产过程质量监控水平。

（三）过程色谱分析方法

1. 常用方法　主要有高效液相色谱法、气相色谱法、离子交换色谱法等。

2. 过程色谱分析方法的特点

（1）优点：灵敏度高、分离度高、重现性好、适用范围广。

（2）缺点：一般需要较为复杂的预处理、分析时间较长，分析过程需要消耗大量的有机溶剂，因此难以用于工业生产中大量复杂样品的快速分析。为缩短分析时间，通常用超高效液相色谱法代替高效液相色谱法，或置换柱体积更小的分析柱，对柱子及仪器提出更高的要求，在一定程度上限制了其使用，目前过程色谱分析方法应用不如近红外光谱法广泛。

3. 过程色谱分析方法的应用　在线高效液相色谱可用于中药有效成分的制备色谱分离过程，实时检测待测物质含量。超高效液相色谱系统可实时分析药物的结晶过程。顶空固相微萃取结合气相色谱-质谱联用法作为过程分析技术（PAT）监测疫苗的生产过程。

三、应用实例

近红外光谱结合不同变量筛选方法用于
金银花提取过程中绿原酸的在线监测

采用近红外光谱（NIRS）技术，结合不同变量筛选方法对金银花提取过程中绿原酸含量进行快速测定，以高效液相色谱法（HPLC）作为参比，建立金银花中绿原酸定量模型，实现对金银花提取过程中指标性成分绿原酸的实时监测和快速分析。

（1）仪器：XL410 近红外光谱仪及其透射光纤（AXSUN，美国），安捷伦 1100 高效液相色谱仪（安捷伦，美国）；G1315 二极管阵列检测器（安捷伦，美国）。

（2）金银花的中试提取过程：称取金银花 150 g 至 4 L 提取容器中，加 20 倍水，提取 3 次，每次 1 h。加热阶段得到 18 个样品，沸腾后每 2 min 采集光谱 1 次，共得到 30 个样品，共收集到

—·笔记栏·—

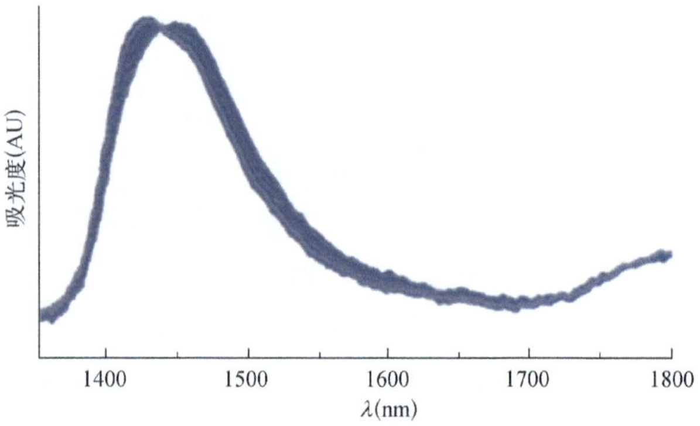

图 11-1 金银花的 NIRS 原始光谱

资料来源：杜晨朝，赵安邦，吴志生，等，2017. 近红外光谱结合不同变量筛选方法用于金银花提取过程中绿原酸量的在线监测. 中草药，48(16)：3317-3321.

48 个样品。用 0.45 μm 滤膜滤过，同时进行 HPLC 离线分析。

(3) 在线 NIR 采集光谱：使用近红外透射模式采集提取液光谱，光谱范围为 1 350~1 800 nm，每个样品扫描 64 次，分辨率 0.5 nm，采用空气为背景对照，采集的金银花 NIRS 原始图谱(图 11-1)。

(4) 绿原酸的 HPLC 测定条件：色谱条件，DIKMA Diamonsil C_{18} 色谱柱(250 mm×4.6 mm，5 μm)。流动相：0.2%磷酸水溶液-乙腈(15：85)。柱温：30℃。检测波长：327 nm。流速：1.0 mL/min。进样量：10 μL。使用外标法测定绿原酸含量。

(5) 数据处理和软件：数据处理选择 Unscrambler 数据分析软件(Version9.7，挪威 CAMO 软件公司)，SIPLS、CARS、VIP、SPA 变量筛选均采用 MATLAB 软件(Version7.0，美国 Math Works 公司)，图形绘制采用 ORIGIN 8 软件。

(6) 光谱预处理方法优筛：48 个金银花提取液样品采用 Kennard-Stone 方法，按照 2∶1 的比例划分成校正集(32 个样品)和验证集(16 个样本)。以 R^2_{cal}、RMSECV、R^2_{pre}、RMSEP 为模型性能评价指标，考察多元散射校正(multivariate scatter correction，MSC)和标准正则变换(standard normal variate，SNV)等散射校正法以及 SG 平滑(savitzky-golay filter smoothing，SG9 和 SG11)和矢量化归一化(normalize)等光谱预处理方法对模型性能的影响，结果显示采用 MSC 预处理后，模型的 RMSECV 和 RMSEP 较低，建模效果较好。

(7) 绿原酸最优定量模型的建立与预测：将金银花中绿原酸的原始光谱经过 MSC 光谱预处理后，在不同的光谱变量筛选方法 SIPLS 法、CARS 法、VIP 法和 SPA 法下建立了不同的 PLS 模型，结果如表 11-1 所示，综合 R^2_{cal}、RMSECV、R^2_{pre}、RMSEP 值分析，绿原酸采用 SIPLS 变量筛选方法建立的 PLS 模型能明显优于其他变量筛选方法。因此选择 SIPLS 变量筛选建立绿原酸 PLS 模型并进行预测，绿原酸 NIRS 光谱预测值与 HPLC 实测值之间线性关系良好，结果如图 11-2 所示。绿原酸 NIRS 预测值与 HPLC 实测值的 R^2_{cal} 和 R^2_{pre} 分别为 0.998 6 和 0.990 3，RMSEC 和 RMSEP 分别为 1.503%和 2.316%，满足中药生产过程实时分析的精度要求。

表 11-1 不同变量筛选方法建模结果比较*

方法	潜变量	校正集			预测集	
		R^2_{cal}	RMSEC	RMSECV	R^2_{pre}	RMSEP
SIPLS	3	0.998 6	1.503	1.739	0.990 3	2.316
CARS	2	0.998 4	4.258	4.630	0.920 1	6.629
VIP	3	0.994 6	2.910	3.361	0.688 2	13.100
SPA	2	0.986 5	4.600	5.005	0.910 2	7.031

* 资料来源：杜晨朝，赵安邦，吴志生，等，2017. 近红外光谱结合不同变量筛选方法用于金银花提取过程中绿原酸量的在线监测. 中草药，48(16)：3317-3321.

该例采用近红外光谱法结合 SIPLS 变量筛选方法建立金银花提取过程中绿原酸在线定量模型，实现了对生产提取过程有效成分变化情况的生产控制，可以满足生产环境下对在线监控的要求。

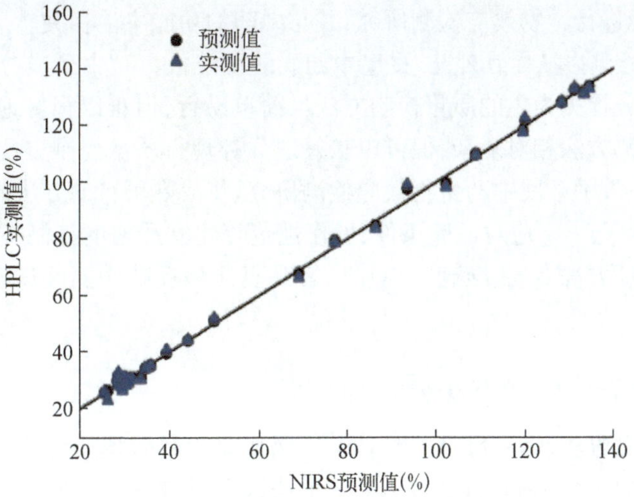

图 11-2　金银花中绿原酸含量 NIRS 预测值与 HPLC 实测值相关关系

资料来源：杜晨朝，赵安邦，吴志生，等，2017. 近红外光谱结合不同变量筛选方法用于金银花提取过程中绿原酸量的在线监测. 中草药，48(16)：3317-3321.

—•笔记栏•—

在线核磁共振技术简介

《中药生物效应检测研究技术指导原则（试行）》

第二节　中药生物效应检测

中药材和中药饮片来源广泛，制剂制备工艺复杂，含有多种活性成分和具有多种药理作用，使中药的质量控制相对困难，且控制少数成分不能完全控制其质量和反映临床疗效。为了使中药的质量标准能更好地反映药品的临床疗效，在现有含量测定的基础上增加生物效应检测，以综合评价其内在质量。国家药监局于2020年发布了《中药生物效应检测研究技术指导原则（试行）》，对中药生物效应检测研究相关技术问题进行了规范。

一、概述

（一）中药生物效应检测的概念

生物效应检测法是利用中药对生物体包括整体动物、离体组织、器官、细胞和微生物等所产生的生物效应，从而反应药物有效性、安全性的一种方法，达到控制中药及其产品质量的目的。它是从中药质量评价理念出发，以药物的药理作用为基础，以生物统计为工具，运用特定的试验设计在一定条件下比较供试品和相当的标准品或对照品所产生的特定反应，通过等反应剂量间比例的运算或限值剂量引起的生物反应程度，测定供试品的效价、生物活性或杂质引起的毒性。

中药与生物制剂的生物效应检测有许多相似之处，采用生物效应检测法控制中药的质量，能弥补化学测定不能体现中药生物活性的缺点。以现代生物学理论为前提和基础，选择一个或几个恰当的指标，对中药做一个整体上的功能活性评价，并以这种生物效应的量化考核为依据评价中药的质量。生物测定可用于所有的中药，特别是对组成复杂、理化方法不能测定其含量或理化测定不能反映其临床生物活性的中药尤其适合。

（二）中药生物效应检测的基本原则

中药生物效应检测是通过测定生物活性进行质量控制的方法，可以说明生物活性的鉴别方法、控制毒性的限量检查，更可通过试验设计进行确切的效价测定。

生物效应检测必须要有规范、确定的试验方法系统、符合药理学的基本原则、不违反中医药理论和体现中医药的特点。

1. 体现中医药特点，反映中药有效性和安全性　　生物效应检测应尽可能体现中药多成分、多靶点及整体作用的特点，反映中药的有效性、安全性和质量一致性。应结合中医药特点，

—•笔记栏•—

尽可能选择多个指标进行生物效应检测研究，并与中药的功能主治相关。

2. 与现行质量检测方法相互补充，提高中药质量可控性　中药成分复杂、药效物质基础薄弱，现行以化学成分检测为主的质量控制方法虽简单易行，但难以很好地反映中药的有效性、安全性；生物效应检测方法相对复杂，但可以较好地弥补现行质量控制方法的不足，有利于提高中药质量的可控性。鼓励开展中药生物效应检测研究，将成熟可行的方法列入标准。

3. 方法应科学可行　应对试验条件、操作规范等建立严格的控制措施，并进行详细的方法学考察和验证，保证方法专属、准确、可重复，客观真实地反映中药临床有效性和安全性。方法应简便、可行。

二、中药生物效应检测方法分类与特点

按研究对象、检测方法及评价指标的不同，中药质量生物效应检测方法可分为生物效价测定法（量反应法）和生物活性限值测定法（半定量法或质反应法）。前者在一定剂量范围内，作用趋势一致，量效关系较明显，更易于量化评价；后者多用于达到某一特定值（给药量）的条件下，才出现某效应的评价（如出现凝集、死亡、惊厥等），属于半定量或定性范畴。一般优先选用生物效价测定法，不能建立生物效价测定的品种可考虑采用生物活性限值测定法，待条件成熟后进一步研究生物效价测定法。除生物效价值外，生物效应谱也是重要的生物测定指标，并有从生物响应谱（bio-response profile）向生物活性指纹谱（bio-activity fingerprint）发展的趋势。如采用生物热活性测量技术（微量量热法）可表征小檗碱类中药（黄连、三颗针、黄柏、关黄柏）的抑菌活性特征指纹谱，为识别小檗碱类中药生物活性提供了技术参考。生物测定方法的专属性是指在其他成分（如杂质、降解产物、辅料等）可能存在下，采用的方法能正确测定出被测物的特性，这里的特性在中药质量生物测定中系指能引起某种与中药功效相关的药理作用的属性，体现的是对中药功效的专属性。专属性与排他性不同，比如水蛭生物测定方法具有较强的专属性，但并不具有排他性，即只要是具有活血作用的水蛭药材一定能表现出抗凝血酶活性（专属性），但能表现出抗凝血酶活性的样品却不一定是水蛭（排他性）。

中药质量生物效应检测方法不等同于一般的药理学试验方法，须具备定量药理学与药检分析的双重属性和要求。一般来说，药理学试验方法主要是重现其趋势和规律，重在证实试验结果与对照组比较是否有统计学意义；而药检分析则要求重现试验数据的绝对值，但允许有一定的误差范围。中药质量生物测定方法学考察应包括试验设计、量化指标、剂间距、分组、对照、可靠性检验等定量药理学的内容；还包括线性范围、精密度、重复性、回收率等药物分析的内容。

三、中药生物效应检测用参照物

中药质量生物效应检测的参照物，一般应与供试品在化学组成与生物效应方面具有同质性，选择与验证性临床试验用样品质量一致的样品。对成分复杂的中药，化学同质性好的参照物一般难以获得，基于中药生物效应检测的目的和需要，也可根据以下条件选择药材或饮片、提取物、中成药或化学药品作为参照物：① 在选定的生物试验系上，与供试品具有相同或相近的生物效应；② 生物效价/毒价可标定，稳定性好；③ 质量均一稳定，可溯源。

中药质量生物效应检测用参照物时，应依据实际测定对象和测定方法分别选择道地药材标准提取物、多组分组合物、化学药品和不设立参照物的方法解决生物测定用参照物的问题。

四、中药生物效应检测方法设计的基本内容

中药生物效应检测的质量控制方法应设计以下基本内容：试验条件、统计与结果、判定标准。中药的生物效应检测应结合具体问题具体分析，不同的试验设计要求不同。

（一）试验条件

1. 试验原理和观察指标　应有明确的试验原理，此原理能够体现和说明药物的“功能主

治"、体现药物的主要生物效应。试验原理和观察指标的选择,应从中医药理论出发,结合现代研究分析作用机制和途径,选择最敏感、最能体现药物功能主治的方法体系。由于中药药理作用具有多效性,生物效应检测的指标选择不要求完全反映功能主治,但原理和观察指标必须与药物的功能主治密切相关。

测定指标应客观,可以是量反应指标,也可以是质反应指标。应对指标测定的方法进行详细说明,包括仪器、试剂配制、测定过程描述等。

2. 受试药品　应选择疗效确切,作用途径和机制研究比较充分和清楚的中药,如中药注射剂或危重病症用药品。如果是饮片,应尽量来源(包括产地、分类等)清楚,如果是成方制剂,则应有确定的生产工艺,中试以上的样品,理化分析应符合质量标准要求。方法学建立中应使用3批以上样品。

3. 试验系　在能够保证评价结果与临床疗效和安全相关联的前提下,优先选择相对简便、经济、可操作性强的试验系。生物效应检测所用的体系载体,包括整体动物、离体器官和组织、细胞、亚细胞器、受体、离子通道和酶等。应选择背景资料清楚、影响因素少、成本低且简单易行的体系。试验系的选择与试验原理和测定指标密切相关,应选择灵敏、影响因素少的试验系。为更加符合国际规范,尽量选择可控的体外试验(符合条件的整体动物试验也可用),并应研究各种因素的影响,采取必要的措施进行准确控制。

如采用试验动物,应说明种属、品系、性别和年龄。如为其他试验系统,则应就系统的敏感度、灵敏度和重复性,以及背景资料进行说明。

4. 对照设置　试验设计应考虑采用合理的空白、阴性对照,如采用模型动物一般应设模型对照和阳性对照,以说明操作正确性和试验的有效性,特别稳定的模型,可以不采用阳性对照。

5. 效价测定中标准对照组的设定　生物效应检测是采用受试物与标准对照进行比较,通过生物统计计算后,控制受试药品质量的方法。用生物效应检测法进行中药质量控制,选择合适的标准品是试验的关键。由于中药的复杂性,最好采用符合生物检定规范标定的、确定生物效应的中药标准对照品,也可以考虑采用已确定生物效应的化学药品对照等。标准对照品必须有良好的生物效应并具备可重复的量-效关系。

6. 试验设计

(1) 剂量设计:如为活性鉴别试验,可以只设一个剂量,此剂量应能够保证中药的生物效应。方法学研究时,应采用多剂量试验充分说明,用此剂量检定时,符合规定的可以保证生物效应,而不符合规定的药物则一定有质量问题。整体动物试验剂量按公斤体重计算不应超过人临床剂量的30倍。如为效价测定的多剂量试验,不同剂量之间的生物效应应有显著差异,根据具体情况进行二倍剂量、三倍剂量的等剂量设计,设计合理的剂量比关系,以符合生物检定的统计学的要求,并尽量使试验简单易行。效价测定的单剂量试验,则药物剂量最好在标准曲线的中值附近。

(2) 给药途径:给药途径应与临床拟用途径一致。如采用不同的给药途径,应说明理由。

(3) 给药次数:根据药效学研究结果,合理设计给药次数。

(二) 统计与结果

应根据详细的试验记录,对结果进行定量和定性统计分析,说明具体的统计方法和选择理由,同时应注意对个体试验结果的评价。生物效应检测必须对误差控制进行说明,试验成立的判定依据应符合《中国药典》生物检定统计的要求,最好能够有确定FL%限值。

(三) 判定标准

生物效应检定一定要能够反映药物的生物效应的临床意义,检定标准应能就此做出说明,并规定判定的具体标准,且说明必须明确。

五、中药生物效应检测方法学验证的基本要求

由于生物效应检测的内容很广,形式多样,本着具体问题具体分析的原则,指导原则仅要求

—•笔记栏•—

进行方法学考察，不规定具体内容，也不对准确性和精密度等提出具体要求。方法学验证的过程和结果均应做好详细记录，在质量标准的起草说明和修订说明中进行说明。

（一）检测方法影响因素考察

应考察检测方法的各种影响因素，通过考察确定最佳试验条件，以保证试验方法的专属性和准确性。根据对影响因素考察结果，规定方法的误差控制限值或对统计有效性进行说明。

（二）精密度考察

1. 重复性　按确定的检测方法，至少用3批供试品、每批3次或同批供试品进行6次检测，试验后对结果进行评价。生物效应检测试验结果判断应基本一致。

2. 中间精密度　考察试验室内部条件改变对检测结果的影响，至少应改变试验人员进行考察。

3. 重现性　生物效应检测试验结果必须在3家以上试验室能够重现。

（三）方法适用性考察

按拟采用的生物效应检测方法和剂量，对10批以上该产品进行内部质量控制测定，以积累数据，考察质量标准中该测定项目的适用性。

六、应用实例

水蛭的含量测定［引自《中国药典》（2020年版）］

（1）原理：水蛭素能与凝血酶直接结合，使凝血酶失活，其结合比例为1∶1，即中和一个单位的凝血酶的量，为一个抗凝血酶活性单位。

（2）三羟甲基氨基甲烷盐酸缓冲液的配制：取0.2 mol/L三羟甲基氨基甲烷溶液25 mL与0.1 mol/L盐酸溶液约40 mL，加水至100 mL，调节pH至7.4。

（3）凝血酶溶液的配制：取凝血酶试剂适量，加生理盐水配制成每1 mL含凝血酶40个单位或10个单位的溶液（临用配制）。

（4）测定：取本品粉末（过三号筛）约1 g，精密称定，精密加入0.9%氯化钠溶液5 mL，充分搅拌，浸提30 min，并时时振摇，离心，精密量取上清液100 μL，置试管（8 mm×38 mm）中，加入含0.5%（牛）纤维蛋白原（以凝固物计）的三羟甲基氨基甲烷盐酸缓冲液（临用配制）200 μL，摇匀，置水浴中（37℃±0.5℃）温浸5 min，滴加每1 mL中含40单位的凝血酶溶液（每1 min滴加1次，每次5 μL，边滴加边轻轻摇匀）至凝固（水蛭）或滴加每1 mL中含10单位的凝血酶溶液（每4 min滴加1次，每次2 μL，边滴加边轻轻摇匀）至凝固（蚂蟥、柳叶蚂蟥），记录消耗凝血酶溶液的体积，按下式计算：

$$U = C_1V_1/C_2V_2$$

式中，U为每1 g含凝血酶活性单位（U/g）；C_1凝血酶溶液的浓度（U/mL）；C_2为供试品溶液的浓度（g/mL）；V_1为消耗凝血酶溶液的体积（μL）；V_2为供试品溶液的加入量（μL）。

中和一个单位的凝血酶的量，为一个抗凝血酶活性单位。本品每1 g含抗凝血酶活性水蛭应不低于16.0 U；蚂蟥、柳叶蚂蟥应不低于3.0 U。

第三节　质谱成像技术用于中药分析

最早的质谱成像技术（imaging mass spectrometry，IMS）是由范德堡大学（Vanderbilt University）的理查德·卡普廖利（Richard Caprioli）等人在1997年提出，他们将质谱离子扫描技术与专业图像处理软件相结合，直接分析生物组织切片，得到任意指定质荷比（m/z）化合物的二维离子密度图。通过二维离子密度图，研究人员可对组织中化合物的组成、相对丰度及分布情

— • 笔记栏 • —

况进行高通量、全面、快速的分析，通过获得的潜在生物标志物的空间分布以及目标组织中候选药物的分布信息，可进行生物标志物的发现和化合物的监测。与液相色谱-质谱联用技术（LC－MS）等采用平均分析的手段不同，IMS 提供了对组织空间异质性的分析，具有高度化学特异性，从而解决了生物学中的一个关键问题——原位定量检测。

IMS 作为一种映射分子结构、空间与时间分布的新手段在分子成像领域得到了越来越广泛的应用。由于 IMS 不需要对感兴趣的分子进行预先标记，且能同时探测到多种离子，特别适用于探索性的研究分析，常应用于生物医学、材料、环境、食品、工业等领域。近年来，IMS 越来越广泛地应用在中药学研究领域中，包括中药化学成分鉴定、中药代谢研究、中药药效学研究、中药毒理学研究、中药蛋白组学研究、靶向药物筛选及中药固体制剂评价等。

激光扫描电离空间分辨率的限制因素

一、质谱成像的工作原理

IMS 可无需对分子进行事先标记，直接分析生物组织切片。IMS 以质谱分析方法为基本原理，在专门的质谱成像软件控制下，使用一台通过测定质荷比来分析生物分子的标准分子量的质谱仪来完成的。目前，较为先进且应用广泛的质谱成像分析方法有四种。

（一）基质辅助激光解吸电离质谱成像技术

基质辅助激光解吸电离（matrix-assisted laser desorption ionization，MALDI）质谱成像技术（MALDI－IMS）是基于分析物分子与基质分子混合（混合比约为 1∶5 000），在溶剂蒸发后形成分析物与基质分子的共结晶，当采用脉冲激光（一般为紫外激光）照射晶体时，由基质分子经辐射所吸收的能量传递给分析物分子并使其离子化，继而在质量分析器中得到检测。

MALDI－IMS 可以分为组织切片、基质覆盖、质谱分析和图像处理四部分。首先将需要研究的组织经过冰冻切片后置入质谱仪的靶上，然后利用 MALDI－IMS 系统的质谱成像软件，选择拟成像部分进行成像。质谱仪中，激光束对组织切片进行连续的扫描，组织样品在激光束激发下释放出的分子被质谱仪所鉴定，从而获得样品上每个点的 m/z 信息，然后将各个点的分子量信息转化为照片上的像素点。在每个点上，所有质谱数据经平均化处理获得一幅代表该区域内化合物分布情况的完整质谱图。仪器逐步采集组织切片的质谱数据，最后得到具有空间信息的整套组织切片的质谱数据。这样就可以完成对组织样品的“分子成像”。

（二）解吸电喷雾电离质谱成像技术

解吸电喷雾电离（desorption electrospray ionization，DESI）基本原理是液滴携带机制。所用的喷雾溶剂先被加以一定的电压，从雾化器的内套管中喷出，并被雾化器外套管喷出的高速氮气迅速雾化并加速，使带电的液滴撞击到样品表面。样品在被高速液滴撞击后发生溅射进入气相；同时由于氮气的吹扫和干燥作用，含有样品的带电液滴发生去溶剂化，并沿大气压下的离子传输管迁移，进入质谱前端的毛细管，之后被质谱仪的检测器检测。

解吸电喷雾电离质谱成像技术（DESI－IMS）最大的优势就在于无须进行复杂的样品前处理，只要将固体样品直接送入质谱，几分钟即可完成 DESI 过程。

（三）其他质谱成像技术

除了上述的两种质谱成像技术外，较为先进的质谱成像技术还包括二次离子质谱成像技术（secondary ion mass spectrometry imaging，SIMSI）和纳米结构启动质谱成像技术（nanostructure-initiator mass spectrometry imaging，NIMSI）。SIMSI 是通过用一次离子（primary ion）激发样品表面，打出极其微量的二次离子，然后通过四极杆质谱或飞行时间质谱对二次离子进行质量分析。NIMSI 是利用激光或离子束从纳米尺度的小囊中气化材料，克服了一般质谱方法缺少所需的灵敏度和需要基质分子促使分析对象发生离子化的缺陷，可以分析脂质、糖类以及类固醇等小分子。

二、质谱成像的工作流程

质谱成像的工作流程主要包括质谱成像的样本收集与固定、样本表面的制备、样本表面的

—•笔记栏•—

处理、质谱成像分析操作和图像及数据处理(图 11-3)。

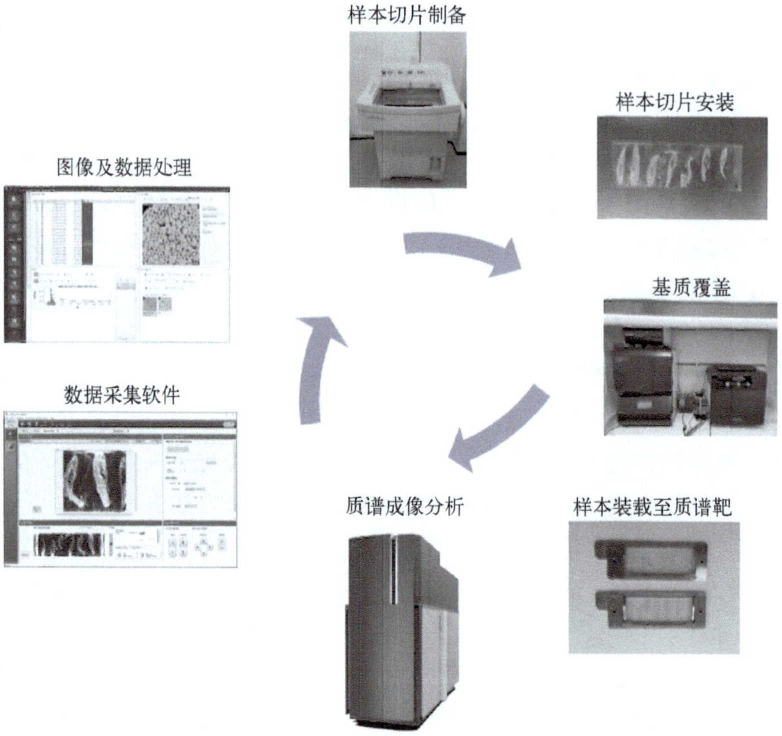

图 11-3 彩图

图 11-3 质谱成像操作流程

(一) 样本的收集与固定

样本收集与固定是维持样本中分子或离子真实空间分布和丰度的保证。样本制备过程是影响质谱成像结果真实性和准确性的关键环节,其处理方法和技术与待测物自身的性质、所处的样本类型和状态密切相关。通常,IMS 用于药学研究多以动物、组织、细胞和固体制剂作为分析对象。

一般常用颈椎脱臼、断头、麻醉放血、吸入 CO_2 等方法处死动物以获得整体样本,应注意不同处死方法对特定器官中待测物可能产生的不同影响。器官等组织样本可由活体组织检查或动物解剖获得。细胞样本则可以从培养基中分离。

为避免待测物的移位和降解,样本一经收集后应迅速固定。样本的固定方法有快速冷冻、化学固定法和热处理三种方法。冷冻固定法可以很好地维持细胞的形态和细胞内可扩散离子的空间分布。细胞固定可先采用维持细胞渗透压和酸碱平衡的甲酸铵溶液洗去细胞表面的盐类,然后快速冷冻干燥;组织样本通常冷冻于液氮或干冰预冷的异戊烷中;整体动物样本则多置于干冰-正己烷浴中。快速冷冻的样本在-70℃以下可储存 1 年保持相对稳定。化学固定法则采用福尔马林固定石蜡包埋保存活检样本,应注意化学固定剂可能引起的蛋白质共价交联,从而破坏膜蛋白功能,不利于可扩散离子的分布研究。快速可控的热处理多用于防止室温下酶因活性恢复而降解待测物,但因热处理可能细微地改变样本的形态结构,因此只适用于脑、肾、移植瘤等细胞排列紧密的组织。

(二) 样本表面的制备

组织、整体动物和固体制剂通常需要制成切片。对于眼组织等脆弱的组织、整体动物等较大的样本以及不易完整切片的固体制剂常需要作包埋处理:组织样本可用纯水或明胶包埋;整体动物样本和固体制剂可用羧甲基纤维素包埋。切片通常采用冰冻切片机,温度控制在-26~-16℃;一般组织密度越大,切片温度越高。切片不宜过薄,防止其转移过程中撕裂;也不宜过厚,防止降低清洗效果,一般宜控制在 5~20 μm,以暴露大部分细胞的内容物。整体动物和固体制剂的切片厚度一般为 20~50 μm,且应包含所有待测部位。细胞样本经冷冻固定或化学固定后可直接用于表面分析，或将细胞固定在硅基底上，冰冻断裂，于低温真空环境下获得细胞断裂面的微细结构。

样本转移至质谱靶主要通过融裱法和胶带法，分别是在室温下直接将冷冻组织切片粘到靶上，或用导电双面胶将样本固定在质谱靶上。样本转移至质谱靶后，常用冷冻干燥、真空干燥等对载有样本的质谱靶进行干燥处理以保持样本稳定。

（三）样本表面的处理

干燥后的样本一般可直接进行质谱分析，复杂样本中特定待测物的检测常需采用溶剂清洗、表面酶解和化学衍生化等对分析表面进行适当处理。用适当溶剂清洗载有样本的质谱靶，既能起到脱水固定作用，还能显著改善质谱测定结果。

蛋白组学分析时，常用 70%～100% 乙醇洗去抑制蛋白质离子化的小分子和脂质，以增强多肽、蛋白质的检测灵敏度；而分析小分子时，则应尽量避免有机溶剂清洗，防止小分子被洗去。使用特定 pH 的缓冲液清洗组织切片，可以除去内源性盐类等抑制离子化的物质，以提高检测信号强度。由于 IMS 常用的离子化方式对多肽的检测灵敏度显著高于对完整蛋白质的检测灵敏度，故蛋白质原位分析时，可采用胰蛋白酶先对样本表面的蛋白质进行原位酶解，产生相对分子质量范围在 400～3 500 的多肽后再检测，多用于内源性蛋白质的鉴定，而非定量分布研究。对于难电离的物质或者存在内源性背景干扰，在样品表面进行化学衍生化将有利于 IMS 分析。

（四）质谱成像分析操作

基质的选择和覆盖过程是 MALDI－IMS 中得到高质量和重现性好的质谱图的关键所在。基质覆盖方法主要有两类：点样法和喷雾法。最简单点样法是用手工操作的方法将基质溶液直接点于样品表面，其缺陷在于会得到相对比较大的样品点（直径 1～2 mm）和方法重现性较差。目前广泛应用自动化超声点样法（acoustic deposition）和打印点样法（inkjet printing）。这两种点样方法都可以让每个基质样品点排列紧密而且相互分散，并且样品点的直径比较小（80～200 μm）。喷雾法则是将基质溶液均匀地喷在组织切片的表面，这样得到基质样品点与基质的本身形成的晶体大小相关，一般直径为 1～20 μm。图像分辨率更多地取决于所采用的激光在样品表面上产生的光斑大小，故喷雾法能产生比点样法更高质量的图像。SIMS－IMS 和 DESI－IMS 等则在成像分析前不需要进行基质选择，能直接分析组织样品表面。

（五）图像及数据处理

质谱仪检测所获取的每个样品点上的所有质谱数据信息，经平均化处理可获得一幅代表该区域内化合物分布情况的完整质谱图。设定 m/z 的范围，并选定峰高或者峰面积来代表生物分子的相对丰度，即可形成该组织样品中各种生物分子相对应的空间分布质谱图像。图像中的彩色斑点代表化合物的定位，每个斑点颜色的深浅与每一个点或像素上检测到的相应化学物分子质谱信号大小相关。选择组织图像上的任意一个斑点，图像都能够给出一个质谱谱图以代表在组织中这一部位中各种生物分子的分布信息。图像上颜色深的部分表明有更多的生物分子聚集在组织的这个部分，并不能确定生物分子在组织的不同部位的实际绝对含量。

三、质谱成像技术在中药分析中的应用

（一）在中药化学成分分析研究中的应用

IMS 可以准确识别特异性成分在植物组织中的差异性分布，为揭示中药活性成分的分布及其累积规律提供了重要科学依据，目前主要用于中药中固醇类、生物碱类、多酚类及黄酮类化合物等成分的空间定位分析。

五加科人参属目前是世界上被广泛应用的天然药物，特别是人参、西洋参和三七。其中，人参皂苷（Ginsenoside）被认为是其中的主要活性成分，主要包括人参皂苷 Rb_1，Rb_2 和 Rg_1 等。人参中皂苷的种类，含量水平以及局部分布的差别不仅可以鉴别人参品种和产地，还能帮助探索有效成分的代谢通路。采用 iMScope TRIO 质谱成像的方法对人参品种和年限进行鉴定，前处理简单，不需要染色或者标记，同时还能原位观察到人参皂苷在植物组织中的空间分布信息。IMS

—·笔记栏·—

对人参皂苷类物质在组织中的空间分布的直接分析及其结构确证,对于植物类样品中有效成分或者毒物毒素的原位分析来说具有借鉴意义。

应用示例:人参中人参皂苷的质谱成像分析

1. 材料和仪器　三年生长白山产人参购自中国中医科学院中药研究所。MALDI 级别的 α-氰基-4-羟基肉桂酸(α-Cyano-4-hydroxycinnamic acid,CHCA)购自 Sigma-Aldrich 公司。人参皂苷 Rb_1,Rb_2 和 Rg_1 购自 ChromaDex 公司。高效液相色谱级别的乙腈和甲醇购自 Merck KGaA 公司。明胶购自 Sigma-Aldrich 公司。5 mm×75 mm 导电载玻片购自 Delta Technologies 公司。质谱成像仪(iMScope TRIO)、冷冻切片机(Leica CM1950)、自动升华仪(SVC-700TMSG iMLayer)、喷枪(GSI Creos)。

2. 切片的制作以及基质涂敷　干燥人参取根须部位,用 100 mg/mL 明胶进行包埋。使用冷冻切片机在-20℃的环境下制作 15 μm 厚切片。采用升华+喷涂的两步基质涂敷方法,其中基质升华通过自动升华仪完成。基质喷涂使用喷枪完成。

3. 基于 iMScope TRIO 的质谱成像分析条件　见表 11-2。

表 11-2　基于 iMScope TRIO 的质谱成像分析条件

极性	激光强度	质量范围	频率	激光光束	样品电压	检测器电压	脉冲宽度
正离子模式	25.0	m/z: 800~1 200	800 Hz	80 shots	3.5 kV	1.9 kV	5 ns

4. 质谱成像测定结果数据与分析　见图 11-4~图 11-7。

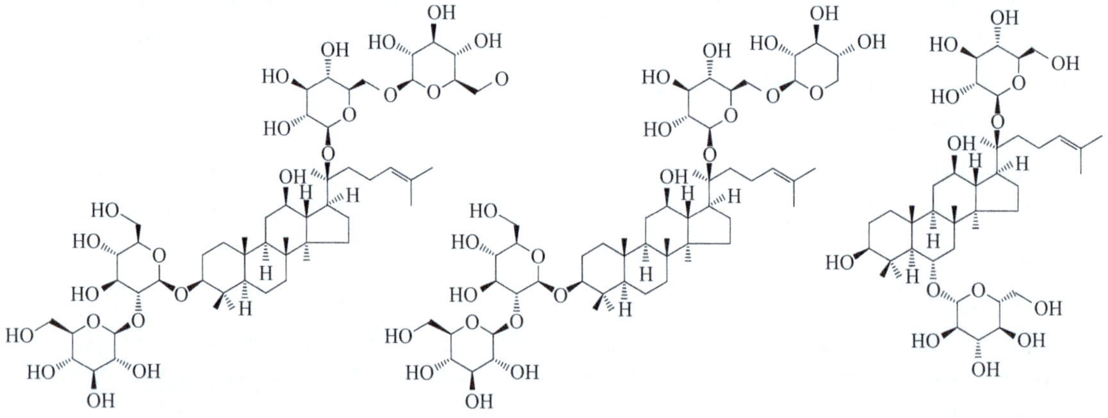

同位素质量:1108.603　A. 人参皂苷 Rb_1

同位素质量:1078.592　B. 人参皂苷 Rb_2

同位素质量:800.492　C. 人参皂苷 Rg_1

图 11-4　人参皂苷化学结构式及其单同位素质量

通过 iMScope TRIO 前端搭载的高分辨光学显微镜拍摄的光学图像和相应的多点质谱图像的重叠,我们可以直观地观察到人参皂苷 Rb_1、Rb_2 和 Rg_1 都主要分布在人参的韧皮层及其表皮,且 Rb_1 和 Rb_2 的丰度相比 Rg_1 高。其中,加钾峰丰度比较高,推测可能人参中钾离子的含量比较大。通过 IT-TOF 串联质谱提供丰富的碎片信息,进一步确认人参皂苷类物质的结构。IMS 不需要染色和标记,可直接应用于评价人参皂苷类物质在人参组织上原位空间分布,为中药植物类样品中有效成分的原位分布研究开辟了新的途径。

(二)在中药代谢和药效学研究中的应用

高效液相色谱-质谱联用技术(HPLC-MS)是目前生物样品中药物及代谢物的常用的定性、定

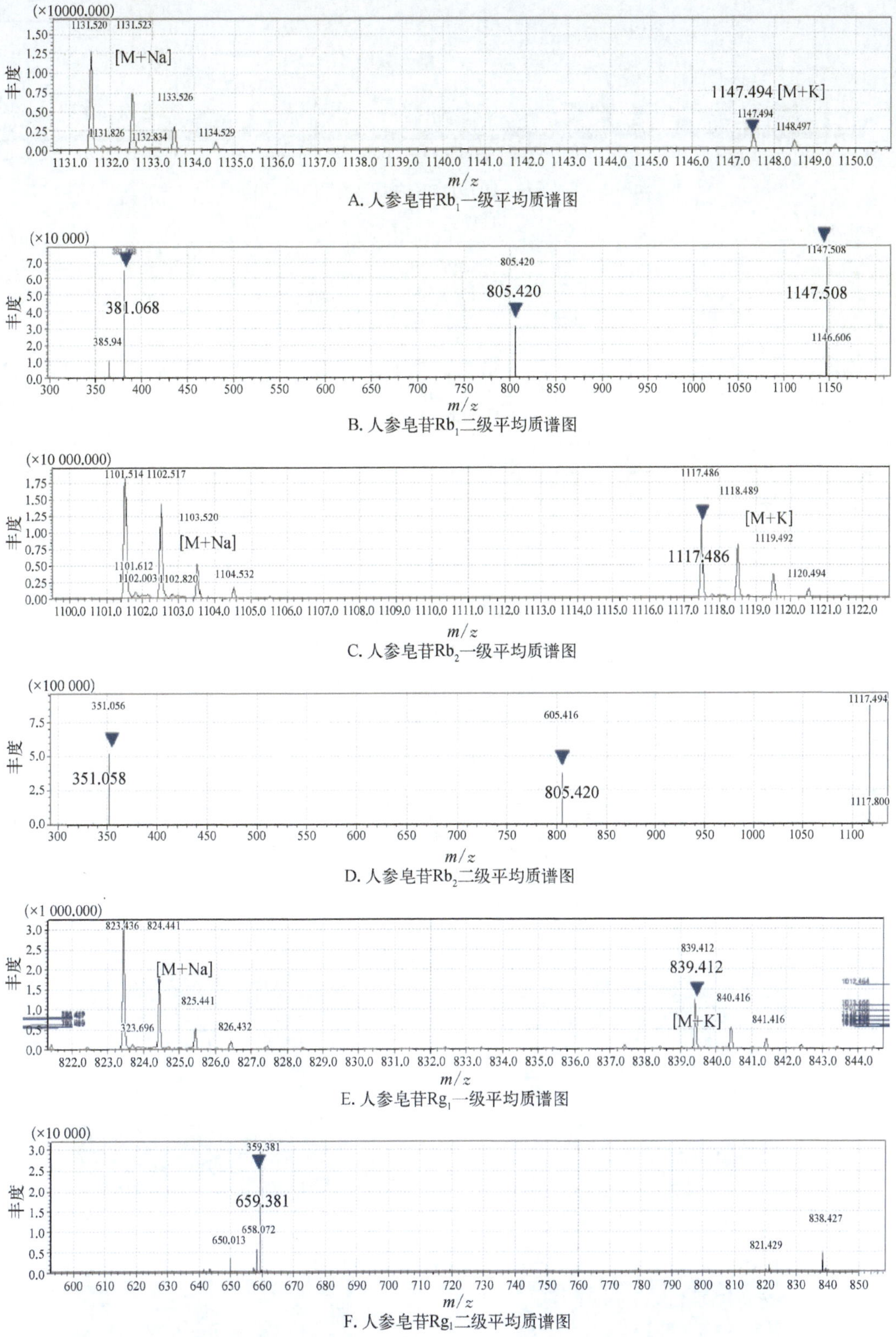

图 11－5　人参皂苷标准品的质谱图

量方法，但因样品需经匀浆、蛋白沉淀、萃取等前处理，故测定结果无法直接反映待测成分的原位信息，更无法直观表达其空间分布。定量全身放射自显影或显微放射自显影技术，虽可用于组织中药物作用过程的研究，但其测定的是^{14}C、^{3}H 等放射性信号，无法区分药物、代谢物、降解产物或杂质。IMS 集定性、定量、定位功能于一体，较之其他已广泛应用的分析技术，具有一次测定可获得数据多维、信息原位、空间分布直观全面的特点，非常有利于药物代谢过程研究和药效机制探讨。

— • 笔记栏 • —

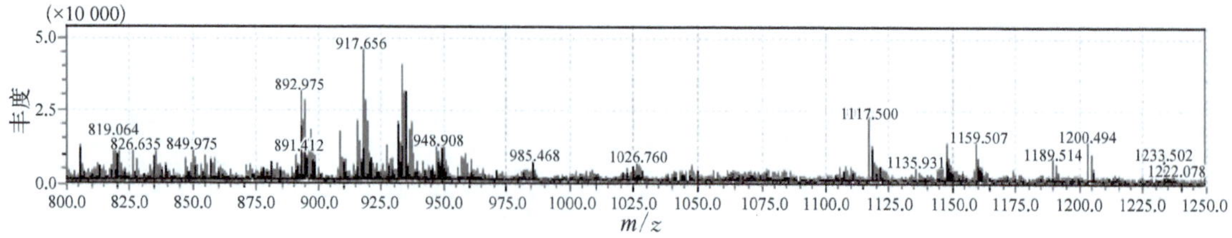

A. m/z：800~1250全扫描平均质谱图

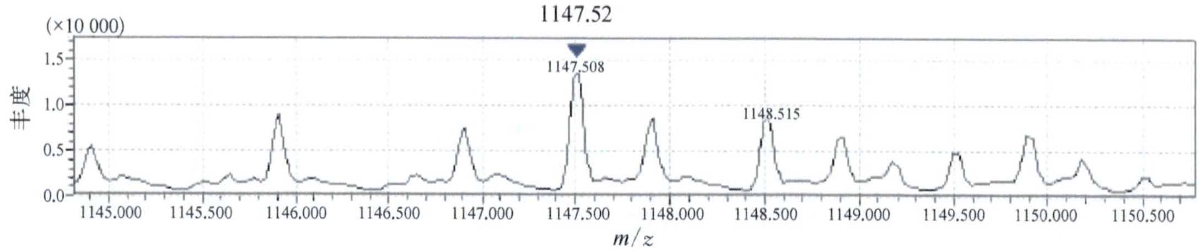

B. 人参皂苷$Rb_1[M+K]^+$扩大质谱图

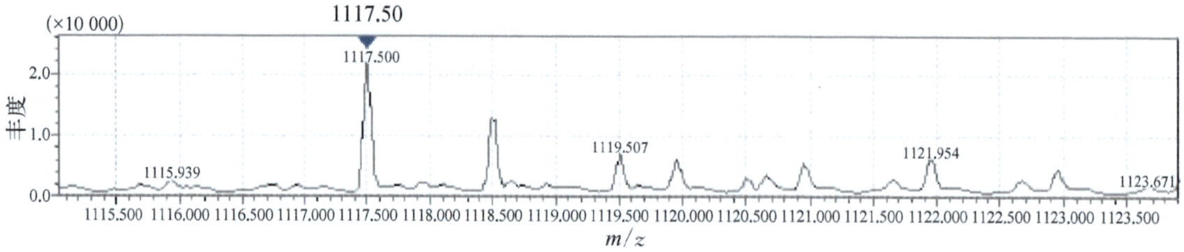

C. 人参皂苷$Rb_2[M+K]^+$扩大质谱图

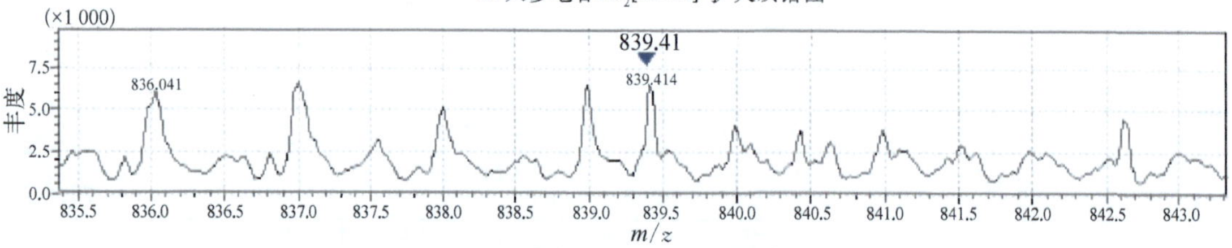

D. 人参皂苷$Rg_1[M+K]^+$扩大质谱图

图 11－6　人参切片多点成像质谱分析

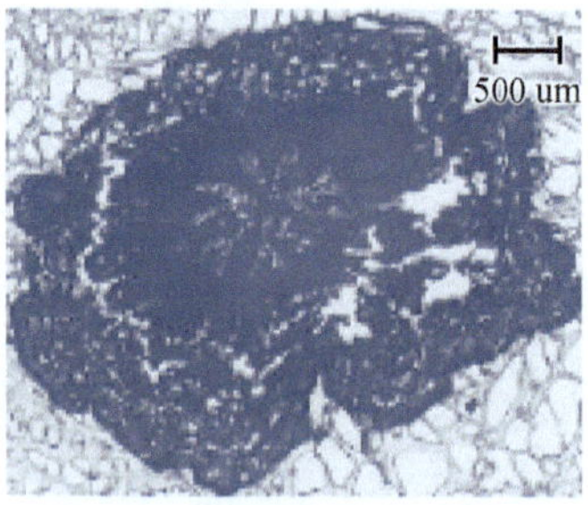

A. 人参根茎切片的光学图像

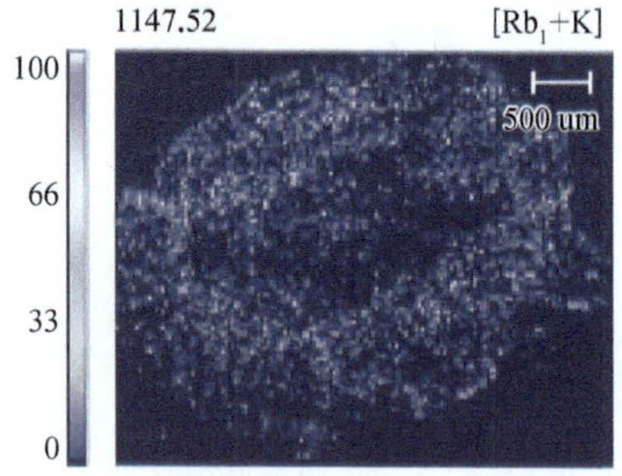

B. 人参皂苷Rb_1（$[M+K]^+$：1147.52）一级离子密度图

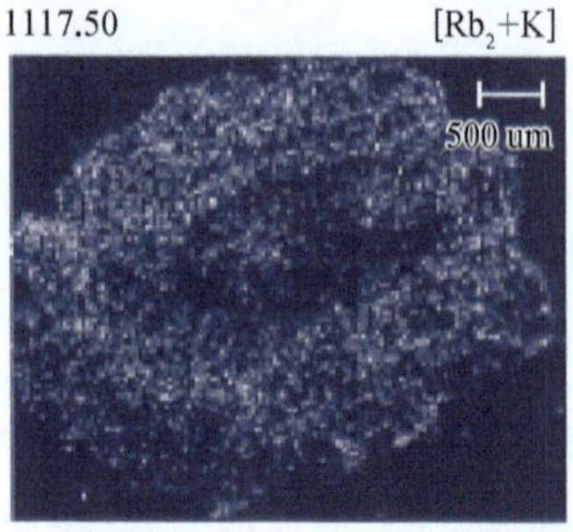

C. 人参皂苷Rb_2（$[M+K]^+$：1117.50）一级离子密度图

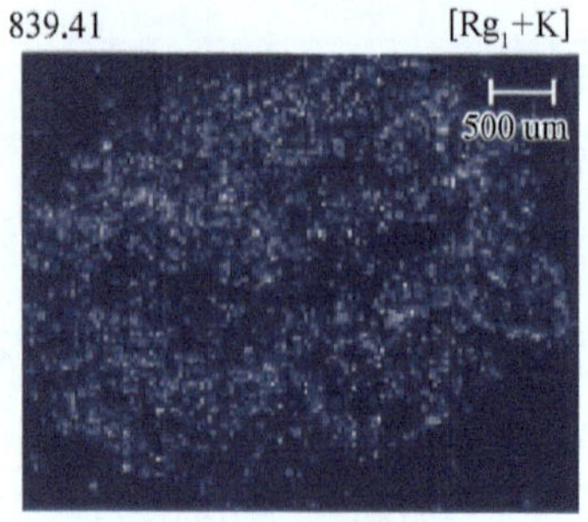

D. 人参皂苷Rg_1（$[M+K]^+$：839.41）一级离子密度图

图 11－7 彩图

图 11－7　人参中人参皂苷类物质的多点成像质谱分析（放大倍数为 1.25×）

—•笔记栏•—

应用示例：千里光碱及其代谢物在经口腔灌胃给药小鼠肝组织中的质谱成像分析

千里光碱（senecionine）是一种天然的吡咯里西啶生物碱（hepatotoxic pyrrolizidine alkaloids），具有强烈的肝毒性，在我国导致临床肝窦阻塞综合征的菊三七、千里光等药用植物中都有存在。采用质谱成像技术探究毒性成分千里光碱在小鼠体内组织原位分布信息，将小鼠灌胃千里光碱后，按时间序列收集小鼠肝脏，制备小鼠的肝脏组织切片，通过质谱成像技术监测千里光碱及其主要代谢物千里光碱氮氧化物（senecionine *N*-oxide）在经口腔灌胃给药的小鼠肝脏组织中的存在情况。

1. 材料和仪器　千里光碱及其主要代谢物千里光碱代谢物由课题组前期从菊三七中分离得到。Waters Xevo G2－XS 高分辨率质谱成像仪，购自美国 Waters 公司，配备解吸电喷雾电离质谱（desorption electrospray ionization mass spectrometry，DESI－MS）和高清成像（high definition imaging，HDI）软件。

2. 动物实验及用药　C57BL/6J 雄性小鼠从上海斯莱克实验动物有限责任公司（中国上海）获得，体重为 22±2 g。小鼠适应性喂养 1 周后开展试验，给药前夜禁食自由饮水。80 只小鼠分为 8 组，分别口腔灌胃千里光碱（50 mg/kg），于给药后 10、20、30 min，1、2、6、12、24 h 异氟烷麻醉取肝组织。另取 10 只小鼠口腔灌胃同样体积的生理盐水，异氟烷麻醉取肝组织以提供对照肝脏组织进行分析。

3. 组织切片制备　取小鼠肝脏组织制作冰冻切片，用于 DESI－MS 成像。

4. 质谱成像分析条件　使用 DESI－MS 进行成像（像素大小：100 μm），采用正离子模式，亮氨酸-脑啡肽作为 Lockmass 进行质量轴实时校正。采用 HDI 软件进行感兴趣区（region of interest，ROI）提取和组织图像重建。

5. 质谱成像测定结果数据与分析　见图 11－8。

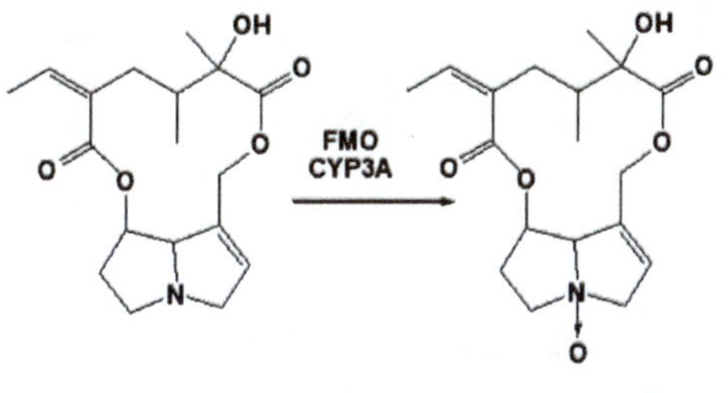

千里光碱　　千里光碱氮氧化物

A. 千里光碱生成千里光碱氮氧化物的代谢途径

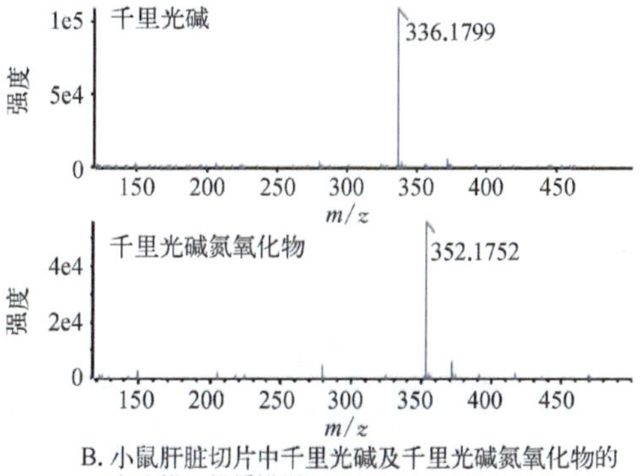

B. 小鼠肝脏切片中千里光碱及千里光碱氮氧化物的高分辨一级质谱图

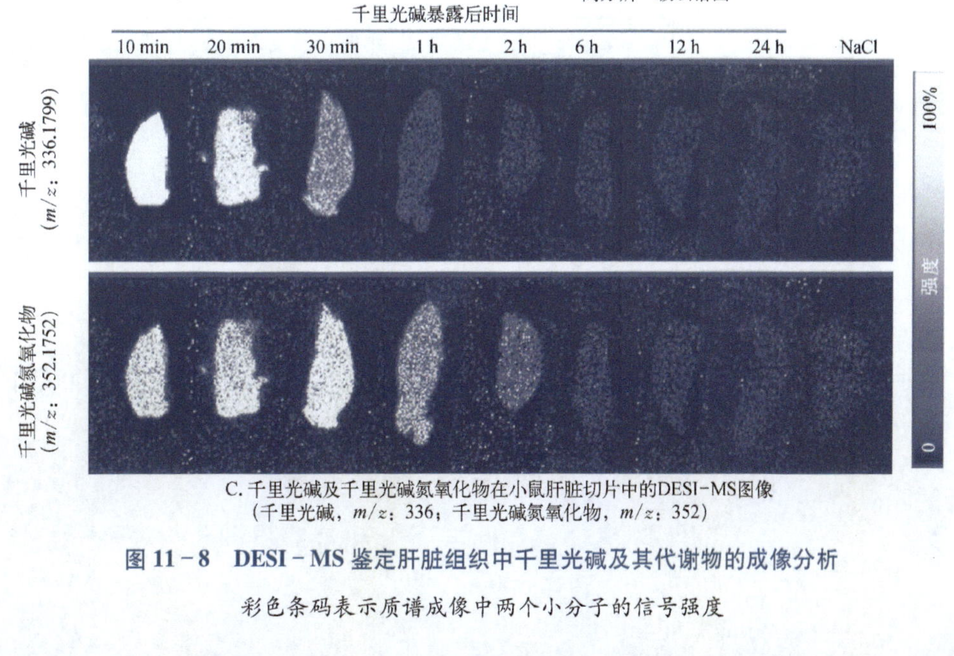

C. 千里光碱及千里光碱氮氧化物在小鼠肝脏切片中的DESI-MS图像
（千里光碱，*m*/*z*：336；千里光碱氮氧化物，*m*/*z*：352）

图 11－8　DESI－MS 鉴定肝脏组织中千里光碱及其代谢物的成像分析

彩色条码表示质谱成像中两个小分子的信号强度

图 11－8 彩图

—•笔记栏•—

实验结果证明，通过 DESI－MS 成像技术可以直观地观察到毒性成分千里光碱及其代谢物在经口腔灌胃给药的小鼠肝脏组织样品中随时间序列的变化情况。该研究可原位检测毒性成分在动物组织中空间分布信息，为科学评价中药毒性提供新的方法。

【小结】

- 中药分析其他方法
  - 中药过程分析（保障中药产品质量可控性、稳定性和一致性）
    - 过程分析的分类 — 在线（on-line）分析法、离线（off-line）分析法
    - 过程分析的特点 — 分析对象的多样性、样品条件的特殊性、分析方法的快速性、监测的动态性和连续运行性、采样的自动化及代表性
    - 中药过程分析方法 — 在线近红外光谱法、在线紫外-可见分光光度法、过程色谱分析方法
  - 中药生物效应检测（反映药物有效性、安全性）
    - 中药生物效应检测方法分类与特点 — 生物效价测定法（量反应法）、生物活性限值测定法（半定量法或质反应法）
    - 中药生物效应检测用参照物 — 与供试品具有相同或相近的生物效应，生物效价／毒价可标定、稳定性好，质量均一稳定，可溯源
    - 中药生物效应检测方法设计的基本内容 — 试验条件、统计与结果、判定标准
    - 中药生物效应检测方法学验证的基本要求 — 检测方法影响因素考察、精密度考察、方法适用性考察
  - 质谱成像技术用于中药分析（原位定量检测）
    - 质谱成像的工作原理 — 基质辅助激光解吸电离质谱成像技术（MALDI－IMS）、解吸电喷雾电离质谱成像技术（DESI－IMS）、二次离子质谱成像技术（SIMSI）、纳米结构启动质谱成像技术（NIMSIS）
    - 质谱成像的工作流程 — 样本的收集与固定、样本表面的制备、样本表面的处理、质谱成像分析操作、图像及数据处理
    - 应用 — 中药化学成分分析、中药代谢和药效学研究

第十一章习题